国家卫生和计划生育委员会"十二五"规划教材
全国高等医药教材建设研究会"十二五"规划教材
全国高职高专院校教材

供临床医学专业用

眼耳鼻喉口腔科学实训及学习指导

主　编　王斌全　黄　健

副主编　李安泽　范珍明　叶文忠

编　者（以姓氏笔画为序）

马海峰（济宁医学院）
王家霞（山东医学高等专科学校）
王银霞（山西医科大学附属汾阳医院）
王得利（牡丹江医学院）
王斌全（山西医科大学第一医院）
石　屹（牡丹江医学院）
石　璐（长春医学高等专科学校）
叶文忠（商丘医学高等专科学校）
吕　艳（曲靖医学高等专科学校）
任金龙（山西医科大学汾阳学院）
刘伟伟（济宁医学院）
孙　斌（山西医科大学第三医院）
李会政（大连医科大学附属大连市友谊医院）
李安泽（山东医学高等专科学校）
李育军（山西医科大学第一医院）
杨　雨（漯河医学高等专科学校）
张　岳（南阳医学高等专科学校）

张　勇（泉州医学高等专科学校）
张丹梅（山西医科大学附属汾阳医院）
张春明（山西医科大学第一医院）
张原明（山西医科大学第三医院）
陈彦球（广州市妇女儿童医疗中心）
陈莹华（南宁市红十字会医院）
林　静（青岛大学医学院）
范珍明（益阳医学高等专科学校）
赵桂秋（青岛大学医学院）
胡丽婷（青岛大学医学院）
皇甫辉（山西医科大学第一医院）
耿海霞（济宁医学院）
钱君荣（济宁医学院）
高　伟（山西医科大学第一医院）
郭秀娟（济宁医学院）
黄　健（九江学院临床医学院）
崔　勇（广东省人民医院）
熊均平（漯河医学高等专科学校）

编写秘书　张春明（山西医科大学第一医院）

人民卫生出版社

图书在版编目（CIP）数据

眼耳鼻喉口腔科学实训及学习指导/王斌全，黄健主编．
—北京：人民卫生出版社，2014
ISBN 978-7-117-19510-2

Ⅰ.①眼…　Ⅱ.①王…②黄…　Ⅲ.①眼科学-高等职
业教育-教学参考资料②耳鼻咽喉科学-高等职业教育-
教学参考资料③口腔科学-高等职业教育-教学参考资料
Ⅳ.①R77②R76③R78

中国版本图书馆 CIP 数据核字（2014）第 172434 号

人卫社官网　www.pmph.com 人卫医学网　www.ipmph.com	出版物查询，在线购书 医学考试辅导，医学数 据库服务，医学教育资 源，大众健康资讯

眼耳鼻喉口腔科学实训及学习指导

主　　编：王斌全　黄　健
出版发行：人民卫生出版社（中继线 010-59780011）
地　　址：北京市朝阳区潘家园南里 19 号
邮　　编：100021
E - mail：pmph @ pmph.com
购书热线：010-59787592　010-59787584　010-65264830
印　　刷：北京市艺辉印刷有限公司
经　　销：新华书店
开　　本：787×1092　1/16　　印张：21
字　　数：524 千字
版　　次：2014 年 9 月第 1 版　2017 年 11 月第 1 版第 2 次印刷
标准书号：ISBN 978-7-117-19510-2/R·19511
定　　价：33.00 元

打击盗版举报电话：010-59787491　E-mail：WQ @ pmph.com
（凡属印装质量问题请与本社市场营销中心联系退换）

　　《眼耳鼻喉口腔科学实训及学习指导》是高职高专临床医学专业第7版《眼耳鼻喉口腔科学》的辅助教材之一，其特点是针对各章节知识要点，结合鲜活的临床具体病例或具体操作模拟情景，精心罗列出实训目的、实训内容、情景案例、相关准备工作、操作流程、注意事项等关键内容。旨在学生通过主教材的学习后，充分掌握理论知识，通过实训衔接理论到具体实践过程，在实训过程中促进学生再次理解并掌握各章节的知识要点。同时该指导给出考核要求，安排学生在课后写出实训报告，教师通过报告再次衡量学生实训效果，利于查缺补漏。本指导是一本实用性极强的辅助教材。

　　学生与临床带教老师应结合本指导，精心安排实训中的相关内容，认真组织学生进行实践操作，在实际教学过程尚可应用"PBL"（问题式教学模式）充分进行实训教学，通过理论学习-实践-再学习的反复过程，增强学生在巩固理论知识的同时学会临床诊疗过程中的实际应用能力。

　　本教材的编写工作时间较短，不同学科的实训与相关学习内容也有较大差异，难免产生纰漏，如有不妥之处，请各位老师、学生提出宝贵意见，我们将及时予以修正。

王斌全　黄　健

2014 年 5 月

第一部分　实 训 指 导

第二部分　学习指导

第一部分

实训指导

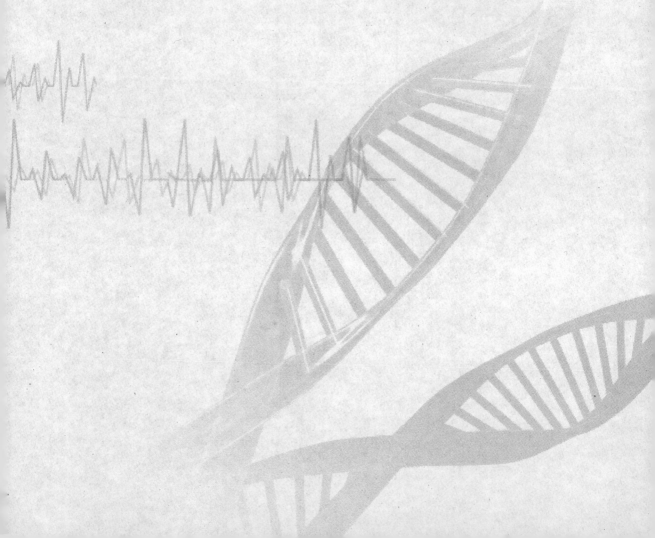

第一篇 眼 科 学

实训一 视功能检查

一、实训目的与要求

掌握远、近视力检查法,视野检查法;熟悉色觉检查法和暗适应检查。

二、实训内容

1. 学习远、近视力检查法,视野检查法,色觉检查法和暗适应检查。
2. 在老师的指导下,运用视力表、视野计、色盲检查本和暗适应计进行检查。

三、实训准备

老师准备视力表、视野计、色觉检查本和暗适应计等,以便能够进行正常教学和学生训练。

四、实训方法

（一）操作前的学习

学习视功能检查的相关知识。

（二）操作方法

1. 视力检查 视力分为中心视力与周边视力,中心视力又分为远、近视力。

（1）远视力检查:检查时需充足光线照明,远视力测距 5m,1.0(5.0)行与眼等高。先右眼后左眼,逐行检查。记录方法有 5 分记录法,方法如下:

0 = 无光感,1 = 光感,2 = 手动,3 = 指数,4 = 4.0(0.1),5 = 5.0(1.0)。

注意事项:

1）视力 < 1.0,加小孔镜检查,排除屈光不正。

2）戴镜者应查裸眼视力和矫正视力。

3）遮盖被检眼,勿压迫眼球。

（2）近视力检查:近视力检查可了解眼的调节能力,配合远视力检查,可大致推断有无屈光不正或其他眼病。检查方法:令患者自己持近视力表前后移动,从上向下逐行辨认,直至能看出最小号字,并记录其距离。

（3）小儿视力检查法:由于幼儿合作性差,因此不能对其视力进行精确检查,但可通过检查其眼对光源或玩具、食品的注视与跟随反射情况以及交替遮掩的反应,初步了解其视力状况。

2. 视野检查 视野分为中心视野和周边视野。视野检查对眼底病、视路病和视中枢疾病的定位和鉴别诊断有着重要的价值。检查方法有对比检查法、弧形视野计检查法、平面视野屏检查法、Amsler 表检查法和自动视野计检查法。

3. 色觉检查　色觉指视网膜黄斑区分辨颜色的能力,是视锥细胞的功能之一。色觉障碍分类:①色弱;②色盲,色盲分为红色盲、绿色盲和全色盲。检查方法:①色盲本检查法;②FM-100 色彩试验;③D-15 色盘试验;④色盲镜。

4. 暗适应检查　暗适应是指当人们从明亮处进入暗处,起初一无所见,随着视网膜对光敏感度的增高,能够逐渐看清暗处物体的这一过程,主要是用于评估视网膜视杆细胞的功能。检查的意义是了解视杆细胞功能,主要用于诊断视网膜色素变性、维生素 A 缺乏、肝病等疾病。检查方法有:①对比法;②夜光表法;③暗适应计法。

（三）实际操作

在老师的指导下,学生分组进行实际操作,相互做观察的对象,进行比较和学习。操作过程中,注意仪器的使用步骤,防止人员受伤或仪器损坏。

（四）总结

实训结束,学生帮助整理好仪器设备。老师在总结后,学生准备书写实训报告,按时统一上交老师,以便老师进行考核。

五、实训考核

学生根据实训内容撰写实训报告,教师主要考察学生对视功能检查的掌握程度,结合实训报告,综合分析,进行考核。

六、参考课时

视功能检查为 0.5 课时。

（张　岳）

实训二　眼附属器检查

一、实训目的与要求

掌握眼附属器的基本结构以及眼附属器的检查方法。

二、实训内容

1. 学习眼附属器的基本结构以及检查方法。
2. 在老师的指导下,进行眼附属器检查。

三、实训准备

老师对用于教学的开睑器、泪道探针、冲洗针头、注射器等进行检查,以便能够进行正常的教学。

四、实训方法

（一）操作前的学习

学习眼附属器的基本结构以及检查方法。

（二）操作方法

1. 操作原则　先右眼后左眼，或先健眼后患眼，由外到内。

2. 注意事项　检查后，双手、器械、敷料应彻底消毒，防止交叉感染。

3. 检查内容　分为眼睑检查及泪器检查。

（1）眼睑检查：在自然光线下望诊，必要时触诊。检查内容为眼睑皮肤、睑裂、睑缘、睫毛等。

（2）泪器检查：检查方法有视诊、触诊、影像学摄片。检查内容有泪腺和泪道。泪液分泌试验和泪膜破裂时间测定如下。

1）泪液分泌试验（Schirmer 试验）：将消毒滤纸一端折弯放置于下睑内侧 1/3 处结膜囊内，另一端垂挂于睑外，嘱受检者轻闭双眼。5 分钟后测量滤纸被泪液浸湿的长度。如检查前未滴表面麻醉药，主要评价泪腺的功能，<10mm 为分泌不足；如已滴表面麻醉药，主要评价副泪腺的功能，<5mm 为分泌不足。

2）泪膜破裂时间（break-up time，BUT）测定：在结膜囊内滴入 2% 荧光素钠溶液，嘱受检者眨眼数次后睁大受检眼，并开始计时，持续观察角膜表面至出现第一个深蓝色斑（泪膜缺损）时为止，若 <10 秒表明泪膜稳定性不良。

3）泪道冲洗的方法和判断标准：泪道冲洗时受检者取坐位，头部微后仰并固定，眼向上注视。暴露下泪小点，将泪道冲洗针头垂直插入泪小点 1～2mm 后向鼻侧转动，使针头呈水平位，继而沿下泪小管走行方向将针头推进 4～6mm，注入生理盐水。判断标准如下。

泪道通畅：注入无阻力，液体无反流，受检者诉液体流入鼻咽部；

泪道狭窄：下冲上返，但加压冲洗后通畅；

泪小管阻塞：注入有阻力，冲洗液从原路返回，鼻咽部无液体流入；

泪总管阻塞：注入有阻力，从下泪小点冲洗时冲洗液自上泪小点反流，口咽鼻部无液体流入；

鼻泪管阻塞：注入较多冲洗液后从上泪小点反流，并可带有黏脓性分泌物。

（3）结膜检查：检查方法有视诊、裂隙灯显微镜检查。检查内容为睑结膜、球结膜及穹隆结膜等形态结构的改变。

（4）眼球位置及运动检查：检查方法有 Hertel 眼球突出度计。检查内容为眼球位置、眼球运动、斜视、眼球震颤；眼球突出或内陷。

（5）眼眶检查：检查方法有视诊、触诊、影像学检查。检查内容为两侧眼眶是否对称；眶缘有无缺损、压痛、肿物以及眶内压高低。

（三）实际操作

在老师的指导下，学生分组进行实际操作，相互做观察的对象，进行比较和学习。操作过程中，防止人员受伤或器械损坏。

（四）总结

实训结束，学生帮助整理好仪器设备。老师在总结后，学生准备书写实训报告，按时统一上交老师，以便老师进行考核。

五、实训考核

学生根据实训内容撰写实训报告，教师主要考察学生对眼附属器常规检查方法的掌握程度，结合实训报告，综合分析，进行考核。

六、参考课时

眼附属器检查为 0.5 课时。

(张　岳)

实训三　眼球检查

一、实训目的与要求

掌握眼球的基本结构以及检查方法。

二、实训内容

1. 学习眼球的基本结构以及常规的检查方法。
2. 在老师的指导下,进行眼球检查。

三、实训准备

老师对用于教学的手电筒、裂隙灯等进行检查,以便能够进行正常教学。

四、实训方法

(一)操作前的学习

学习眼球的基本结构以及常规的检查方法。

(二)操作方法

1. 角膜检查　检查内容有角膜的形状、大小、曲度、透明度、光滑度;有无异物、混浊或新生血管及有无角膜后沉积物(KP);角膜感觉是否正常。特殊检查法有角膜荧光染色;角膜曲率检查;角膜感觉检查。

2. 巩膜检查　检查内容有巩膜表面颜色,有无充血、结节、隆起及压痛等。注意区分是否由于黄疸引起巩膜黄染时,必须在自然光下进行。

3. 前房检查　检查内容有前房深浅,房角的开闭,房水有无混浊、房水闪辉现象(Tyndall 征)、浮游物、积脓、积血及异物等。

4. 虹膜检查　检查内容有虹膜颜色、纹理、新生血管、色素脱失、萎缩、结节、形态,以及与角膜或晶状体有无粘连,有无根部断离、缺损及虹膜震颤。

5. 瞳孔检查　检查内容有瞳孔的大小和位置,边缘是否整齐,瞳孔反射是否灵活。两侧瞳孔是否等大等圆。

瞳孔反射分类:直接光反射、间接光反射和集合反射。

(1)直接光反射:在暗室内,受检眼被光源直接照射,该眼瞳孔迅速缩小的反应。

(2)间接光反射:在暗室内某侧眼被光源直接照射,对侧受检眼瞳孔迅速缩小的反应。

(3)集合反射:受检眼视近物时瞳孔缩小,伴有双眼球向鼻侧集合的反应。

6. 晶状体检查　检查需观察晶状体有无混浊,形态和位置是否正常。通过正常大小瞳孔只能看到晶状体全貌 1/3,散瞳后才能检查到晶状体全部。

7. 玻璃体检查　检查内容有玻璃体有无混浊物、机化带、液化和脱离等。注意玻璃体病变的形态及其与视网膜和晶状体位置的相互关系。

8. 眼底检查 检查内容为视盘:观察大小、形状及颜色,边缘是否清晰,是否存在病理凹陷;视网膜:观察颜色,有无水肿、出血、渗出、增生、裂孔及色素紊乱,视网膜血管的形态、颜色及动静脉比例是否正常;黄斑部及中心凹光反射情况。

眼底病变的记录通常以视盘为标志,以表明病变部位与视盘之间的位置关系;以视盘的直径(1PD = 1.5mm)为单位,来估计病变范围大小及与视盘之间的距离。病变水肿隆起或凹陷可根据病变与正常视网膜屈光度之差来计算,一般每差 3D 约等于 1mm(差为"＋"者表示隆起,差为"－"者表示凹陷)。

（三）实际操作

按照以上学习的内容,在老师的指导下,学生分组进行实际操作,相互做观察的对象,进行比较和学习。操作过程中,防止人员的受伤或器械损坏。

（四）总结

实训结束,学生帮助整理好仪器设备。老师在总结后,学生准备书写实训报告,按时统一上交老师,以便老师进行考核。

五、实训考核

学生根据实训内容撰写实训报告,教师主要考察学生对眼球常规检查方法的掌握程度,结合实训报告,综合分析,进行考核。

六、参考课时

眼球检查为 0.5 课时。

（张 岳）

实训四 裂隙灯显微镜检查

一、实训目的与要求

掌握裂隙灯显微镜的常规检查方法。

二、实训内容

1. 学习裂隙灯显微镜的基本结构以及常规的检查方法。
2. 在老师的指导下,运用裂隙灯显微镜进行检查。

三、实训准备

老师对用于教学的裂隙灯显微镜进行检查,了解仪器的使用状况,以便能够进行正常的教学。

四、实训方法

（一）操作前的学习

裂隙灯显微镜由照明系统和双目显微镜组成。在强光下放大 10 ~ 16 倍检查眼部病变,不仅能够观察表浅病变,通过调节焦点和光源宽窄,做成"光学切面",观察深部组织病变及其前后位置。

(二)操作方法

1. 准备工作　患者颏部置颏架上,前额紧靠头部固定器,调整座椅高低及位置。双眼要自然睁开,向前平视。

2. 检查顺序　一般为眼睑、泪小点、睫毛、结膜、角膜、前房、虹膜、瞳孔、晶状体及前部玻璃体等。

3. 仪器调整　使裂隙灯与显微镜成30°~50°,灯光从颞侧射入,对准角膜。光线越窄,切面越细,层次越分明。此时检查者一手前后移动显微镜,使焦点落于角膜上;一手调整裂隙的长短及宽窄,使角膜上出现清晰的光学六面体。以后继续转动显微镜的高低螺旋及移动操作柄,即可进一步观察前房、虹膜、晶状体及前1/3玻璃体。如需检查晶状体周边部、其他部分玻璃体或眼底时,应事先将瞳孔充分放大,光源与显微镜的角度应降至30°以下,显微镜随焦点自前向后移动,被检查的部位可从角膜一直到达眼底。但在检查后部玻璃体、视网膜以及眼底周边部时,如果加用前置镜或三面镜,光线射入角应减少至5°~13°或更小。

4. 检查方法

(1)弥散光照明法:利用集合光线,低倍放大,可以对角膜、虹膜、晶状体作全面的观察。

(2)直接焦点照明法:灯光焦点与显微镜焦点联合,检查结膜、巩膜或虹膜上;裂隙光线照射呈一种乳白色的光学切面,观察角膜或晶状体弯曲度、厚度,有无异物或角膜后沉着物,以及浸润、溃疡等病变的层次和形态;将光线调成细小光柱,检查前房;焦点后移检查晶状体有无混浊和前1/3玻璃体内的病变。采用前置镜可观察眼后极的病变。

(3)角膜缘分光照明法:发现角膜上极淡的混浊,如薄翳、水疱、穿孔、伤痕等。

(4)后部反光照明法:发现角膜上皮或内皮水肿、角膜后沉着物、新生血管、轻微瘢痕,以及晶状体空泡等。

(5)间接照明法:将裂隙调整至中等宽度,使光线照射在组织的一部分上,而观察同一组织邻近的另一部分,常用于观察虹膜。

(6)镜面反光照明法:观察角膜前后及晶状体前后囊的细微变化,如泪膜上的脱落细胞、角膜内皮的花纹、晶状体前后囊及成人核上的花纹。

(三)实际操作

按照以上学习的内容,在老师的指导下,学生分组进行实际操作,相互做观察的对象,进行比较和学习。操作过程中,注意仪器的使用步骤,防止人员受伤或仪器损坏。

(四)总结

实训结束,学生帮助整理好仪器设备。老师在总结后,学生准备书写实训报告,按时统一上交老师,以便老师进行考核。

五、实训考核

学生根据实训内容撰写实训报告,教师主要考察学生对裂隙灯显微镜常规的检查方法的掌握程度,结合实训报告,综合分析,进行考核。

六、参考课时

裂隙灯显微镜检查为0.5课时。

(张　岳)

实训五　前房角镜检查

一、实训目的与要求

掌握前房角镜的检查方法。

二、实训内容

1. 学习前房角的基本结构以及常规的检查方法。
2. 在老师的指导下,运用前房角镜进行检查。

三、实训准备

老师对用于教学的前房角镜进行检查,了解仪器的使用状况,以便能够进行正常的教学。

四、实训方法

(一)操作前的学习

学习前房角的基本结构以及常规的检查方法。

(二)操作方法

1. **患者准备**　受检眼滴入 0.5% 丁卡因滴眼液 2 次。嘱受检者坐在裂隙灯前,调整高低使受检者下颌置于下颌托上,前额紧贴头架的额带上。

2. **仪器准备**　一般选用间接型前房角镜。用肥皂溶液擦洗,70% 乙醇消毒。

3. **Goldmann 前房角镜检查法**　将 1% 甲基纤维素滴眼液接触液滴入前房角镜凹面内。检查者左手拇指提起受检眼上睑,右手拇指和示指稍倾斜持前房角镜,使其凹面向上。然后嘱受检眼稍往上注视,检查者右手的中指或环指轻拉受检眼下睑向下,将前房角镜靠近眼睑的边缘置入下穹隆部。再嘱受检眼向前注视,并以下穹隆部的前房角镜边缘为支点,迅速将前房角镜向上转动 90°,使其凹面与角膜面接触。将前房角镜的反射镜置于上方,以后沿颞侧旋转前房角镜和移动裂隙灯,依次连续检查下方、鼻侧、上方和颞侧前房角。先进行静态下检查。静态是指受检者向正前方注视,前房角镜保持在角膜中央位置,不向角膜施加任何压力。检查范围包括瞳孔缘、周边部虹膜、睫状体带、巩膜突、小梁网和前界线。注意前房角宽度和入射角,小梁网色素,有无虹膜周边前粘连,前房角血管等。如静态下检查不满意,应在动态下继续检查,以便能看到被检查侧前房角的全部情况。动态是指:①转动前房角镜,改变反射镜面的角度;②转动被检眼球,改变注视眼位。

4. **结果判断**　宽(W)为静态观察下,从前界线到睫状体带、虹膜根部等所有结构均能看到,有时还可看到梳状韧带。闭角(C)是在眼压已下降的情况下房角仍不能开放,说明已发生虹膜周边前粘连。窄角(N)分 Ⅰ ~ Ⅳ 级,分级如下。

窄角 Ⅰ(N Ⅰ):从前界线到巩膜突都能看到,睫状体带看不见或仅见其前缘,但在动态观察下,可见睫状体带范围增宽或从看不见变为可见。

窄角 Ⅱ(N Ⅱ):能看到前界线与滤帘,不见巩膜突;动态下能看见巩膜突,但看不见睫状体带。

窄角Ⅲ(NⅢ):只能看到前界线与滤帘的前1/3,动态下仍看不到滤帘后半部。可见光带错位。

窄角Ⅳ(NⅣ):房角结构完全看不见,动态下可见前界线,或仅能见其部分。仍可见光带错位。

5. 注意事项 检查前,测量眼压并检查前房深度。静态检查时防止加压眼球,以免改变前房角形态。

(三)实际操作

在老师的指导下,学生分组进行实际操作。操作过程中,注意仪器的使用步骤,防止人员的受伤或仪器的损坏。

(四)总结

实训结束,学生帮助整理好仪器设备。老师在总结后,学生准备书写实训报告,按时统一上交老师,以便老师进行考核。

五、实训考核

学生根据实训的内容撰写实训报告,教师主要考察学生对前房角镜常规检查方法的掌握程度,结合实训报告,综合分析,进行考核。

六、参考课时

前房角镜检查为0.5课时。

(张　岳)

实训六　眼　压　测　量

一、实训目的与要求

掌握指测法、Schiötz 眼压计、Goldmann 压平式眼压计和非接触式眼压计的测量方法。

二、实训内容

1. 学习眼压计的基本结构、测量原理及眼压的测量方法。
2. 在老师的指导下,运用眼压计进行眼压测量。

三、实训准备

老师对用于教学的 Schiötz 眼压计、Goldmann 压平式眼压计和非接触式眼压计进行检查,了解仪器使用状况,以便能够进行正常的教学。

四、实训方法

(一)操作前的学习

学习眼压计的基本结构和测量原理。正常人眼压值为 $10 \sim 21 \text{mmHg}$。

(二)操作方法

分为指测法、Schiötz 眼压计测量法、Goldmann 眼压计及非接触眼压计法。

1. 指测法

（1）特点：粗略估计眼压的高低。

（2）测量方法：检查者用两手示指指端放在受检眼上睑皮肤近睑板上缘处，向眶下壁方向交替触压眼球，感觉眼球的波动。

（3）记录法：Tn 正常；T_{+1} 轻度硬，T_{+2} 明显硬，T_{+3} 硬如石；T_{-1} 稍软，T_{-2} 明显软，T_{-3} 软如棉。

2. Schiötz 眼压计测量法

（1）特点：压陷式眼压计。

（2）测量方法：检查者左手分开上、下眼睑，固定于眶缘，右手持眼压计，将足板平稳地放在角膜正中。记下指针所示刻度，先用 5.5g 砝码连续测 2 次，其读数相差不应超过半度，若 5.5g 砝码测量读数小于 3.0，则换用 7.5g 砝码测量。

（3）记录方法：砝码/指针读数。

（4）注意事项：勿压迫受检眼；考虑异常巩膜硬度影响，必要时测矫正眼压。

3. Goldmann 眼压计

（1）特点：压平式眼压计。

（2）测量方法：结膜囊内滴荧光素液使泪液染色。嘱受检者双眼睁大，向前平视，眼球勿动。将测量螺旋置于 1g 的刻度上，向前缓推操作纵杆，使测压头逐渐向角膜中央靠拢，但不触到睫毛。当测压头触及角膜时，边缘即出现蓝光，显微镜内可见两个鲜黄绿色的半圆形环，调节操纵杆及升降螺旋，转动眼压计测压螺旋，直至两个半环的内界恰好相接为准。

（3）记录方法：此时螺旋上的刻度乘 10，即得眼压的数值［kPa(mmHg)］。每眼反复测 3 次，其数值相差不超过 0.067kPa(0.5mmHg) 为准确。

（4）注意事项：测量数值受角膜中央厚度的影响。

4. 非接触眼压计

（1）特点：压平式眼压计。

（2）测压原理：通过气体脉冲力将气体喷射到角膜中央部，使直径 3.6mm 范围的角膜压平。通过监测系统接受角膜表面反射的光线，记录角膜压平到一定程度的时间，将其换算为眼压值。

（3）测量方法：嘱受检眼注视测压头，调节焦点至监视屏上两方框重叠，系统自动发出一阵气体压平角膜，监视屏上自动显示眼压值和几次测量的平均值。

（4）优缺点：优点是避免交叉感染；缺点是当眼压过高时测量误差较大。

（三）实际操作

在老师的指导下，学生分组进行实际操作。操作过程中，注意仪器的使用步骤，防止人员的受伤或仪器的损坏。

（四）总结

实训结束，学生帮助整理好仪器设备。老师在总结后，学生准备书写实训报告，按时统一上交老师，以便老师进行考核。

五、实训考核

学生根据实训的内容撰写实训报告，教师主要考察学生对眼压计常规检查方法的掌握程度，结合实训报告，综合分析，进行考核。

六、参考课时

眼压计检查为0.5课时。

（张　岳）

实训七　检眼镜检查

一、实训目的与要求

掌握直接检眼镜和间接检眼镜的检查方法。

二、实训内容

1. 学习检眼镜的基本结构以及常规的检查方法。
2. 在老师的指导下,运用检眼镜进行检查。

三、实训准备

老师对用于教学的检眼镜进行检查,了解仪器的使用状况,以便能够进行正常的教学。

四、实训方法

(一)操作前的学习

直接检眼镜所见眼底为放大16倍的正像,可见范围小,但能看清眼底的微细变化,一般不需散瞳。间接检眼镜所见眼底为放大4倍的倒像,可见范围大,但需要散瞳。

(二)操作方法

1. 直接检眼镜检查法

(1)仪器调整:检查者持检眼镜,将检眼镜光阑手轮调到标准光斑(中光斑),示指放在检眼镜透镜转盘上,其余手指握住镜柄。

(2)检查方法:采取"三左三右"方法。检眼镜镜头贴于医生眶上缘,通过窥孔进行检查。

1)彻照法检查眼的屈光间质:直接检眼镜距受检者眼前10~15cm,用+12D~+20D观察角膜与晶状体,用+8D~+10D观察玻璃体。将检眼镜灯光射入瞳孔,如瞳孔区呈均匀一致的橙红色反光则表明屈光间质无混浊,如在橙红色反光中出现黑影则屈光间质有混浊。

检查屈光间质混浊的部位:嘱受检者眼球上、下、左、右转动,如为顺动,表明混浊位于晶状体前方;如为逆动,表明混浊位于晶状体后方;如不动则混浊位于晶状体。

2)眼底检查:嘱受检者向正前方注视,将检眼镜透镜盘拨到"0"处,逐渐移近受检眼,以不触及睫毛为度,调整透镜转盘,直至眼底清晰可见。

先检查视盘:观察视盘形状、大小、颜色,边界有无隆起及隆起的程度,生理凹陷,杯盘比例即C/D,有无近视弧形斑等。检查视神经乳头时,光线自颞侧约15°处射入。再查视网膜及血管:光阑调至无赤滤光镜,观察血管有无先天异常,动静脉直径比(A/V正常为2:3),有无视盘血管搏动,视网膜睫状血管等;观察视网膜:有无渗出、出血、色素、瘢痕、豹纹状改变、视网膜脱离等。检查眼底周边部时,嘱患者向上、下、左、右各方向注视。转动眼球,或变动检眼镜角度。最后查黄斑:光阑调至小光斑,嘱患者注视检眼镜光源,观察中心光反射是否存在,亮度色泽如何,有无水肿、渗出、出血、裂孔、瘢痕机化物等。

(3)注意事项:需散瞳做详细检查者,应在排除闭角型青光眼的情况下,选择适当的散瞳剂。

2. 间接检眼镜检查法

(1)检查方法:先用弱光照受检眼,使之明适应,此时在红光背景下观察有无混浊。进行眼底检查时,检查者手持物镜,距眼 5cm,检查者的视线与目镜　物镜及受检眼的瞳孔和受检查部位在一条直线上。检查周边部、赤道部,最后是黄斑部。

(2)注意事项:尽量减少黄斑光照时间,以免造成光损伤。

(三)实际操作

在老师的指导下,学生分组进行实际操作。操作过程中,注意仪器的使用步骤,防止人员受伤或仪器损坏。

(四)总结

实训结束,学生帮助整理好仪器设备。老师在总结后,学生准备书写实训报告,按时统一上交,以便老师进行考核。

五、实训考核

学生根据实训内容撰写实训报告,教师主要考察学生对检眼镜检查方法的掌握程度,结合实训报告,综合分析,进行考核。

六、参考课时

检眼镜检查为 0.5 课时。

(张 岳)

实训八 睑 腺 炎

一、实训目的与要求

通过对睑腺炎患者的了解,需要掌握外睑腺炎症和内睑腺炎疾病的特点及治疗原则。熟悉睑腺炎的药物治疗及手术治疗。了解睑腺炎的病因。能在带教老师的指导下,对睑腺炎患者进行病史采集,运用聚光手电筒进行睑腺炎的检查。根据病史、体检进行综合分析,提出睑腺炎的治疗原则,帮助需要手术的患者进行睑腺炎术前指导。

二、实训内容

1. 学生对睑腺炎患者进行病史采集。

2. 在老师的指导下,学生能够运用聚光手电筒对睑腺炎患者进行眼部检查。

3. 学生根据病史及体格检查结果进行综合分析,提出睑腺炎的治疗原则。

4. 学生帮助需要进行手术的患者进行睑腺炎术前准备,讲解睑腺炎的健康教育,了解术后注意事项。

三、实训准备

1. 学生实训前复习睑腺炎的分类、临床表现、治疗原则及需要手术的患者进行术前准备。

2. 老师选取典型病例的患者并取得患者同意,进行实训前的准备。

3. 对患者完成常规的体格检查,并且有书写记录,保存在门诊病历内。

四、实训方法

1. 学生在实训教室听取老师对此次实训教学内容的安排及实训前的理论教学,回答学生对实训内容的有关问题,特别是对睑腺炎疾病,学生需要有更进一步的了解,以便能够圆满地完成对睑腺炎疾病的实训教学。

2. 学生分组,在老师的带领和指导下,对睑腺炎患者进行病史采集。睑腺炎引起的症状有:患处呈现红、肿、热、痛等急性炎症典型表现。外睑腺炎的炎症反应主要位于睫毛根部的睑缘处。内睑腺炎被局限于睑板腺内,眼睑红肿较为局限,病变处可触及硬结并有压痛。睑腺炎发生数日后,可形成黄色脓点。

3. 学生根据患者视功能及眼部检查的结果,结合常规的体格检查及辅助检查结果进行综合分析,提出睑腺炎的治疗原则,判断是否需要手术。对于需要手术的患者进行睑腺炎术前准备。

4. 睑腺炎手术后注意事项。观察患者有无局部出血或其他不适,10 分钟后可结束院内观察,按医嘱用药和门诊随访。

5. 实训结束,老师进行总结,学生准备书写睑腺炎疾病的实训报告,实训报告的书写内容及格式参照实训报告考核表,按时统一上交老师,以便老师进行考核。

五、实训考核

在学生根据实训的内容撰写实训报告后,老师根据学生对睑腺炎患者的检查及实训报告的分析情况进行考核。分析教学中可取的方法,总结实训过程中的不足,以便更好地开展实训教学。

六、参考课时

睑腺炎疾病为 0.5 课时。

（张　勇）

实训九　慢性泪囊炎

一、实训目的与要求

学生通过对慢性泪囊炎患者的了解,需要掌握慢性泪囊炎的临床表现及治疗原则;熟悉慢性泪囊炎的手术方式;了解慢性泪囊炎的病因。能在带教老师的指导下,对慢性泪囊炎患者进行病史采集,运用泪道冲洗进行泪道疾病的检查。

根据病史、体检及辅助检查结果进行综合分析,提出慢性泪囊炎的治疗原则。

二、实训内容

1. 学生对慢性泪囊炎患者进行病史采集。

2. 在老师的指导下,学生能够运用泪道冲洗对泪道疾病的患者进行检查。

3. 学生根据体检及辅助检查结果进行综合分析,提出慢性泪囊炎的治疗原则。

4. 学生对于需要进行手术的慢性泪囊炎患者,帮助进行术前检查,提出手术方式,了解术后注意事项。

三、实训准备

1. 学生实训前复习慢性泪囊炎的病因、临床表现、治疗原则及需要手术的患者术前检查的内容。

2. 老师选取典型病例的患者,并取得患者的同意,进行实训前的准备。

3. 老师准备检查的仪器如泪道冲洗针头及荧光素钠染料,了解设备的使用状况,以便能够进行正常的教学。

4. 患者完成常规的体格检查及辅助检查,并且有结果保存在病历内。

四、实训方法

1. 学生在实训教室听取老师对此次实训教学内容的安排及实训前的理论,老师回答学生对实训内容的有关问题,特别是对慢性泪囊炎疾病,学生需要更进一步的了解,以便能够圆满地完成对慢性泪囊炎疾病的实训。

2. 学生分组,在老师的带领和指导下,对慢性泪囊炎患者进行病史采集。慢性泪囊炎引起的症状有:①溢泪:与鼻泪管阻塞有关;②内眦部下睑皮肤出现湿疹:由于长期泪液浸渍,可引起下睑和面颊部湿疹性皮炎;③溢脓:与泪囊慢性化脓炎症有关,在压迫泪囊区时,则有黏液或黏液脓性分泌物自泪小点溢出;④黏液性囊肿:由于分泌物大量潴留时泪囊扩张,可形成泪囊黏液性囊肿;⑤结膜充血:由于长期泪液浸渍,从而引起慢性刺激性结膜炎;⑥下睑外翻:患者不断揩拭眼泪,长期作用可致下睑外翻,从而加重溢泪症状。

3. 学生在老师的指导下,对慢性泪囊炎患者的检查重点是泪器。学生能够运用染料和泪道冲洗方法进行泪道的检查,主要观察泪道阻塞的部位,有否分泌物等。还可进行 X 线碘油泪道造影。

4. 学生根据患者眼部的检查,结合常规的体格检查及辅助检查结果进行综合分析,提出慢性泪囊炎的治疗原则。慢性泪囊炎的治疗有泪囊鼻腔吻合术、冲洗、鼻泪管支架植入术、药物治疗等方法。泪囊鼻腔吻合术是慢性泪囊炎彻底治疗的方法。如需要手术,选择手术方式,帮助患者进行术前检查,如:

(1)鼻腔检查:了解是否合并鼻腔疾病,如果有鼻腔疾病存在,请鼻科医师进行治疗,鼻腔疾病治疗痊愈后,方可行眼科手术。

(2)全身情况:需要知道除外影响手术的严重疾病。

(3)术前用药:术前常规滴用抗生素眼药水及鼻腔黏膜收缩剂 2~3 日,3~4 次/日。

5. 慢性泪囊炎手术后注意事项 手术后患者必须安静休息,半卧位,不要食用过热的食物,不要用力擤鼻涕,以免鼻腔出血。术后如出现鼻腔出血,要及时报告医生进行处理。术后换药后可局部点眼药水及药膏,鼻腔滴用抗生素药水及鼻腔黏膜收缩剂。手术后避免咳嗽、打喷嚏。如有咳嗽应服镇咳药,以免影响伤口的正常愈合,或引起鼻腔出血;一些患者要拆线,注意切口的愈合情况;定期行泪道冲洗或进行鼻内镜的换药,半个月内限制剧烈活动,手术后1个月内要避免剧烈运动和负重,以免用力过度出血。

6. 实训结束,帮助整理好设备。老师进行总结,学生准备书写慢性泪囊炎疾病的实训报告,实训报告的书写内容及格式参照实训报告考核表,按时统一上交老师,以便老师进行考核。

五、实训考核

学生根据实训的内容撰写实训报告后,老师根据学生对慢性泪囊炎患者的检查及实训报告的分析情况进行考核。分析教学中可取的方法,总结实训过程中的不足,以便更好地开展实训教学。

六、参考课时

慢性泪囊炎疾病为1课时。

(黄　健)

实训十　结　膜　炎

一、实训目的与要求

通过对结膜炎患者的了解,需要掌握细菌性结膜炎的临床表现及治疗;沙眼的临床表现、后遗症和并发症、诊断及治疗;病毒性结膜炎的临床表现及治疗;熟悉细菌性结膜炎、沙眼及病毒性结膜炎的发病原因。了解细菌性结膜炎及病毒性结膜炎分型。能在带教老师的指导下,对结膜炎患者进行病史采集,并根据病史、体检及辅助检查结果进行综合分析,明确结膜炎的诊断,提出相应的治疗原则。

二、实训内容

1. 学生对结膜炎患者进行病史采集。
2. 在老师的指导下,学生能够运用裂隙灯显微镜对结膜炎患者进行眼部检查。
3. 学生根据体检及辅助检查结果进行综合分析,提出结膜炎的治疗原则。
4. 学生提出对于结膜炎疾病进行预防,了解相关注意事项。

三、实训准备

1. 学生实训前复习结膜炎的分类、临床表现、治疗原则及预防措施。
2. 老师选取典型病例的患者,并取得患者的同意,进行实训前的准备。
3. 老师对检查仪器如裂隙灯显微镜进行检查,了解仪器的使用状况,以便能够进行正常的教学。
4. 患者完成常规的体格检查及辅助检查,并且有结果保存在病历内。

四、实训方法

1. 学生在实训教室听取老师对此次实训教学内容安排及实训前的理论教学。老师回答学生对实训内容的有关问题,特别是对细菌性结膜炎疾病,学生需要有更进一步的了解,以便能够圆满地完成对结膜炎疾病的实训教学。

2. 学生分组,在老师的带领和指导下,对结膜炎患者进行病史采集。结膜炎患者的症状常有异物感、烧灼感、痒、畏光、流泪和分泌物增多。

3. 学生在老师的指导下,在检查室对患者进行眼部的检查包括:眼睑、泪器、结膜、眼球位置及运动眼眶等。

对结膜炎患者检查的重点是学生能够运用裂隙灯显微镜进行结膜的检查,主要观察结膜充血、分泌物、乳头增生、结膜水肿和滤泡等。①结膜充血:是急性结膜炎最常见的体征。②结膜分泌物:细菌性结膜炎呈浆液、黏液或脓性;淋球菌性和脑膜炎球菌性结膜炎为大量脓性分泌物;病毒性结膜炎呈水样或浆液性;过敏性结膜炎呈黏稠丝状。③乳头增生:裂隙灯下见中心有扩张的毛细血管到达顶端,并呈轮辐样散开。④滤泡形成:呈外观光滑、半透明隆起的结膜改变。⑤球结膜水肿:由渗出液进入到疏松的球结膜下组织所导致。⑥耳前淋巴结肿大:是病毒性结膜炎的一个重要体征。

4. 学生根据患者视功能及眼部的检查结果,结合常规的体格检查及辅助检查结果进行综合分析,提出结膜炎的治疗原则。

5. 实训结束,帮助整理好仪器设备。老师进行总结,学生准备书写结膜炎疾病的实训报告,实训报告的书写内容及格式参照实训报告考核表,按时统一上交老师,以便老师进行考核。

五、实训考核

在学生根据实训的内容撰写实训报告后,老师根据学生对结膜炎患者的检查及实训报告的分析情况进行考核。分析教学中可取的方法,总结实训过程中的不足,以便更好地开展实训教学。

六、参考课时

结膜炎疾病为1课时。

（孙 斌）

实训十一 角 膜 炎

一、实训目的与要求

掌握细菌性角膜炎、真菌性角膜炎及单纯疱疹病毒性角膜炎的临床表现及治疗原则,熟悉角膜炎的病因、病理、临床表现,认识各种角膜炎的发病过程。在带教老师的指导下,能够运用裂隙灯显微镜对角膜病患者进行检查,根据病史、体格检查及实验室检查结果对不同类型的角膜疾病进行分析,作出初步诊断,并指出相应的治疗原则。了解角膜染色法、刮片法、碘酊烧灼、角膜移植术等临床常用的角膜检查及治疗方法。

二、实训内容

1. 带教老师详细讲解各种类型角膜炎典型病例的临床表现、实验室检查及治疗方法。

2. 在带教老师的指导下,学生对角膜炎患者进行病史采集,运用裂隙灯显微镜进行眼部检查。

3. 带教老师示教常用角膜检查及治疗方法。

4. 学生根据病史、临床表现及实验室检查结果综合分析,作出初步诊断,提出相应的治疗原则。

三、实训准备

1. 学生实训前复习角膜炎的病因、病理、临床表现及治疗原则。

2. 带教老师筛选典型病例,征得患者同意,进行实训前的准备。

四、实训方法

1. 学生在带教老师的指导下,加深对角膜炎临床表现的认识。症状有眼痛、畏光、流泪,重者有眼睑痉挛、视物模糊、分泌物增多。体征有球结膜充血、水肿、角膜浸润、溃疡、前房积脓、角膜知觉减退、角膜瘢痕、新生血管。

2. 在带教老师的指导下,学生对角膜炎患者进行病史采集。

(1)细菌性角膜炎:角膜外伤后感染或剔除角膜异物后感染,无菌操作不严格,滴用污染的表面麻醉剂及荧光素等也是常见的诱发因素。一些局部乃至全身疾病如干眼症、慢性泪囊炎、眼睑炎症、佩戴角膜接触镜、糖尿病、免疫缺陷、局部或全身长期应用免疫抑制剂等也可降低机体对致病菌的抵抗力,使角膜的易感性增加。一般起病急骤。

(2)真菌性角膜炎:风险因素有植物性外伤史;长期使用抗生素或糖皮质激素造成眼表免疫环境改变或菌群失调;长期佩戴接触镜;长期应用免疫抑制剂或全身免疫力低下者。该病起病缓慢,一般多呈现亚急性经过,患者眼痛、刺激症状较轻,与体征的严重性极不相称。

(3)病毒性角膜炎:病因包括患者免疫力减退、不适刺激等是该病的诱发因素。长期使用皮质激素、免疫抑制剂或全身免疫力低下。患者有明显的眼痛、异物感及眼部刺激症状。

3. 运用裂隙灯显微镜进行眼部检查。

(1)细菌性角膜炎:病变早期可见角膜灰白或灰黄色浸润灶,边界清楚,邻近组织水肿。浸润灶迅速扩大,形成溃疡。前房可有不同程度积脓。

(2)真菌性角膜炎:角膜病灶呈灰白色、致密,表面干燥、欠光泽,呈牙膏样或苔垢样外观。可在病灶周围出现免疫环,部分病例可见"伪足"或"卫星灶",角膜后可有斑块状沉着物(内皮斑)。常伴有严重的虹膜睫状体炎反应,出现灰白色的黏稠前房积脓。

(3)病毒性角膜炎:典型的上皮型单纯疱疹病毒性角膜炎早期表现为树枝状溃疡,树枝末端可见分叉和结节状膨大,周围可见水肿的边界,荧光素染色中央部溃疡呈深绿色,病灶边缘为淡绿色,病情进展则发展为地图状角膜溃疡。

4. 带教老师示教临床常用的角膜检查及治疗方法。可行角膜荧光素染色检查;角膜病灶刮片简单、快速,是门诊筛查病原菌的有效检查方法;角膜共聚焦显微镜作为一种非侵入性临床检查,对一些感染性角膜疾病的早期诊断具有重要的作用。

5. 学生根据患者视功能及眼部检查的结果,结合常规的体格检查及辅助检查结果进行综合分析,提出角膜炎的治疗原则,判断是否需要手术。

6. 实训结束,帮助整理好仪器设备。老师进行总结,学生准备书写实训报告,实训报告的书写内容及格式参照实训报告考核表,按时统一上交老师,以便老师进行考核。

五、实训考核

在学生根据实训的内容撰写实训报告后,老师根据学生对角膜炎患者的检查及实训报告的分析情况进行考核。分析教学中可取的方法,总结实训过程中的不足,以便更好地开展实训教学。

六、参考课时

角膜炎疾病为 1 课时。

(赵桂秋)

实训十二 葡 萄 膜 炎

一、实训目的与要求

通过对葡萄膜炎患者的了解,需要掌握虹膜睫状体炎的临床表现、鉴别诊断及治疗。熟悉葡萄膜炎的临床分类及病因。了解中间葡萄膜炎及后葡萄膜炎的临床表现及治疗;交感性眼炎、Vogt-小柳原田综合征的概念、临床表现及治疗。能在带教老师的指导下,对葡萄膜炎患者进行病史采集,并根据病史、体检及辅助检查结果进行综合分析,明确葡萄膜炎的诊断,提出相应的治疗原则。

二、实训内容

1. 学生对葡萄膜炎患者进行病史采集。
2. 在老师的指导下,学生能够运用裂隙灯显微镜对葡萄膜炎患者进行眼部检查。
3. 学生根据体检及辅助检查结果进行综合分析,提出葡萄膜炎的治疗原则。
4. 学生对于需要进行病因检查的患者,做好各项准备,了解基本病因检查。

三、实训准备

1. 学生实训前复习葡萄膜炎的分类、临床表现、治疗原则及需要全身检查的内容。
2. 老师选取典型病例的患者,并取得患者的同意,进行实训前的准备。
3. 老师对于检查的仪器如裂隙灯显微镜及检眼镜进行检查,了解仪器的使用状况,以便能够进行正常的教学。
4. 患者完成常规的体格检查及辅助检查,并且有结果保存在病历内。

四、实训方法

1. 学生在实训教室听取老师对此次实训教学内容的安排及实训前的理论教学,老师回答学生对实训内容的有关问题,特别是对葡萄膜炎疾病,学生需要有更进一步的了解,以便能够圆满地完成对葡萄膜炎疾病的实训教学。
2. 学生分组,在老师的带领和指导下,对葡萄膜炎患者进行病史采集。葡萄膜炎引起的症状有:眼痛、视力减退、畏光、流泪、眼睑痉挛。
3. 学生在老师的指导下,在检查室对患者进行眼部检查,对葡萄膜炎患者检查的重点是学生能够运用裂隙灯显微镜进行虹膜、睫状体及脉络膜的检查,主要观察如下:睫状充血、房水混浊、角膜后沉着物(KP)、虹膜改变、瞳孔改变、 晶状体改变、玻璃体和眼底改变。

4. 学生根据患者视功能及眼部的检查结果,结合常规的体格检查及辅助检查结果进行综合分析,提出葡萄膜炎的治疗原则,判断是否需要进行全身检查。

5. 实训结束,帮助整理好仪器设备。老师进行总结,学生准备书写葡萄膜炎疾病的实训报告,实训报告的书写内容及格式参照实训报告考核表,按时统一上交老师,以便老师进行考核。

五、实训考核

在学生根据实训的内容撰写实训报告后,老师根据学生对葡萄膜炎患者的检查及实训报告的分析情况进行考核。分析教学中可取的方法,总结实训过程中的不足,以便更好地开展实训教学。

六、参考课时

葡萄膜炎疾病为 1 课时。

(孙 斌)

实训十三 原发性青光眼

一、实训目的与要求

原发性闭角型青光眼是青光眼疾病的重点和难点,需要掌握急性闭角型青光眼的临床分期,各期的特点和临床表现,不同阶段的治疗措施。能在带教老师的指导下,对青光眼患者进行病史采集,运用裂隙灯显微镜及检眼镜对患者进行检查。根据病史、体检及辅助检查结果进行综合分析,提出相应的治疗计划。

二、实训内容

1. 对青光眼患者进行病史采集。
2. 在老师的指导下,学生能够运用裂隙灯显微镜及检眼镜对患者进行眼部检查。
3. 根据体检及辅助检查结果进行综合分析,制订相应的治疗原则。
4. 对需要手术治疗的患者,完善术前检查,了解术后注意事项。

三、实训准备

1. 学生实训前复习急性闭角型青光眼的临床表现、治疗原则及手术患者的术前术后注意事项。
2. 老师选取典型病例,并取得患者的同意,进行实训前的准备。
3. 老师准备好检查所需设备,如眼压计、视野计、裂隙灯显微镜等,以便能进行正常的教学。
4. 患者完成常规的体格检查及辅助检查,如眼压、视野等。

四、实训方法

1. 在实训室对此次实训教学内容进行讲解及安排,回答学生对青光眼疾病的有关问题。

2. 学生分组,在带领老师的指导下,对青光眼患者进行病史采集。老师针对采集到的病史指导学生进行分析,培养学生分析问题的临床思维。

3. 学生在老师的指导下,在检查室对患者视功能及眼部进行检查,如视力 视野等。眼部的检查有眼附属器、眼球前段及眼底。

(1)眼附属器检查:主要包括眼睑、泪器、结膜、眼球位置及运动等。

(2)眼球前段检查:主要观察角膜透明度,角膜后有无沉着物;原发性闭角型青光眼急性发作时,球结膜混合充血,角膜水肿,色素性 KP,前房极浅,周边部前房几近消失。急性发作后,眼前节常留有永久性的损害。绝对期眼压持久升高,反复出现角膜大泡或上皮剥脱,也可发生角膜带状混浊及巩膜葡萄肿。

(3)眼底检查:原发性开角型青光眼出现①视盘上、下方局限性盘沿变窄,或形成切迹,垂直径 C/D 值增大;②视盘凹陷进行性扩大和加深;③双眼视盘凹陷不对称,C/D 差值 > 0.2;④视网膜神经纤维层缺损;⑤视盘或盘周可有浅表性线状出血。

4. 根据患者临床表现及眼部检查的结果,结合常规的体格检查及辅助检查结果进行综合分析,确定治疗措施。判断手术时机以及手术方式。对于需要手术治疗的患者,完善术前检查,如:①视力、视野及眼压,判断视神经受损情况;②眼前段、前房角结构,对选择青光眼手术方式具有重要意义;③尽可能地了解眼后节情况,帮助患者进行眼电生理等其他眼底检查,以便判断术后恢复情况;④了解全身情况,排除影响手术的严重疾病。

5. 术后注意事项 手术后患者必须安静休息,注意睡觉时不压迫术眼;术后如感到术眼疼痛并伴有头痛、恶心等症状,要及时报告医生以对症处理,防止高眼压;手术后半个月内限制剧烈活动,手术后 1 个月内要避免剧烈运动和负重,以免用力过度使眼压过高而引起手术伤口裂开;若有便秘现象要用药物帮助排便,如开塞露等,以防排便时用力,引起眼压升高。患者应保持心情开朗,保证睡眠,预防感冒、咳嗽等。

6. 实训结束,帮助整理好仪器设备。老师进行总结,学生准备书写青光眼病的实训报告。

五、实训考核

在学生根据实训的内容撰写实训报告后,老师根据学生对青光眼病患者的检查及实训报告的分析情况进行考核,分析教学中可取的方法,总结实训过程中的不足,以便更好地开展实训教学。

六、参考课时

原发性青光眼实训为 1 课时。

(吕 艳)

实训十四 白 内 障

一、实训目的与要求

通过对白内障患者的了解,需要掌握年龄相关性白内障的临床分型;皮质性白内障的临床分期;外伤性白内障、糖尿病白内障及后发性白内障的发病特点及治疗原则;白内障手术的适应证及术前检查。熟悉白内障的分类及年龄相关性白内障的治疗。了解先天性白内障、并发性白内障及药物和中毒性白内障的临床表现及治疗原则;白内障的手术方法。能在带教老师的指导下,对白内障患者进行病史采集,运用裂隙灯显微镜进行白内障的检查。根据病史、体检及辅助检查结果进行综合分析,提出白内障的治疗原则,帮助需要手术的患者进行白内障术前检查。了解白内障患者术后视力恢复的解决方法及术后注意事项。

二、实训内容

1. 学生对白内障患者进行病史采集。

2. 在老师的指导下,学生能够运用裂隙灯显微镜对白内障患者进行眼部检查。

3. 学生根据体检及辅助检查结果进行综合分析,提出白内障的治疗原则。

4. 学生帮助需要进行手术的患者进行白内障术前检查,提出术后视力恢复的解决方法,了解术后注意事项。

三、实训准备

1. 学生实训前复习白内障的分类、临床表现、治疗原则及需要手术的患者术前检查的内容。

2. 老师选取典型病例的患者,并取得患者的同意,进行实训前的准备。

3. 老师对于检查的仪器如裂隙灯显微镜及检眼镜进行检查,了解仪器的使用状况,以便能够进行正常的教学。

4. 患者完成常规的体格检查及辅助检查,并且有结果保存在病历内。

四、实训方法

1. 学生在实训教室听取老师对此次实训教学内容的安排及实训前的理论教学,老师回答学生对实训内容的有关问题,特别是对白内障疾病,学生需要有更进一步的了解,以便能够圆满地完成对白内障疾病的实训教学。

2. 学生分组,在老师的带领和指导下,对白内障患者进行病史采集。白内障引起的症状有:①视力障碍:它与晶状体混浊程度和部位有关;②对比敏感度下降:在高空间频率上的对比敏感度下降尤为明显;③屈光改变:核性白内障时晶状体核屈光指数增加,晶状体屈折力增强,产生核性近视。

3. 学生在老师的指导下,在检查室对患者进行视功能及眼部的检查,对白内障患者检查的重点是学生能够运用裂隙灯显微镜进行晶状体的检查,主要观察晶状体有无混浊及混浊的部位、范围,对视力的影响程度,有无脱位,是半脱位还是全脱位。

4. 学生根据患者视功能及眼部检查的结果,结合常规的体格检查及辅助检查结果进行综合分析,提出白内障的治疗原则,判断是否需要手术。对于需要手术的患者,帮助患者进行白内障术前检查,如:测量眼压、角膜内皮细胞数检查、晶状体核硬度、眼电生理、可能的眼底检查、角膜曲率和眼轴长度的测量及人工晶状体的度数。还需了解全身情况。帮助患者冲洗泪道和结膜囊。术眼需要常规滴用抗菌眼药水 2~3 日,3~4 次/日。术前需要散大瞳孔,以便手术。

5. 白内障手术后注意事项 手术后患者必须安静休息,不要用力低头,不要用力揉眼,睡觉时不要按压术眼。术后如感到术眼疼痛并伴有头痛、恶心等症状,要及时报告医生以对症处理。术后换药后可局部点眼药水或药膏,局部用药时要注意卫生,将手洗干净,对于年龄大的患者建议让家人帮助点眼药水或药膏。手术后避免揉擦、碰撞术眼;半个月内限制剧烈活动,手术后1个月内要避免剧烈运动和负重,以免用力过度使眼压过高而引起手术切口裂开。

6. 实训结束,帮助整理好仪器设备。老师进行总结,学生准备书写白内障疾病的实训报告,实训报告的书写内容及格式参照实训报告考核表,按时统一上交老师,以便老师进行考核。

五、实训考核

在学生根据实训的内容撰写实训报告后,老师根据学生对白内障患者的检查及实训报告的分析情况进行考核。分析教学中可取的方法,总结实训过程中的不足,以便更好地开展实训教学。

六、参考课时

白内障疾病为1课时。

（黄 健）

实训十五 视网膜脱离

一、实训目的与要求

通过对视网膜脱离患者的了解,需要掌握视网膜脱离的临床表现及治疗原则;熟悉视网膜脱离的分类;了解视网膜脱离的治疗方法。能在带教老师的指导下,对视网膜脱离患者进行病史采集,运用检眼镜进行视网膜脱离的检查。根据病史、体检、辅助检查及眼底照相结果进行综合分析,提出视网膜脱离的治疗原则,帮助需要激光或手术的患者进行激光手术前检查。了解视网膜脱离患者的预后。

二、实训内容

1. 学生对视网膜脱离患者进行病史采集。
2. 在老师的指导下,学生能够运用检眼镜及眼底照片对视网膜脱离者进行眼部检查。
3. 学生根据体检及辅助检查结果综合分析,提出视网膜脱离的治疗原则。
4. 学生帮助需要进行激光或手术的患者进行视网膜脱离激光及手术前检查,提出视力恢复的解决方法,了解激光或手术后注意事项。

三、实训准备

1. 学生实训前复习视网膜脱离的临床表现、治疗原则及需要激光或手术的患者检查的内容。
2. 老师选取典型病例的患者,并取得患者的同意,进行实训前的准备。
3. 老师对于检查的仪器如检眼镜进行检查,了解仪器的使用状况,以便能够进行正常的教学。
4. 患者完成眼部B超、眼底照相,常规的体格检查及辅助检查,并且有结果保存在病历内。

四、实训方法

1. 学生在实训教室听取老师对视网膜脱离疾病实训教学内容的安排及实训前的理论教学。

2. 学生分组,在老师的带领和指导下,对视网膜脱离患者进行病史采集。视网膜脱离引起的症状如下。①视力下降:与视网膜脱离、变性及黄斑受损有关。②感觉不适:眼前漂浮物,闪光感及幕样黑影遮挡(与视网膜脱离区对应),并逐渐变大。视网膜脱离累及黄斑时视力明显减退。③眼底检查:视网膜脱离的视网膜呈灰白色隆起,脱离范围可由限局性脱离至视网膜全脱离。大范围的视网膜脱离区呈波浪状起伏不平。严重者视网膜表面增殖,可见固定皱褶。大多数裂孔可以找到。④眼B超:可以发现视网膜脱离。

3. 学生在老师的指导下,在检查室对患者进行视功能及眼部的检查,如视力、视野、色觉等,对于视网膜脱离严重并且累及黄斑者,患者的视力较差。

对视网膜脱离检查的重点是学生能够运用检眼镜进行眼底的检查,主要观察脱离视网膜的形态及范围。散瞳后间接检眼镜或三面镜仔细检查,大多数裂孔可以找到。同时,进行眼B超检查,了解视网膜脱离的程度和范围,以及玻璃体的状况。

4. 学生根据患者视功能及眼部的检查结果,结合常规的体格检查及辅助检查结果进行综合分析,提出视网膜脱离的治疗原则,判断是否需要手术。对于需要手术的患者,帮助患者进行手术前检查,如:眼压、眼前段、散大瞳孔后眼底情况,注意了解视网膜脱离的程度和范围,以及玻璃体的状况,了解全身情况,需要知道除外影响手术及激光的严重疾病。

5. 手术后注意事项 患者保持一定的体位,使视网膜脱离的部位位于低位,减少眼的活动,观察眼部的不适,特别注意有否眼痛、眼胀、恶心、呕吐等眼压增高的症状,以便及时发现,及时处理。定期复查,视力下降及时就医。保持情绪的稳定,不应用眼过度。

6. 实训结束,帮助整理好仪器设备。老师进行总结,学生准备书写视网膜脱离疾病的实训报告。实训报告的书写内容及格式参照实训报告考核表,按时统一上交老师,以便老师进行考核。

五、实训考核

在学生根据实训的内容撰写实训报告后,老师根据学生对视网膜脱离患者的检查及实训报告的分析情况进行考核。分析教学中可取的方法,总结实训过程中的不足,以便更好地开展实训教学。

六、参考课时

视网膜脱离为1课时。

(黄　健)

实训十六　酸碱化学伤

一、实训目的与要求

通过对酸碱化学伤患者的了解,需要掌握眼部酸碱烧伤的致伤原因和特点,急救和治疗。熟悉眼酸碱化学伤的分类。了解其并发症的处理;能在带教老师的指导下,对酸碱化学伤患者进行病史采集,并根据外伤史、体检及裂隙灯显微镜、眼 B 超等必要的检查结果进行综合分析,明确眼酸碱化学伤的诊断及程度,提出相应的治疗原则。

二、实训内容

1. 学生对酸碱化学伤患者进行病史采集。
2. 在老师的指导下,学生能够运用裂隙灯显微镜对酸碱化学伤患者进行眼部检查。
3. 学生根据体检及辅助检查结果进行综合分析,提出酸碱化学伤的治疗原则。
4. 学生帮助需要处理的患者积极进行治疗,了解其并发症的处理。

三、实训准备

1. 学生实训前复习酸碱化学伤的分类、临床表现、治疗原则及帮助需要处理的患者积极进行治疗。
2. 老师选取典型病例的患者,并取得患者的同意,进行实训前的准备。
3. 老师对于检查的仪器如裂隙灯显微镜及检眼镜进行检查,了解仪器的使用状况,以便能够进行正常的教学。
4. 患者完成常规的体格检查及辅助检查,并且有结果保存在病历内。

四、实训方法

1. 学生在实训教室听取老师对酸碱化学伤疾病实训教学内容的安排及实训前的理论教学。
2. 学生分组,在老师的带领和指导下,对酸碱化学伤患者进行病史采集。酸碱化学伤引起的病因有明确的接触史。根据疾病的严重程度,分为轻、中、重三级。
3. 学生在老师的指导下,在检查室对患者进行视功能及眼部的检查,对酸碱化学伤患者检查的重点是学生能够运用裂隙灯显微镜进行眼部的检查,主要观察眼睑及结膜充血与水肿、角膜上皮损害,可出现角膜溃疡或穿孔、角膜白斑或葡萄肿、继发性青光眼、白内障及眼球萎缩等并发症。

此外,眼睑、泪道、结膜烧伤可引起睑球粘连、眼睑畸形和眼睑闭合不全等并发症。

4. 学生根据患者视功能及眼部的检查结果,结合常规的体格检查及辅助检查结果进行综合分析,提出酸碱化学伤的治疗原则,判断是否需要处理的患者,积极进行救治。

5. 急救 必须分秒必争地彻底冲洗眼部,是酸碱烧伤最重要的处理措施,能将烧伤减小到最小程度。伤后就地取材,立即用大量清水或其他水源反复冲洗。冲洗时翻转眼睑,转动眼球,暴露穹隆部,将结膜囊内的化学物质彻底冲出。患者送至医疗单位后,根据情况可再次冲洗,并检查结膜囊内是否还有酸、碱性物质存留。必要时切开结膜行结膜下冲洗或行前房穿刺术。

6. 实训结束,帮助整理好仪器设备。老师进行总结,学生准备书写酸碱化学伤疾病的实训报告。实训报告的书写内容及格式参照实训报告考核表,按时统一上交老师,以便老师进行考核。

五、实训考核

在学生根据实训的内容撰写实训报告后,老师根据学生对酸碱化学伤患者的检查及实训报告的分析情况进行考核。分析教学中可取的方法,总结实训过程中的不足,以便更好地开展实训教学。

六、参考课时

酸碱化学伤疾病为 1 课时。

(孙 斌)

第二篇 耳鼻咽喉-头颈外科学

实训一 外耳道及鼓膜徒手检查法

一、实训目的与要求

1. 掌握外耳道及鼓膜检查方法。
2. 掌握正常外耳道及鼓膜的特征。

二、情景案例

患者男性,21 岁,主诉游泳后出现耳痛 2 天。医生拟对患者徒手进行外耳道及鼓膜检查。

三、操作前准备

1. 用物准备　耳鼻咽喉科专用诊疗台,额镜,枪镊,弯盘,耵聍钩,鼓气耳镜及电耳镜(必要时)。
2. 患者准备　正确坐姿,头偏向健侧,身体放松。
3. 医师准备　戴口罩帽子,洗手。正确佩戴额镜,对光。

四、操作步骤

1. 牵拉耳郭
(1)单手牵拉法。
(2)双手牵拉法。
2. 暴露外耳道　外耳道并非直线,呈"S"形,需正确牵拉耳郭,使外耳道充分暴露。
3. 观察外耳道局部情况,包括外耳道内黏膜是否通畅,有无红肿、糜烂,有无异常分泌物,有无新生物等。
4. 窥视鼓膜　观察鼓膜的各个标志及色泽、活动度,有无充血、内陷,积液征,穿孔及穿孔的部位和大小,鼓室内有无分泌物、肉芽及胆脂瘤等。

五、操作后处理

1. 牵拉耳郭应复位。
2. 外耳道切记勿留棉签等。
3. 按规定丢弃检查废弃物。

六、注意事项

1. 牵拉耳郭的方向,使外耳道拉直,成人和小儿有差别:

（1）成人：将耳郭向后、上、外牵拉。

（2）婴幼儿：将耳郭向后下方牵拉。

特别注意耳郭牵拉的手法、力度，切忌暴力。

2. 外耳道如有分泌物等应视情况进行清理。如耵聍栓塞，应利用枪镊、卷棉子、耵聍钩等试图取出，有困难应嘱患者用5%碳酸氢钠浸泡、行外耳道冲洗后再诊。

3. 外耳道及鼓膜检查必要时应借助电耳镜或鼓气耳镜。

（王斌全　高　伟）

实训二　前鼻镜检查鼻腔

一、实训目的与要求

掌握前鼻镜检查鼻道方法。

二、情景案例

患者女性，30岁，受凉后喷嚏、鼻塞、流涕2天，伴发热1天。医生拟对患者进行鼻道检查。

三、操作前准备

1. 用物准备　耳鼻咽喉科专用诊疗台，额镜，前鼻镜，棉包，吸引器，1%麻黄碱，1%丁卡因。

2. 患者准备　患者采取坐位，与检查者面对面端坐，上身稍前倾，头颈部放松。小儿检查应由家长辅助其坐姿，保证检查顺利进行。

3. 医师准备　戴口罩帽子，洗手。医师采取与患者面对面端坐的方式，戴额镜，调整光源。

四、操作步骤

1. 检查者左手执前鼻镜，右手扶患者额部，调节受检者的头位。

2. 检查者持大小合适的前鼻镜，镜唇前端不超过鼻内孔，以防止损伤鼻腔黏膜。

3. 轻轻张开前鼻镜镜唇，观察鼻内孔形态。

4. 检查者扶患者额部，依次进行3个位置的检查（头稍向前倾、头后仰30°，头后仰60°）。

5. 如遇到分泌物较多可用吸引器吸引，如下鼻甲黏膜肿胀可喷1%麻黄碱生理盐水或1%麻黄碱生理盐水棉片填塞于下鼻甲与鼻中隔之间，进行黏膜收敛。

五、操作后处理

1. 撤出前鼻镜要轻柔，前鼻镜镜唇要微微张开，顺势退出，以防夹住患者鼻毛，造成不适。

2. 按规定回收或丢弃检查废物，整理相关物品。

六、注意事项

1. 动作轻柔,严禁暴力,检查时应询问患者有何种不适。

2. 3 个头位观察的结构要掌握。第一位置可看到下鼻甲,下鼻道,总鼻道下部,鼻中隔前下区和鼻腔底部;第二位置可看到中鼻甲,部分中鼻道,鼻中隔,总鼻道中部以及嗅裂的一部分;第三位置可看到中鼻甲前端,鼻丘,嗅裂后部以及鼻中隔上部。

3. 注意正常鼻腔黏膜的特点 淡红色,光滑,湿润,探针触之柔软,有弹性。各鼻道内无分泌物、异物。

(王斌全 高 伟)

实训三 咽后壁及扁桃体检查

一、实训目的与要求

1. 掌握咽喉后壁的检查方法。
2. 掌握双侧扁桃体的检查方法。

二、情景案例

患者男性,19 岁,近日雨淋后出现咽痛、发热。医生拟对患者进行咽部检查,重点进行咽喉后壁及双侧扁桃体检查。

三、操作前准备

1. 用物准备 耳鼻咽喉科专用诊疗台,额镜,压舌板,1% 丁卡因。

2. 患者准备 患者采取坐位,与检查者面对面端坐,摆正头位,并处于松弛状态。患者在检查前应漱口,有分泌物应进行清理。

3. 医师准备 戴口罩帽子,洗手。医师采取与患者面对面端坐的方式,戴额镜,调整光源。

四、操作步骤

1. 嘱患者张口,口腔开张度适宜观察。

2. 检查者手持压舌板,轻压舌前 2/3 处,使舌背低下,观察咽部的形态变化,黏膜色泽,有无分泌物、新生物等。

3. 观察咽后壁的黏膜色泽,有无异常分泌物以及淋巴滤泡情况;有无局部隆起,是否对称等。

4. 观察腭扁桃体时,注意腭舌弓和腭咽弓有无充血,有无瘢痕粘连,扁桃体有无肿大或者萎缩,隐窝口处有无脓液或者豆腐渣物栓塞,有无溃疡,有无新生物。

五、操作后处理

1. 小心撤出压舌板,嘱患者闭合口腔。
2. 按规定回收或丢弃检查废物,整理相关物品。

六、注意事项

1. 动作轻柔,严禁暴力,检查时应询问患者有何种不适。

2. 如遇到敏感患者,为使其配合,可咽部喷适量 1% 丁卡因生理盐水溶液,嘱患者含于口腔,3 分钟后吐出,再行检查。

3. 为充分观察扁桃体,可使用压舌板深压舌根部,使患者恶心,趁扁桃体被挤出扁桃体窝时进行观察。

（王斌全 高 伟）

实训四 纤维喉镜检查

一、实训目的与要求

1. 掌握纤维喉镜的检查方法。
2. 掌握正常喉的特征。

二、情景案例

患者女性,33 岁,小学教师。近日出现声音嘶哑,自行服药不缓解。医生拟对患者进行纤维喉镜下的喉部检查,尤其侧重声带检查。

三、操作前准备

1. 用物准备 耳鼻咽喉科专用诊疗台,额镜,压舌板,1% 丁卡因。

2. 患者准备 术前禁食 6 小时以上。采用鼻腔进镜时,选择较宽的一侧鼻腔,应用 1% 麻黄碱生理盐水液收缩血管,后用 1% 丁卡因溶液表面麻醉,并行咽喉部表面麻醉 3 次。丁卡因溶液的用量要严格掌握,不得超量(总量不超过 60mg)。

3. 医师准备 向受检者说明检查目的、步骤、配合方法、可能存在的风险及并发症,同时签署知情同意书。戴口罩帽子,洗手,检查前戴一次性检查手套。

4. 助手调整好视频监视器、图像采集程序、吸引器、光源、活组织钳并准备好检查辅助耗材(舌垫、弯盘、标本瓶等)。

四、操作步骤

1. 手持纤维喉镜自一侧鼻腔插入,经鼻咽部进入口咽部、喉部。

2. 途中遇分泌物,吸引清理;如镜体模糊,可让患者做吞咽动作。

3. 观察鼻咽部、咽鼓管圆枕等处。

4. 窥及舌根部,可重点观察舌根淋巴滤泡有无增生,或有无其他新生物;窥视不满意,可嘱患者用舌垫牵拉舌体。

5. 观察会厌的舌面、喉面、会厌谷,黏膜有无水肿、充血,表面是否光滑,有无新生物。

6. 嘱患者正常呼吸,观察声门、前联合的情况。

7. 嘱患者发"yi"音,观察声带运动情况。

8. 观察梨状窝黏膜是否光滑,有无新生物。窥视不满意可令患者将示指含入口中,鼓腮,做"吹喇叭"动作。

五、操作后处理

1. 小心撤出喉镜,切忌暴力。
2. 协助患者清理分泌物。
3. 病理检查需要填好病理申请单,并核对标本信息。
4. 保存图像信息,作出诊断,打印报告单。
5. 按规定回收或丢弃检查废物,整理相关物品。
6. 关闭机器电源,按规程清洗喉镜。

六、注意事项

1. 动作轻柔,严禁暴力,检查时应询问患者有何种不适,并密切观察患者。如紧急情况可退出镜体,待再检。
2. 注意把握检查的禁忌证　①上呼吸道有急性炎症伴有呼吸困难者;②心肺有严重病变者。
3. 检查后嘱患者3小时后可先少量饮水,无呛咳再进食,以防黏膜表面麻醉未恢复,造成患者误吸。

（王斌全　高　伟）

实训五　良性阵发性位置性眩晕的检查及手法复位(后半规管类型)

一、实训目的与要求

1. 掌握后半规管类型BPPV的眼震性质,常用的检查方法和手法复位。
2. 熟悉检查和手法复位的相关注意事项。
3. 掌握操作的适应证(后半规管BPPV)及禁忌证(严重心脏病、严重颈椎结核或者有脱位风险、颈动脉夹层瘤的患者。)

二、情景案例

患者张某,女,57岁。头晕反复发作1年。头位改变与眩晕关系密切,发病时头晕呕吐,但不伴有耳鸣及听力下降。

三、操作前准备

1. 人员和用品　2人1组,互相检查和复位,钟表。
2. 实训场地　耳鼻咽喉科实训治疗室,诊疗床。
3. 体位诱发试验可诱发眩晕,患者可能会出现恐惧、喊叫或不配合,因此检查前应将目的交代清楚,取得病人的配合,保证不闭眼,并且检查过程让患者的眼睛保持注视前方。
4. 患者体位　患者坐于检查床上,检查者位于患者的头顶侧或侧方。

四、操作步骤

1. 检查　后半规管BPPV最常用的诱发体位为Dix-Hallpike试验(实训图2-5-1):①检

查者位于患者侧方或头顶侧,双手持头,向一侧扭转45°,让患者迅速向后躺下,同时头部较床面后仰15°~30°。②观察患者的眼震情况,如果该侧为患侧,此时通常可以观察到潜伏期一般小于30秒,持续时间小于1分钟的含旋转和上跳成分的眼震,同时患者可出现眩晕症状。等待眼震和眩晕消失后恢复患者至端坐位。③休息5分钟后检查另一侧。

2. 眼震性质和患侧判断　Dix-Hallpike试验所能诱发出眼震的一侧即为患侧。通常为旋转和上跳成分的眼震,由弱渐强。若双侧同时诱发出眼震者为双侧后半规管BPPV。如果反复进行该试验,眼震可以减弱直至消失,称为疲劳性。

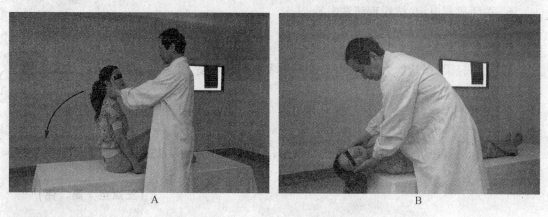

实训图2-5-1　Dix-Hallpike试验示意图

3. 手法复位　后半规管BPPV最常用的手法复位是Epley法(实训图2-5-2):我们以右

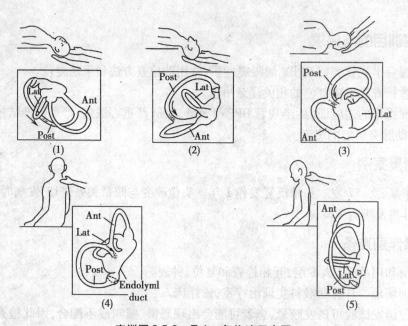

实训图2-5-2　Epley复位法示意图

(1)帮助患者平躺并使头后仰,脸朝上左转45°(耳石借重力作用移于后半规管的中部);(2)脸仍朝上,头向右转与矢状面呈45°(耳石到达半规管的总脚处);(3)使患者头部及身体继续向右转动,直至脸朝下,头位与中线呈45°(与原仰卧位呈135°);(4)患者保持头右转坐起(避免耳石再进入半规管);(5)使患者收颌,头位向前倾20°(耳石掉入椭圆囊)

32

侧为例,第一步:患者坐于治疗床上,在治疗者的帮助下迅速完成 Dix-Hallpike 试验的患侧体位,等待患者的眼震和眩晕消失。第二步:将头逐渐转向正中,继续向健侧转 45°,保持此头位 30 秒以上。第三步:将患者头部连同身体向健侧翻转 90°,使身体侧卧于治疗床,而此时头部偏离仰卧正中位达 135°,维持此体位 30 秒以上。第四步:让患者坐起,头前倾 20°~30°。完成上述 4 个步骤为 1 个治疗循环。

4. **手法复位的成功标志**　手法复位后 10~15 分钟复查 Dix-Hallpike 试验,若眼震及眩晕消失,则治疗成功。若仍有眼震,可重复上述治疗。

五、注意事项

1. 检查和复位的手法应正确、连贯和轻柔,每个步骤需要一定的速度。
2. 操作时注意患者的眼震和感受,遇到心慌、呕吐等耐受不良者可先镇静后再复位。
3. 复位过程中,应等待患者的眼震及眩晕消失后再做下一步骤。
4. 复位成功后应嘱患者避免头部剧烈运动,抬高头部约 30°平卧 3 天,避免患侧卧位。
5. 部分患者复位后可出现不同程度的头重脚轻、漂浮感,可给予口服倍他司汀药物。

(陈莹华　崔　勇)

实训六　鼻内镜检查

一、实训目的与要求

1. 掌握鼻内镜检查所需的器械及物品、检查的注意事项。
2. 熟悉各种型号的鼻内镜、光源及摄像系统。

二、情景案例

患者王某,男,39 岁。双侧鼻腔通气不畅 4 个月,伴有黄色鼻涕。经前鼻镜检查,疑似双侧鼻息肉。

三、操作前准备

1. **器械及用品**　1%~2% 麻黄碱或肾上腺素、2% 丁卡因、无菌棉片、枪镊及弯盘、吸引器系统等。鼻内镜系统:各角度鼻内镜、光源及导光纤维束、摄像系统、显示器、电脑及打印系统等。配备耳鼻咽喉专科检查台。配备抢救车,内有相应的急救药物。

2. **实训场地**　有专门的鼻内镜检查室,包括检查台或手术台、空调、换气风扇及紫外消毒设备。

3. **学员的鼻内镜检查前准备**　一般性准备:学员进入鼻内镜室前,先在更衣室换穿手术室准备的清洁鞋和洗手衣裤(自身上衣衣袖挽到上臂的中上 1/3 交接处,上衣的下摆放在裤腰内),戴口罩、帽子。口罩要求盖住鼻孔,帽子要盖住全部头发,指甲要修剪妥当。手臂皮肤破损或有化脓性感染时不能参加手术。

4. **患者手术区域的准备**　患者上检查台前,应核对患者姓名、性别、年龄、科别、床号、病情,无误后进行下述准备工作。

1)鼻部周围皮肤准备 检查区域的消毒及铺无菌巾、单由第一助手操作。患者进入检查室后,患者取仰卧位,肩及颈部垫枕,使头部稍后仰。用0.1%安尔碘涂搽两次口鼻周皮肤消毒,头部盖上洞巾,使双侧鼻孔、上唇、鼻根部及内眦暴露。安抚患者勿紧张,告知检查操作时不能随便坐起以免损伤鼻腔。

2)鼻内镜检查前准备 在弯盘中加入1%~2%麻黄碱或肾上腺素、1%丁卡因对半混合,混匀后放入无菌棉片,棉片不能太湿也不能太干。通常选用直径4mm的0°鼻内镜进行检查,备好防雾剂或50℃左右的热水。

四、操作步骤

一般站立于患者右侧,左手握镜,目视前方显示器。鼻内镜下用枪镊将含有1%~2%麻黄碱或肾上腺素及1%丁卡因的棉片先放入鼻腔,如果可能,可尽量放入中鼻道及嗅裂,放置5分钟左右后取出棉片。鼻内镜下再次放入棉片,放置约5分钟。鼻内镜下视鼻腔黏膜的情况,棉片放置一般2~3次,目的是收缩鼻腔黏膜,麻醉鼻腔黏膜的感觉神经。如果鼻腔有脓性分泌物,可以用吸引管将其吸干净,然后再放置棉片。

1. 鼻内镜下观察鼻中隔、下鼻甲及下鼻道:鼻中隔有无偏曲,下鼻甲收缩前后的反应,下鼻道有时可看到鼻泪管开口,其后部外侧壁可见Woodruff静脉丛,是老年人鼻出血的好发部位。

2. 鼻内镜下观察中鼻甲及中鼻道:观察中鼻甲有无反常,无泡性中鼻甲。中鼻道有无脓性引流,什么颜色,自中鼻道前端进入,依次观察筛漏斗、额隐窝、蝶筛隐窝、钩突、筛泡及上颌窦自然孔有无异常。

3. 鼻腔后部检查:观察蝶筛隐窝、上鼻道、最小鼻道和嗅裂,有无脓性分泌物或新生物等。

4. 鼻内镜下观察后鼻孔及鼻咽部:观察下鼻甲后端、圆枕、咽鼓管开口、腺样体、咽隐窝等有无异常改变。

五、注意事项

1. 检查过程严格遵守无菌操作规程,否则可能造成检查过程交叉感染。

2. 检查时充分与患者沟通,告知大致检查过程,以保证检查的顺利进行。

3. 鼻内镜为易碎贵重物品,在接触鼻内镜时要做到小心轻放,避免与其他金属器械剧烈碰撞或直接摔到地上。

4. 对于嗅裂的观察或鼻腔狭窄的患者,可用直径2.7mm的0°鼻内镜进行检查。

5. 检查过程需间断与患者说话沟通,如询问患者的感觉如何,确认患者清醒安全。检查室内要保持安静。

6. 鼻内镜检查完成后,下一个患者检查时应更换新的已消毒鼻内镜,不得一根镜检查多个患者。

六、讨论和分析

1. 检查过程中,鼻内镜专用防雾剂或热水可防止检查过程鼻内镜前端进入鼻腔后有雾气形成,保证检查视野清晰,减少对鼻腔不必要的损伤。

2. 检查前认真核对患者,了解病情,以保证对鼻腔有目的的重点检查,同时避免出现病例报告姓名与患者不一致的情况。

3. 如果是鼻内镜手术后复查的患者,有时需要观察上颌窦、额窦等窦内情况,此时可根据具体情况更换 30°、45°或 70°鼻内镜进行观察。

4. 检查过程主要是观察鼻中隔、各鼻甲及鼻道结构有无异常,有无脓性分泌物或引流,有无新生物。黏膜有无出血点、糜烂等。如发现鼻腔有新生物,应根据具体情况确定是否活检。一般而言,新生物都应进行组织病理学检查,但如果考虑鼻咽纤维血管瘤时就不宜活检,以避免鼻腔大量出血。

(陈彦球)

实训七　扁桃体切除术

一、实训目的与要求

1. 明确扁桃体切除的适应证与禁忌证。
2. 掌握扁桃体切除的常规术前准备。
3. 了解扁桃体切除术的多种手术方法。
4. 掌握扁桃体手术术后常见并发症及处理原则。

二、操作前准备

1. 局麻扁桃体切除术的术前准备　大多数成人患者可在局麻下行扁桃体剥离术,少数未成年患者可在局麻下行扁桃体挤切术。常规术前准备包括:

(1)血常规、凝血功能、血生化、肝炎系列、USR、HIV 等检查,以及胸片、心电图等常规检查。

(2)术前禁饮食 4 ~ 6 小时。

(3)根据患者情况可术前半小时给予止血药、阿托品等药物。

2. 全麻扁桃体切除术的术前准备　少部分成年人及大多数未成年患者可在全麻下行扁桃体切除术,术前准备同常规咽喉部全麻手术。

3. 正确准备手术器械

三、操作步骤

手术分局麻与全麻下手术两大类型。

(一)局麻下扁桃体切除术

1. 扁桃体挤切术

(1)常规术前准备。

(2)行 1% 丁卡因黏膜表面麻醉,如患儿可配合,可用 1% 利多卡因行局部浸润麻醉。

(3)患儿取仰卧位,略呈头低位,由专科手术室护士固定体位及头位,术者站于患儿的侧方,挤切对侧扁桃体。

(4)根据扁桃体的大小,选择适合的扁桃体挤切刀,将挤切刀与刀柄正确安装并调整好松紧度。

(5)使用角型压舌板暴露口咽部,要求明确扁桃体下极。

（6）使用挤切刀准备"套"住扁桃体下极，并旋转挤切刀，将扁桃体"抬"起，此时扁桃体位于挤切刀刀环的上方，因扁桃体被"抬"起，前弓明显隆起，术者使用左手拇指或示指挤压前弓，将扁桃体压入扁桃体挤切刀环内，收紧挤切刀，完成"挤"的动作，旋转挤切刀，使刀环平行于口裂，向上"提""拉"，将一侧扁桃体切除。

（7）术者调整自己的位置，同法挤切对侧扁桃体。

（8）注意观察有无扁桃体残留，必要时可再次挤切。术中需注意保护患者的悬雍垂、门齿等。一定是在"收紧"挤切刀的情况下出刀。该手术迅速切除扁桃体，可适合于扁桃体大、病程短，扁桃体无明显粘连的病例。因局麻手术过程对患儿心理有较大影响，该手术现已多在全麻下进行。

2. 扁桃体剥离术

（1）常规术前准备。

（2）患者取坐位，术者佩戴额镜，坐于患者的对面。

（3）首先使用1%丁卡因咽部黏膜表面麻醉3次。

（4）常规消毒铺单，准备手术器械，1%利多卡因黏膜浸润麻醉。

（5）手术过程以图解描述（实训图2-7-1至实训图2-7-3）。

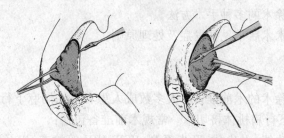

实训图2-7-1　扁桃体剥离术：切开黏膜

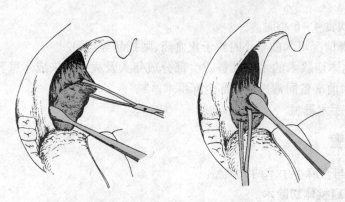

实训图2-7-2　扁桃体剥离术：剥离扁桃体

（6）注意观察有无渗血，术中尽可能要做到创面"干燥"，以免术后出血。

（二）全麻下扁桃体切除术

因局麻对患者的心理影响以及部分病例咽反射等影响，现扁桃体手术多在全麻下进行。常规全麻术前准备，开口器充分暴露术区，术者可佩戴头灯或其他设备，为术区提供充分的照明。手术方法因为是全麻手术，术中可使用电刀、等离子刀等切除扁桃体，可使用双极电刀充分止血，手术中可缝合前后弓，关闭手术创面，减少患者术后疼痛程度及术

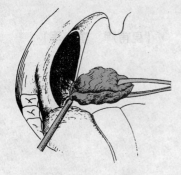

实训图 2-7-3　扁桃体剥离术:切除扁桃体

后出血的机会。总之,全麻下更利于手术的进行,使手术更加精细与安全。

(三)术后管理

1. 术后体位　全麻者未清醒前应采用去枕平卧位。头偏向一侧或侧卧位,局麻者对体位无特殊要求。

2. 饮食　术后 4~6 小时进冷流质饮食,次日改用半流质饮食。

3. 注意出血　患者应随时将口内唾液吐出,不要咽下。唾液中混有少量血丝时,属术后正常情况,如持续口吐鲜血或全麻儿童不断出现吞咽动作者,应立即检查口咽部,及时止血。

4. 创口白膜形成　术后第 2 天扁桃体窝出现一层白膜,是正常反应,对创面有保护作用。

5. 创口疼痛　术后 24 小时较为明显,可适当应用镇静、止痛药。

(四)手术并发症及其处理

1. 出血　术后 24 小时内发生者为原发性,最常见的原因为术中止血不彻底、腺体残留或肾上腺素的后作用所致;其次为术后咽部活动过甚,如咳嗽、吞咽等。继发性出血常发生于术后 5~7 天,此时白膜开始脱落,若进食不慎擦伤创面可致出血。发生出血时,应按下述方法处理。

(1)查明出血部位。扁桃体窝内若有血凝块,应予清除,用纱布加压至少 10~15 分钟,或用止血粉、吸收性明胶海绵贴附于出血处,再用带线纱布球压迫止血。

(2)如见活动性出血,可用双极电凝止血或用止血钳夹住后结扎或缝扎止血。

(3)弥漫性渗血,纱球压迫不能制止时,可用消毒纱球填压在扁桃体窝内,将舌腭弓及咽腭弓牢固缝合 3~4 针,纱球留置 1~2 天。

(4)失血过多,应采取补液、输血等措施积极治疗。

2. 伤口感染　手术后 3 天体温突然升高或术后体温一直持续在 38.5℃ 以上,术后腭弓肿胀,创面不生长白膜,或白膜生长不均匀;患者咽痛加剧,下颌下淋巴结肿大疼痛。应及时使用抗生素治疗。

3. 肺部感染　手术中如有过多的血液或异物被吸入下呼吸道,经 X 线检查证实有肺部病变时,可行支气管镜检查,吸除血液及异物,同时选用足量抗生素治疗。

四、讨论与分析

扁桃体切除术是耳鼻咽喉-头颈外科最为常见的手术之一,也是分级手术的最基本手术,要求住院医师必须掌握内容,因此也是咽科学实训指导的重点,需明确以下问题:

(1)手术的适应证与禁忌证。

(2)手术的正确及充分的术前准备。

(3)正确掌握手术方法及注意事项。

(4)能够正确管理术后患者。

(5)及时发现并正确处理并发症,使手术风险降至最低。

目前有多种手术器械应用于临床,改进了传统手术的操作过程,手术更加精细、简便,学习过程中需不断掌握新的方法,提高手术的质量。

(皇甫辉　李育军)

实训八　气管插管

一、实训目的与要求

学会经口气管插管的操作方法及注意事项。

二、情景案例

患者男性,58 岁,慢性鼻-鼻窦炎入院,拟行手术治疗。医师诊断为:慢性鼻-鼻窦炎。全麻手术。请为其行气管插管。

三、操作前准备

1. 用物准备　喉镜、气管套管、牙垫、负压吸引器及吸痰管、气管插管导丝、手套、听诊器、消毒的液体石蜡、注射器、加压面罩、插管钳及纤维支气管镜(必要时)。

2. 患者准备　空腹,松解裤带,取仰卧位、暴露颈胸部。

3. 医师准备　戴口罩帽子,洗手。位于患者头侧,与患者交流,告知插管目的,取得其配合。

四、操作步骤

1. 摆好体位　患者取仰卧位,清除松动牙齿及义齿,清除口腔异物或分泌物,用抬颏推额法,以寰枕关节为转折点使头部充分后仰,以便口、咽、喉呈一条直线(颈椎伤患者除外)。

2. 采用面罩给纯氧 1~2 分钟,以防插管过程中诱发患者心搏骤停。

3. 保护口唇　用拇指和示指交叉拨开上下嘴唇,保护好口唇牙齿。

4. 喉镜置入口腔　术者左手持弯形喉镜,沿右侧口角垂直进入口腔;然后将舌体推向左侧,喉镜移至口腔正中线上。

5. 以解剖标志为引导深入喉镜　喉镜在口腔居中见到悬雍垂(第一标志)后,继续慢慢推进喉镜;待喉镜尖端过悬雍垂后,转弯绕过舌根部后,即可见会厌(第二标志),喉镜始终在会厌的上方继续深入,直至喉镜尖端抵达会厌根部(会厌谷)。

6. 上提喉镜暴露声门裂　待喉镜尖端抵达会厌根部后,即须向前上方用力提喉镜(沿45°角的合力),此时决不能以患者的牙齿为支点去撬门牙(可下压喉结)。用力上提喉镜即可使会厌随之而抬起,暴露其下方的声门,可见到左、右声带及其之间的裂隙。

7. 直视下插入气管导管　右手以握毛笔手势持气管导管(握持部位在导管的中后 1/3 段交界处),导管口对准声门裂,沿着喉镜的镜片凹槽在明视下送入导管;轻柔旋转导管,使其顺利地一次通过声门裂进入气管内。

8. 拔出管芯后再前进到位　待导管通过声门裂 1cm 后,嘱助手拔出管芯再将导管顺势插入气管,插管深度以气管套囊完全通过声门裂为准。

9. 初步调整好插管深度后(女性 21~22cm,男性 22~23cm),先放入牙垫再退出喉镜,助手往套囊内充气 5ml 左右,具体充气量可观察小气囊的张力。

10. 确定导管在气管内以后再进行固定,用两条胶布十字交叉,将导管固定于患者面颊部;第一条胶布应把导管与牙垫分开缠绕一圈后,再将两者捆绑在一起。要求牢固美观。

11. 最后连接好呼吸机,先用复苏球囊手动捏皮球,待调节好呼吸机参数并且试运行无误以后,再过渡到人工呼吸机进行机械通气。

五、操作后处理

1. 固定好气管插管及呼吸机连接管道。

2. 仔细听诊患者双肺呼吸音是否对称,观察患者胸廓运动。

六、注意事项

1. 气管插管要求动作熟练、快速紧凑,时间在 60 秒钟内完成(不包括插管前的物品准备)。

2. 如果气管插管失败或不顺利,应立即停止插管、退出喉镜和导管,不要再盲目地去乱插;必须马上改为加压面罩给氧,1 分钟后更换导管再次尝试;以免因插管时间过长,造成患者心搏骤停或者喉头水肿。

(张春明)

实训九　气管切开术

一、实训目的与要求

学会气管切开术的基本操作方法及注意事项。

二、情景案例

患者男性,66 岁,声门型喉癌拟行手术治疗。术前需行气管切开。

三、操作前准备

1. 用物准备　气管切开包(内有甲状腺拉钩、气管扩张钳、手术刀组织剪、止血钳、持针钳、医用缝针、手术镊子、乳胶管和无菌孔巾等),气管切开套管(按年龄、性别备好气管套管:成年男性一般采用10mm 管径,成年女性采用9mm 管径套管)、生理盐水、无菌手套、简易呼吸器(含加压面罩)、吸引器、氧气装置、呼吸机、吸痰用物、麻醉用物(1% ～2% 普鲁卡因或2% 利多卡因)、10ml 注射器、急救药品、消毒药品、无菌手套。

2. 患者准备　空腹,松开裤腰带,取仰卧位、暴露颈胸部。

3. 医师准备　戴口罩帽子,洗手。位于患者头部左右两侧,与患者交流,告知手术目的,取得其配合。

四、操作步骤

1. 协助患者取去枕仰卧位,肩下垫枕头,给氧。使颈部伸展头后仰,并固定于正中位,下颌对准胸骨上切迹,使下颌、喉结和胸骨上切迹在一条直线上,便于暴露和寻找气管。

2. 按外科方法消毒颈部皮肤,戴手套,铺洞巾。颈前中线上甲状软骨下缘至胸骨上切迹皮下及筋膜下做局部麻醉。

3. 确定局麻成功后,可采用直切口,自甲状软骨下缘至接近胸骨上窝处,沿颈前正中线切开皮肤及皮下组织至胸骨上窝处。术中注意密切观察患者呼吸、面色、意识状态、血氧饱和度等。

4. 用止血钳沿颈中线作钝性分离,以拉钩将胸骨舌骨肌、胸骨甲状肌用相等力量向两侧牵拉。以保持气管的正中位置,并常以手指触摸环状软骨及气管,以便手术始终沿气管前中线进行。甲状腺峡部覆盖于第2~4环的气管前壁,若其峡部不宽,在其下缘稍行分离,向上牵拉,便能暴露气管;若峡部过宽,可将其切断,缝扎止血以便暴露气管。

5. 分离甲状腺后,可透过气管前筋膜隐约看到气管环,并可用手指摸到环形的软骨结构。可用注射器穿刺,视有无气体抽出,以免在紧急时把颈侧大血管误认为气管。必要时也可先找到环状软骨,然后向下解剖,寻找并确认气管。

6. 确定气管后,气管内注入普鲁卡因或利多卡因2ml。于第2~4环处,用刀片自下向上挑开2个气管环或"∩"形切开气管前壁,形成一个舌形气管前壁瓣。将该瓣与皮下组织缝合固定一针,以防以后气管套管脱出后或换管时不易找到气管切开的位置,从而造成窒息。

7. 用气管扩张器或弯止血钳撑开气管切口,插入已选好的带管芯的套管,立即取出管芯,放入内管。若有分泌物自管口咳出,证实套管确已插入气管。如无分泌物咳出,可用纱布纤维置于管口,视其是否随呼吸飘动,如发现套管不在气管内,应拔出套管,套入管芯,重新插入。证实套管插入气管后,气囊内适当充气。

8. 若颈部软组织切口过长,可在切口上端缝合1~2针,但不宜缝合过密,以免加剧皮下气肿。

9. 套管板的两外缘下垫纱块,并以布带将其牢固地缚于颈部,以防脱出,系带松紧以能插进一指为宜。

五、操作后处理

1. 定期呼吸道经套管点药、吸痰,雾化吸入。
2. 定期清洁、消毒内套管,定期更换喉垫。
3. 术后3日内不宜换管。

六、注意事项

1. 术中要保证供氧,密切观察患者的生命体征。
2. 吸痰要轻,不宜插入过深,以防剧烈咳嗽引起套管喷出。
3. 手术当日,变换体位时应避免套管脱出。
4. 使用呼吸机者必须先将气囊充气,停止使用时气囊不用打气。

(张春明)

实训十　耳郭外伤实训指导

一、实训目的与要求

1. 掌握耳郭外伤的诊断、治疗方法。
2. 熟悉清创缝合的操作流程。
3. 了解耳郭外伤诊治过程中的注意事项。

二、情景案例

患者男性,28 岁,2 小时前在车祸中致右耳受伤,急诊入院。伤口情况:右耳郭呈撕裂伤,部分断离,伤口不规则,部分软骨断裂、暴露,部分皮肤缺如,局部伤口伴活动性出血,皮肤血供尚可,部分沾染异物,请为其进行诊治。

三、操作前准备

1. 器械及用品　检查床、碘伏、棉棒、手套、2% 利多卡因,3% 过氧化氢、0.9% 氯化钠注射液、注射器、清创缝合包等。
2. 实训场地选择　病房处置室。
3. 患者准备　仰卧于检查床上,如伤口出血多,用纱布压迫伤口。
4. 医师准备　穿白大褂、戴口罩帽子,位于患者右侧,与患者交流,告知患者检查目的,取得其配合。

四、操作步骤

患者仰卧于检查床上,全身放松,头偏左侧,医师站于患者右侧。

1. 测量生命体征　了解有无合并休克,如合并休克或休克前期表现,立即建立静脉通路并补液,同时用纱布压迫止血。待休克纠正后再做诊治。

2. 询问病史　了解受伤机制及出血量,注意有无合并其他部位损伤,必要时请相关科室会诊。耳郭外伤的原因有机械性损伤如挫伤和撕裂伤、物理伤如冻伤和烫伤及化学伤等,其中以挫伤及撕裂伤较常见。耳郭外伤可单独发生,也可伴发邻近甚至远处组织的外伤。

3. 检查伤口　耳郭外伤可因原因、时间、部位和程度不同而表现出不同的体征。早期多表现为血肿、出血、皮肤和软骨断裂,若继发感染,后期可为缺损或畸形。

挫伤引起的血肿,表现为皮下或软骨膜下呈紫红色半圆形隆起,面积可大可小。耳郭撕裂伤轻者表现为受伤耳郭的小裂口,重者有组织缺损,甚至耳郭部分或完全断离。

本病例右耳郭呈撕裂伤,部分断离,伤口不规则,部分软骨断裂、暴露,部分皮肤缺如,局部伤口伴活动性出血,皮肤血供尚可,部分沾染异物。其余部位无伤口。

4. 向患者及家属交代病情　耳郭皮下组织少,血液循环差,血肿不易吸收,易形成机化而使耳郭增厚变形;大面积血肿可继发感染,致软骨坏死,耳郭畸形。

本病例伤口大,不规则,有异物,可能合并感染,遗留耳郭畸形甚至耳郭不保,求得患者理解配合,签署手术知情同意书。

5. 清创　耳郭位于人体末梢,血供较差,皮下组织少,易合并感染,且感染后不易控制,处理过程中一定要严格无菌操作。

戴无菌手套,用碘伏仔细消毒伤口及周围皮肤,于伤口周围注射2%利多卡因适量,用3%过氧化氢及0.9%氯化钠注射液反复冲洗伤口2次后置孔巾。仔细检查伤口,去除伤口内异物。

6. 缝合伤口 仔细对位缝合伤口,如皮肤缺损较大或耳郭断离,必要时行皮瓣转移或耳郭再造。

7. 包扎 适当加压包扎伤口,预防血肿形成。压力不能过大,否则可致缺血坏死。

五、操作后处理

1. 扶患者坐起下床,送回病房。

2. 告知患者注意勿使伤口着水,加强营养,争取伤口一期愈合。

3. 肌内注射破伤风抗毒素,应用广谱抗生素预防感染,术后8~10天拆线。

4. 术后换药注意观察有无血肿形成,耳郭血肿应早期抽吸治疗,并加压包扎48小时,必要时可反复抽吸;大面积者应尽早手术切开清除积血。

六、注意事项

1. 如伤口出血较多,时刻注意血压变化。

2. 检查时动作轻柔,减少患者疼痛。

3. 注意无菌操作,严格消毒,仔细清创,预防伤口感染。

七、讨论和分析

1. 耳郭外伤是外耳损伤中的常见病,可单独发生,也可伴发邻近甚至远处组织的外伤。

2. 耳郭是由较薄的皮肤和凹凸不平的软骨所组成。耳郭软骨薄而富有弹性,是整个耳郭的支架,耳郭软骨如因外伤、感染发生缺损或畸形就会造成耳郭的畸形,且这种畸形的修复较困难,故对耳郭外伤的处理要给予重视。

3. 耳郭位于人体末梢,血供较差,皮下组织少,感染后不易控制,故处理过程中一定要注意无菌操作,术后加压包扎,应用敏感抗生素,定期换药,严防感染。

4. 外伤后应早期清创缝合,尽量保留皮肤,如有耳郭缺损,视缺失程度施行相应的耳郭成形术。

(王银霞)

实训十一 鼓膜穿刺抽液术

一、实训目的与要求

1. 熟悉本操作的适应证和禁忌证。

2. 了解本操作所需的操作器械。

3. 掌握鼓膜穿刺抽液术的临床应用和操作方法。

4. 熟悉本操作的相关注意事项。

二、情景案例

患者李某,男,34 岁。乘坐飞机后出现耳闷伴听力下降 5 天,感冒后加重 2 天。专科检查诊断为分泌性中耳炎。

三、操作前准备

(一)操作前一般准备及麻醉

1. 告知患者操作的目的,缓解紧张情绪,取得配合。操作者戴口罩帽子、额镜、手套。准备所需器械。

2. 消毒　清理外耳道分泌物、耵聍、痂皮。耳郭、外耳道、鼓膜用 75% 乙醇消毒。

3. 患者体位　常为坐位,也可平卧健侧位卧位。

4. 麻醉　用浸有 2% 丁卡因或 2% 利多卡因溶液的耳科棉签行鼓膜表面麻醉 5～10 分钟。部分患者也可不用麻醉,不能耐受者或小儿可行全麻。

(二)器械及用品

注射器、鼓膜穿刺针(7 号针头)、耳镜、额镜、站灯、耳内镜、耳科吸引头、吸引装置、治疗床、75% 乙醇、鼓室内治疗药物(糜蛋白酶、激素等)、耳科棉签、一次性口罩、帽子、手套等。

(三)实训场地选择

耳鼻咽喉科实训治疗室。

四、操作步骤

1. 穿刺点　鼓膜紧张部前下方。

2. 助手固定患者头部,置入耳镜暴露鼓膜全貌(用耳内镜操作时可不用放置耳镜),用鼓膜穿刺针(7 号针头)自鼓膜前下部刺入(实训图 2-11-1),固定针头进行抽吸,尽量将积液吸净。积液较黏稠者,可用耳科吸引将黏液吸出。抽吸完毕,可向鼓室内注药,防治中耳粘连。清理溢出耳道的分泌物和药物。

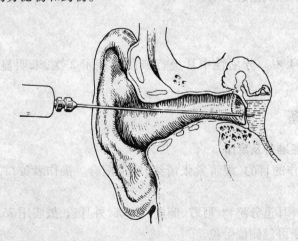

实训图 2-11-1　鼓膜穿刺法示意图

五、操作后处理

1. 耳道内塞入消毒小棉球,1 天后取出。
2. 中耳积液送细菌学检查并做药敏试验。
3. 术后注意避免耳道内进水,保持外耳道干燥清洁,避免用力擤鼻。

六、注意事项

1. 掌握适应证 分泌性中耳炎、中耳积液、大疱性中耳炎、急性化脓性中耳炎。
2. 掌握禁忌证 中耳占位性病变、脑脊液耳漏。
3. 操作时注意无菌操作原则,以免引起感染。注意消毒液勿流入鼓室。
4. 耳内镜操作时,双手配合要正确,动作轻柔。穿刺点不宜太高或过深,以免损伤中耳结构。若伤及迷路,可引起迷路刺激症状。
5. 负压吸引不可太大。若积液过于黏稠,经穿刺点吸引仍不理想,不能增大负压吸引,应考虑鼓膜切开。
6. 鼓膜大疱行穿刺时,只需将大疱刺破,抽出液体即可。
7. 注意鼻咽部的情况。

（陈莹华）

实训十二 鼓膜切开术

一、实训目的与要求

1. 熟悉本操作的适应证和禁忌证。
2. 了解本操作所需的操作器械。
3. 掌握鼓膜切开术的临床应用和操作方法。
4. 熟悉本操作的相关注意事项。

二、情景案例

患者李某,男,34 岁。分泌性中耳炎行鼓膜穿刺术 2 次,未明显缓解。拟行鼓膜切开术。

三、操作前准备

(一)操作前一般准备及麻醉

1. 告知患者操作的目的,缓解紧张情绪,取得配合。操作者戴口罩帽子、额镜、手套。准备所需器械。
2. 消毒 清理外耳道分泌物、耵聍、痂皮。耳郭、外耳道、鼓膜用 75% 乙醇消毒。
3. 患者体位 平卧健侧位卧位。
4. 麻醉 用浸有 2% 丁卡因或 2% 利多卡因溶液的耳科棉签行鼓膜表面麻醉,同时用 1% 利多卡因(含肾上腺素数滴)从耳后沟中点进针,向耳道内上、后、下方各 1ml 局部浸润麻醉。不能耐受者或小儿可行全麻。

（二）器械及用品

鼓膜切开刀、耳镜、额镜、站灯、耳内镜、耳科吸引头、吸引装置、治疗床、75％乙醇、鼓室内治疗药物（糜蛋白酶、激素等）、耳科棉签、一次性口罩、帽子、手套等。

（三）实训场地选择

耳鼻咽喉科实训治疗室。

四、操作步骤

1. 切口　鼓膜紧张部前下方放射状切口或弧形切口。

2. 置入耳镜暴露鼓膜全貌（用耳内镜操作时可不用放置耳镜），用鼓膜切开刀于鼓膜后下部作弧形切口，或者自鼓膜前下部刺入作放射状切开鼓膜（实训图2-12-1），再用耳科吸引器或者细长针头（针头磨钝平）将积液吸净。抽吸完毕，可向鼓室内注药，防治中耳粘连。清理溢出耳道的分泌物和药物。

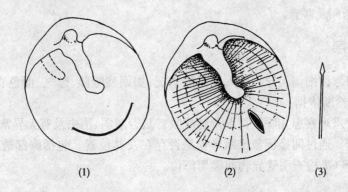

（1）　　　　　　　　（2）　　　　　（3）

实训图2-12-1　鼓膜切开法示意图
（1）、（2）切口；（3）骨膜切开刀

五、操作后处理

1. 耳道内塞入消毒小棉球，1天后取出。

2. 中耳积液送细菌学检查并做药敏试验。

3. 术后注意避免耳道内进水，保持外耳道干燥清洁，避免用力擤鼻。

4. 可使用抗生素避免中耳感染，定期随访，了解切口愈合情况及是否发生中耳感染。

六、注意事项

1. 掌握适应证　分泌性中耳炎、反复穿刺无效者。

2. 掌握禁忌证　中耳占位性病变、脑脊液耳漏。

3. 操作时注意无菌操作原则，以免引起感染。注意消毒液勿流入鼓室。

4. 耳内镜操作时，双手配合要正确，动作轻柔。穿刺点不宜太高或过深，以免损伤中耳结构。若伤及迷路，可引起迷路刺激症状。

5. 术前注意与颈静脉高位、脑脊液耳漏及中耳占位进行鉴别。对于既往病史不能明确的中耳积液,尽量避免在尚未穿刺的情况下直接行鼓膜切开。

(陈莹华)

实训十三 气管、支气管异物

一、实训目的与要求

1. 掌握气管、支气管异物的症状及体征。
2. 学会分析气管、支气管异物的 X 线征象。

二、情景案例

患者男性,2 岁,主因误吸葵花子后阵发性咳嗽 6 小时急诊入院。患儿异物吸入当时出现剧烈呛咳、憋气、面色青紫,持续约 1 分钟,之后间断咳嗽,无呼吸困难。入院时听诊:右上肺呼吸音消失,未闻及啰音。

三、诊疗程序

1. 病史询问 详细询问异物吸入当时的情况,如剧烈呛咳、憋气、面色青紫等。异物吸入史是最重要的诊断依据。
2. 体征 着重观察患儿呼吸情况及肺呼吸音是否减弱、消失及有无异常呼吸音。
3. 影像检查 通过间接征象推断异物是否存在及其位置。包括胸部透视及摄片,不能取代,也可行胸部 CT 检查明确异物的确切部位。

四、影像指征的分析

1. 纵隔摆动、纵隔移位 肺气肿时呼气期纵隔摆动并向健侧移位,肺不张时吸气期纵隔偏向患侧。
2. 肺气肿 肺透明度增高,横膈下移。
3. 肺不张 病变部位密度增高,体积缩小,横膈上抬。
4. 肺部感染 出现密度不均匀的片絮状模糊阴影。

五、注意事项

1. 做好患儿家属的宣教工作,既要稳定情绪,避免急躁,又要引起足够重视,密切观察患儿呼吸情况,做好突发呼吸心搏骤停的抢救工作。
2. 检查时尽可能保持患儿安静,防止哭闹后异物活动,突发窒息。
3. 全程陪护患儿行相关检查,随时做好抢救准备。
4. 备气管切开包及气管插管,及早与家属交代病情,随时准备手术。
5. 学习海姆立克急救手法,以便随时施救。

(张丹梅)

实训十四　颈部触诊

一、实训目的与要求

1. 学会对颈部淋巴结和肿物的触诊,便于为颈部疾病的诊断和鉴别诊断提供依据。
2. 学会与患者的沟通,关心、体贴患者,并能为患者进行健康指导。

二、情景案例

患者女性,28岁,体检发现甲状腺肿物伴右颈肿物。结合彩超和CT,医师诊断为:甲状腺癌右颈转移。

三、操作前准备

1. 用物准备　诊断椅、颈部解剖模型。
2. 患者准备　暴露颈部,端坐,放松。
3. 医师准备　穿白大褂、戴口罩帽子,洗手。位于后方,告知患者检查目的,取得其配合。

四、操作步骤

颈部淋巴结的触诊顺序为耳前、耳后、枕部、颌下、颏下、颈前、颈后、锁骨上淋巴结共8组。

1. 用两手指滑动触诊耳前、耳后(乳突区)淋巴结。
2. 患者将头转向右侧或左侧,检查者用右手或左手触诊枕骨下区的枕后淋巴结。
3. 检查者用左手扶住头部,右手(翻掌)指尖触摸颌下及颏下淋巴结,同法检查左侧。
4. 用双手指在颈前三角区先沿胸锁乳突肌前缘触诊。
5. 再用双手指在颈后三角区沿斜方肌前缘和胸锁乳突肌后缘触诊。
6. 最后用双手指尖在锁骨上窝内由浅到深触摸锁骨上淋巴结。

淋巴结触诊时应注意:部位,大小,数目,硬度,压痛,活动度,有无粘连,局部皮肤有无红肿,瘢痕,瘘管等。鉴别注意:非特异性炎症,淋巴结结核,恶性肿瘤转移,淋巴瘤等。

该患者为右颈Ⅲ区,1.0cm×1.5cm大小淋巴结1枚,质硬,触痛不明显,活动好,无粘连。

颈部触诊的同时也可以针对颈部的甲状腺,喉及血管和肌肉进行触诊。

甲状腺的触诊首先是双手无名指将胸锁乳突肌尽量向外牵拉,之后双侧示指和中指触诊,可以先单侧再双侧,也可以同时。嘱患者吞咽时触诊。注意甲状腺质地,硬度,弥漫性和结节感,侧别,大小,压痛,随活动情况等。

该患者为右侧甲状腺质硬肿物1.0cm大小,质硬,随吞咽上下,位于甲状腺下极,有压痛,无粘连。

五、操作后处理

1. 告知患者和家属触诊情况。

2. 解释触诊的意义和下一步计划。

六、注意事项

1. 熟知颈部各区淋巴结肿大的意义,详细描述。
2. 检查时体位及手法要正确,动作轻柔。
3. 注意观察患者的反应,随时调整。

（李会政）

第三篇 口腔科学

实训一 口腔、颌面部解剖标本观察

一、实训目的与要求

1. 掌握上、下颌骨的形态结构和重要标志的位置及临床意义。
2. 掌握颌面部肌肉的位置、走行及作用。
3. 熟悉颞下颌关节的结构特点。
4. 熟悉口腔颌面部神经、血管的位置走行。

二、实训内容

1. 学习口腔颌面部结构的基本解剖特点。
2. 在老师的指导下,观察学习口腔、颌面部解剖标本或模型。

三、实训准备

1. 学生提前复习口腔、颌面部结构的解剖特点。
2. 老师对用于本次实训教学的解剖标本或模型进行检查,保证实训教学的顺利进行。

四、实训方法

1. 分小组对照书、图、标本自行观察。

（1）观察上颌骨的形态结构,确认下列结构:上颌体的四个面、上颌窦的形态特点、眶下孔、眶下缘、牙槽突、颧牙槽嵴、上颌结节、腭大孔、切牙孔、腭中缝、牙槽嵴。

（2）观察下颌骨的形态结构,确认下列结构:颏隆凸、颏结节、外斜线、颏孔、上颏棘、下颏棘、内斜线、舌下腺凹、下颌下腺凹、下颌角、下颌孔、下颌管、下颌小舌、下颌舌骨沟、喙突、髁突及前后斜面、髁状突颈部、下颌切迹及磨牙后三角。

（3）观察颌面部表情肌、咀嚼肌的分布特点及动、静脉走行与分布。

（4）观察颞下颌关节的结构:关节窝、髁突、关节盘、关节腔及关节韧带。

（5）认识下列相关结构:翼突外板、翼沟、颞下面、翼腭窝、圆孔、卵圆孔、棘孔、茎突、乳突、茎乳孔、乳突切迹、颞骨岩部、关节结节、颞下窝、颧弓、腭骨垂直部及腭骨水平部。

2. 带教老师巡回指导。

3. 总结 实训结束,学生帮助整理好标本、模型。老师在总结后,学生准备书写实训报告,实训报告的书写内容及格式参照实训报告考核表,按时统一上交老师,以便老师进行考核。

五、实训考核

学生根据实训的内容撰写实训报告,教师主要考察学生对口腔、颌面部解剖标志的认识,结合实训报告,综合分析,进行考核。

六、参考课时

口腔、颌面部解剖标本观察为 0.5 课时。

(李安泽　王家霞)

实训二　口腔颌面部检查

一、实训目的与要求

1. 掌握口腔颌面部检查常用器械的功能及使用方法。
2. 能够对口腔、颌面部、颈部、颞下颌关节及唾液腺进行正确检查和描述。
3. 在教师指导下进行口腔及颌面部检查。

二、实训内容

1. 介绍口腔检查的体位、常用检查器械的功能及使用方法。
2. 示教口腔检查的基本检查方法。
3. 示教颌面部、颈部及唾液腺检查的方法。
4. 每两个学生分为一组,按照示教进行相互检查。

三、实训准备

1. 学生复习口腔颌面部检查的主要方法、检查内容及注意事项。
2. 带教老师对本次实训用到的器械进行检查,保证本次实训的顺利进行。

四、实训方法

1. 介绍口腔常用检查器械的名称、用途、使用方法。口腔检查常用器械有口镜、探针和镊子。

(1)口镜:由口镜头和柄组成,检查时左手执口镜,用口镜牵拉唇颊或推压舌体,使检查时视野清楚;或用口镜反射光线,增加局部亮度,在不能直视的部位可从口镜中反映出来,口镜柄亦可作叩诊使用。

(2)探针:两端尖锐,双头呈不同形式弯曲。使用时右手执探针,应有支点,避免探针滑动,刺伤软组织。

(3)镊子:呈反角式,口腔科专用,其尖端密合,易于夹持异物、敷料,也可用于镊子检查牙齿松动度,镊子柄端亦可作牙齿叩诊。

2. 介绍椅位和光源的调节　一般要将患者的头、颈、背调节呈直线。检查上颌牙时,将椅背后仰,使上颌牙殆面与地面接近45°角;检查下颌牙时,使下颌牙殆面与地面大致平行,椅背稍后仰;光源应调整至适当位置,避免直射患者眼睛。

3. 示教口腔检查方法并指导学生练习

（1）视诊

1）视诊的内容：口腔颌面部情况、牙齿和牙列、口腔软组织。

2）视诊的方法：首先检查主诉部位，然后再按一定顺序（如右上→左上→左下→右下）检查其他部位。

（2）探诊

1）探诊的内容：牙体缺损部位、充填体边缘密合程度、牙面的敏感点、皮肤或黏膜瘘道等。

2）探诊的方法：医师握笔式用口腔科探针进行探诊，选择尖端锐利的探针。动作轻巧有支点，先检查主诉牙和可疑牙，然后按顺序逐个检查。

（3）叩诊

1）叩诊的内容：根尖和根周牙周膜的健康状况。

2）叩诊的方法：用平端的手持器械，如口镜，平端镊子的柄端。叩诊的方向为垂直叩和侧方叩。叩诊时，先叩正常对照牙，后叩患牙。一般以邻牙作对照，叩诊力量宜先轻后重，一般以叩诊正常牙不引起疼痛的力量为适宜力量。

（4）扪诊

1）扪诊的内容：牙齿的动度，牙龈的压痛、肿胀、范围及波动感。淋巴结的大小、活动或粘连等。

2）扪诊的方法：口内扪诊多用单个示指，应戴手套，动作要轻柔。

（5）牙齿松动度检查法：前牙用镊子夹持牙冠的切端；后牙将镊尖合拢置牙𬌗平面中央，按摇镊子观察牙齿松动情况。

（6）牙髓温度测试法

1）冷测法：使用综合治疗台上三用枪的冷空气或冷水或使用小冰棒置于被测牙的唇（颊）或舌面中下 1/3 处，观察患者的反应。

2）热测法：使用加热的牙胶棒或用注射器注滴热水。将牙胶棒的一端在酒精灯上加热变软，但不使之冒烟燃烧，立即置于被测牙的唇（颊）或舌面的中下 1/3 处，观察患者的反应。

注意：作测试前应向患者说明检查目的和可能出现的感觉，并嘱患者有感觉时抬手向医生示意；先测对照牙（首选对侧正常的同名牙），再测可疑患牙；避免在有病损的部位以及金属或非金属修复体上作温度测试；用牙胶热测时，牙面应保持湿润，以防止牙胶粘于牙面。

4. 颈部检查

（1）一般检查：注意观察颈部的外形、色泽、轮廓、活动度，有否肿胀、畸形、斜颈、溃疡及瘘管。

（2）扪诊检查：注意扪诊手法应轻柔；扪诊顺序由后向前，由浅入深；使患者肌肉放松。如检查下颌下三角时嘱患者低头偏向患侧，以示指、中指轻扪下颌下区；如检查颈深淋巴结群时嘱患者头偏转向患侧，以示指、中指及无名指置于胸锁乳突肌前缘，向后及深部触摸，自上而下仔细检查。

5. 颞下颌关节检查　以两手小指伸入外耳道内，向前方触诊。以两手拇指分别置于两侧耳屏前关节外侧，嘱患者作张闭口运动，检查髁状突的动度及有无弹响、摩擦音等。

6. 唾液腺检查　腮腺触诊一般以示指、中指、无名指三指平触为宜，忌用手指提拉触摸；下颌下腺及舌下腺的触诊则常用双手合诊法检查。

五、实训考核

学生根据实训的内容撰写实训报告,教师主要考察学生对口腔基本检查方法的掌握程度,结合实训报告,综合分析,进行考核。

六、参考课时

口腔颌面部检查为 0.5 课时。

(李安泽　王家霞)

实训三　石膏牙窝洞制备

一、实训目的与要求

1. 正确使用制备洞形的器械。
2. 学生能够在石膏牙上制备Ⅰ类洞。
3. 熟悉窝洞的分类及制备洞形的要点。

二、实训内容

在标准模型上行上颌磨牙Ⅰ类洞的制备。

三、实训准备

1. 学生提前复习窝洞的分类　G. V. Black 分类Ⅰ~Ⅴ类;制备洞形的原则。
2. 老师对用于本次实训教学的器材、模型进行检查,保证实训教学的顺利进行。

四、实训方法

1. 分小组实训
(1)认识Ⅰ类洞:是全口牙点、窝、沟龋坏所制备的洞形。
(2)设计外形:用铅笔在骀面设计外形,窝洞在中央窝内,外形线避让牙尖斜嵴,顺沟裂扩展并呈一条圆缓的曲线。
(3)雕刻:在外形线内 1mm 处,用雕刻刀将洞雕刻呈盒状,要求底平、壁直,洞深 2mm。
(4)修整:修整窝洞,使洞缘刚好在外形线上,底平、壁直,侧壁相互平行,点线角清晰而圆钝的标准盒状洞型。
(5)制备倒凹:在洞底牙尖下侧髓线角处作倒凹,检查并完成洞。
2. 指导教师示教完成后,学生练习,指导教师巡回指导,发现问题及时指出,学生及时改进。
3. 总结　实训结束,学生帮助整理好器械、模型。老师在总结后,学生准备书写实训报告,实训报告的书写内容及格式参照实训报告考核表,和制备洞形后的模型一起,按时统一上交老师,以便老师进行考核。

五、实训考核

学生根据实训的内容撰写实训报告,教师主要考察学生对石膏牙Ⅰ类洞形制备的掌握,结合实训报告,综合分析,进行考核。

六、参考课时

石膏牙窝洞制备为 0.5 课时。

（熊均平　杨　雨）

实训四　石膏牙窝洞充填

一、实训目的与要求

1. 学会银汞合金的调制及充填。
2. 了解充填材料的性能特点。
3. 临床上能够正确使用充填材料。

二、实训内容

1. 用银汞合金充填上颌磨牙Ⅰ类洞。
2. 指导老师进行示教。
3. 学生分组进行练习。

三、实训准备

1. 学生复习窝洞充填的相关知识内容以及注意事项。
2. 带教老师对本次实训用到的器械及仪器进行检查,保证本次实训的顺利进行。

四、实训方法

1. 分小组实训

(1)检查:检查制备好Ⅰ类洞的石膏模型。

(2)调拌银汞合金:将银汞合金胶囊置于银汞合金调和机调拌 30 秒。

(3)充填:取出调拌好的银汞合金置于纱布上,用手指揉搓 1 分钟,银汞合金揉搓时有握雪感,指压有指纹,即可充填。用银汞合金输送器,逐次将银汞合金送入窝洞之中,用适合的银汞合金充填器压入点、线角,逐层填压。最后使充填体略高出洞缘。

(4)刻形:雕刻牙齿的形态,恢复牙齿原有的解剖形态及功能。

(5)调整咬合:去除早接触点。

(6)抛光:用磨光器在充填体表面轻轻推光,24 小时后再用磨光器彻底磨光,使银汞合金表面十分光亮。

2. 指导教师示教完成后,学生练习,指导教师巡回指导,发现问题及时指出,学生及时改进。

3. 总结　实训结束,学生帮助整理好器械、模型。老师在总结后,学生准备书写实训报告,实训报告的书写内容及格式参照实训报告考核表,和制备洞形后的模型一起,按时统一上交老师,以便老师进行考核。

五、实训考核

学生根据实训的内容撰写实训报告,教师主要考察学生对银汞合金窝洞充填的掌握程度,结合实训报告,综合分析,进行考核。

六、参考课时

石膏牙窝洞充填为0.5课时。

（熊均平　杨　雨）

实训五　离体前牙开髓术

一、实训目的与要求

1. 学会离体前牙开髓的步骤及牙髓腔预备的方法,为牙髓治疗的临床操作打下基础。
2. 了解前牙的髓腔解剖特点。

二、实训内容

1. 在老师的指导下完成前牙的髓腔预备。
2. 熟悉前牙的髓腔解剖。

三、实训准备

1. 学生提前复习口腔解剖生理学关于牙体髓腔的解剖形态及开髓要求。
2. 老师对用于本次实训教学的器材进行检查,保证实训教学的顺利进行。

四、实训方法

首先由教师讲解并示教,然后由学生自行练习。

1. 基本实训器材　多媒体图片、挂图、离体牙、高速涡轮手机、裂钻、球钻等。

2. 实训主要步骤

(1)左手持离体前牙,右手用握笔式握持高速涡轮手机,找好支点。

(2)设计洞口外形:上颌前牙窝洞入口为略带三角的圆形,底向切缘而顶向牙颈部,下颌前牙则为纵径长,近远中径短的椭圆形。

(3)开髓、进入髓腔:用裂钻在舌面窝中央靠近舌隆突处开钻,钻针方向与舌面垂直,钻至釉牙本质界进入牙本质时,感阻力减小,立即改变钻针方向,使之与牙长轴平行,继续钻入髓腔,进入髓腔时有落空感,然后揭去髓室顶,充分暴露近远中髓角。

(4)修整洞壁,使窝洞与根管成近直线的通路。舌面备洞时,位置应准确,不宜过大,以免形成台阶。

3. 指导教师示教完成后,学生练习,指导教师巡回指导,发现问题及时指出,学生及时改进。

4. 总结　实训结束,老师在总结后,学生准备书写实训报告,实训报告的书写内容及格式参照实训报告考核表,和开髓后的离体牙一起,按时统一上交老师,以便老师进行考核。

五、实训考核

学生根据实训的内容撰写实训报告,教师主要考察学生对离体前牙开髓法的掌握程度,结合实训报告,综合分析,进行考核。

六、参考课时

离体前牙开髓术为 0.5 课时。

(熊均平 杨 雨)

实训六 离体牙根管治疗术

一、实训目的与要求

1. 正确使用根管治疗器械。
2. 能够在离体上中切牙上进行根管治疗。

二、实训内容

1. 在离体上中切牙上做根管治疗。
2. 在老师的指导下完成离体牙根管治疗术。

三、实训准备

1. 学生提前复习前牙髓腔的解剖形态及根管治疗术的要求。
2. 老师对用于本次实训教学的器材或模型进行检查,保证实训教学的顺利进行。

四、实训方法

首先由教师讲解并示教,然后由学生自行练习。

1. 介绍并认识根管治疗器材

(1)光滑针:为光滑面、渐细有尖,工作端圆形者用于探查根管,呈角形者(三角形或四边形)用于放置棉捻。

(2)拔髓针:工作端有倒钩刺,用于拔除牙髓。

(3)根管扩大针:工作端为排列稍疏的螺旋刀刃,如延长的螺丝,用于切割管壁,扩大根管,通常使用 10-40 号,使用时由小号开始逐号使用。

(4)根管锉:切割刃较密而浅,用于去掉管壁软化牙本质,使管壁光滑,通常使用 10-40 号,使用时由小号开始顺号使用。

2. 上中切牙根管治疗术

(1)开髓、拔髓:准备好开髓的离体前牙,用光滑髓针缓缓插入根管达根尖部,拔出牙髓。

(2)测量根管长度。

(3)预备根管:用根管扩大针和锉扩大、平整根管,清除管壁感染牙本质,操作时由小号至大号,逐号交替使用扩大针和锉,使用时以顺时针方向旋转进入根管,达根尖孔,旋转角度不宜过大(不超过180°)贴管壁抽出,根管锉则在根管内贴管壁上、下提插,贴紧管壁拉出,使管壁光滑,操作时注意勿超出根尖孔,以防将感染推出根尖孔,勿强力扩锉,以防器械折断于根管内。勿在根管内形成台阶或侧壁穿孔。

(4)清洗根管:用3%过氧化氢溶液冲洗根管后,再用生理盐水冲洗。

(5)干燥根管:用纸尖吸干根管内液体后,用烧热的根管充填器插入根管内以干燥根管。

(6)根管充填:用适宜的根管充填器及扩大针蘸牙胶氯仿糊剂涂布于根管壁上,用主尖蘸少许糊剂后插入根管内达根尖孔,再逐根插入牙胶尖(副尖)进行侧方加压,直到挤紧为止。用热挖器齐根管口切除多余牙胶尖,用压器压紧。

(7)垫底、充填。

3. 指导教师示教完成后,学生练习,指导教师巡回指导,发现问题及时指出,学生及时改进。

4. 总结 实训结束,老师在总结后,学生准备书写实训报告,实训报告的书写内容及格式参照实训报告考核表,按时统一上交老师,以便老师进行考核。

五、实训考核

学生根据实训的内容撰写实训报告,教师主要考察学生对离体前牙根管治疗术的掌握程度,结合实训报告,综合分析,进行考核。

六、参考课时

离体前牙根管治疗术为0.5课时。

(熊均平 杨 雨)

实训七 超声波龈上洁治术

一、实训目的与要求

1. 能够正确使用超声波洁牙机。
2. 学会超声洁治技术。

二、实训内容

1. 超声波龈上洁治术的操作方法。
2. 超声波龈上洁治术的注意事项。

三、实训准备

1. 学生提前复习龈上洁治术相关知识要点。
2. 老师对用于本次实训教学的器材进行检查,保证实训教学的顺利进行。

四、实训方法

首先由教师讲解并示教,然后由学生自行练习。

1. 基本实训器材 超声波洁牙机、一次性器械盒、1%碘伏、棉签、一次性洁牙机刀头等。

2. 操作方法步骤

（1）调节椅位,手术区1%碘酊消毒,超声波洁牙机手机及工作头消毒。

（2）开机后调节超声波洁牙机的功率,功率大小根据牙石厚薄而定,踩下脚踏开关,见工作头有水雾喷溅,即可使用。

（3）洁治时从握笔式作好支点,工作头轻轻与牙面平行或<15°角接触牙石的下方来回移动,利用超声振动击碎并震落牙石。

（4）操作要有顺序,洁治要彻底。

（5）磨光:用杯状刷、橡皮杯等磨光设备,蘸牙膏或牙粉磨光牙面。

3. 指导教师示教完成后,学生练习,指导教师巡回指导,发现问题及时指出,学生及时改进。

4. 总结 实训结束,老师在总结后,学生准备书写实训报告,实训报告的书写内容及格式参照实训报告考核表,按时统一上交老师,以便老师进行考核。

五、实训考核

学生根据实训的内容撰写实训报告,教师主要考察学生对手用器械进行龈上洁治术的掌握程度,结合实训报告,综合分析,进行考核。

六、参考课时

龈上洁治术为0.5课时。

（熊均平 杨 雨）

实训八 口腔常见黏膜病

一、实训目的与要求

1. 掌握复发性阿弗他溃疡临床表现及治疗。
2. 了解口腔常见黏膜病的种类,如疱疹性口炎,口腔念珠菌病,白斑。

二、实训内容

1. 介绍复发性阿弗他溃疡的临床表现特点。
2. 观察复发性阿弗他溃疡图片。
3. 学生分组进行练习。

三、实训准备

1. 学生提前复习复发性阿弗他溃疡的临床表现特点。
2. 老师对用于本次复发性阿弗他溃疡图片的特点进行讲解,保证实训教学的顺利进行。

四、实训方法

1. 分小组对照书、图自行观察。
2. 指导教师巡回指导。
3. 总结 实训结束,学生帮助整理好图。老师在总结后,学生准备书写实训报告,实训报告的书写内容及格式参照实训报告考核表,按时统一上交老师,以便老师进行考核。

五、实训考核

学生根据实训的内容撰写实训报告,教师主要考察学生对口腔常见黏膜病临床特点的掌握程度,结合实训报告,综合分析,进行考核。

六、参考课时

口腔常见黏膜病图片观察为 0.1 课时。

(石 璐)

实训九 急性下颌智齿冠周炎病例诊治及口内脓肿切开引流术

一、实训目的与要求

掌握急性下颌智齿冠周炎的病因、临床特点、诊断及治疗;掌握口内脓肿的诊断方法和口内切开引流术的操作步骤。

二、实训内容

1. 急性下颌智齿冠周炎病例诊治示教。
2. 口内脓肿切开引流术示教。

三、实训准备

消毒盘、口镜、镊子、5ml 注射针筒、冲洗针头、生理盐水、3% 过氧化氢溶液、1:5000 高锰酸钾、2% 碘酒、碘甘油或碘酊、11 号尖刀、刀柄、口内外消毒用具、表面麻醉药物、血管钳、碘仿纱条、仿头模、阻生牙工作模型。

四、实训方法

1. 急性下颌智齿冠周炎病例诊治示教

(1)询问病史:患者就诊的主要原因、有无诱发因素、主要症状、演变过程、伴随症状、诊疗经过等。

(2)体格检查:测体温,酌情行血常规检查。检查通常以颌面部为主。

1)口外检查:①面部是否对称;②有无肿胀、压痛,若有则记录其部位及范围,有无波动感,并酌情行穿刺抽脓检查;③表面皮肤有无充血,皮温有无升高;④头颈部淋巴结有无肿大,并检查其大小、质地、活动度、压痛情况等。

2)口内检查:①记录张口度,轻度受限:上下切牙切缘间距仅可置入二横指,为 $2 \sim 3cm$;中度受限:上下切牙切缘间距仅可置入一横指,为 $1 \sim 2cm$;重度受限:上下切牙切缘间距小于一横指,约 $<1cm$。②下颌智齿萌出情况及排列方向,智齿和邻牙有无龋坏。冠周软组织及牙龈肿胀、充血及糜烂程度,局部压痛,龈袋有无溢脓。相当于下颌第一磨牙颊侧黏膜处有无充血、肿胀、波动。③X 线检查可了解阻生牙的萌出方向、位置、牙根形态、牙周和颌骨情况,有助于了解病情和制订日后的拔牙方法。另外,还可了解下颌第二磨牙颈部有无龋坏

及决定该牙是否可保留。

（3）诊断：根据病史、症状、体检及辅助检查，正确诊断冠周炎及其并发症。并根据病例分析下颌智齿冠周炎的扩散途径。

（4）治疗

1）全身药物治疗：根据局部炎症程度（是否伴有骨髓炎和间隙感染）及全身情况（体温及血常规检查等情况），选择抗生素种类及其配伍和全身支持治疗，或口服，或肌内注射，或静脉滴注。

2）局部治疗：①保持口腔清洁。可用含漱剂或温热生理盐水，每日进食前后含漱。②龈袋冲洗上药。用生理盐水、3% 过氧化氢、1:5000 高锰酸钾或含漱剂 10～15ml 局部冲洗，将龈瓣间隙内的食物残渣及细菌冲洗干净。冲洗时用弯形平头针，将针头插入龈瓣的间隙内缓慢冲洗，用棉球蘸干患部，局部置棉球或纱布隔湿，用镊子将碘甘油或 2% 碘酒或碘酚渗入龈瓣内，溢出部分用棉球擦干，以免灼伤黏膜。嘱患者 15 分钟内勿漱口，以免局部药物浓度下降。③如龈瓣已形成脓肿，应及时行切开引流。④若伴有间隙感染和（或）骨髓炎，需进行相应治疗。⑤急性炎症消退后，对有足够位置且牙位正常的智齿，可局麻下切除冠周龈瓣，消除盲袋。⑥为避免冠周炎复发，应尽早拔除智齿。

2. 口内切开引流术示教（以牙槽脓肿为例）

（1）切开引流术前准备工作：与拔牙术前准备基本相同。

（2）口内切开引流术操作步骤

1）请护士协助打开灯光。

2）用镊子先自口内病灶区用苯扎溴铵酊棉球消毒 3 次，再用乙醇棉球口外消毒 3 次，将镊子弃置于器械盘外。戴好手套。

3）以干纱布擦干麻醉区，用中药麻醉剂或 2% 利多卡因或 2% 丁卡因局部涂布 1 分钟左右。

4）在脓肿最低处和（或）最膨隆处，用 11 号尖刀片切开脓肿区黏膜（黏膜下脓肿）或黏骨膜（骨膜下脓肿），用血管钳探入脓腔，扩大引流口以利于引流。要求动作准确、迅速、轻柔。

5）脓液引流后，向脓腔内置入碘仿纱条引流，留置引流条末端约 0.5cm 长在引流口外。要求将引流条一次置入脓腔底部，切忌反复塞入，以免堵塞引流口，致引流不畅。引流条通常每日或隔日更换，直至肿胀消退、无脓液渗出为止。

6）嘱咐患者术后注意事项。

3. 学生间相互进行口内、口外检查，在仿头模阻生牙工作模型上进行龈袋冲洗上药实习。

五、实训考核

评定学生对急性下颌智齿冠周炎病例诊治及口内脓肿切开引流术的有关知识的熟悉程度。

六、参考课时

急性下颌智齿冠周炎病例诊治及口内脓肿切开引流术 0.5 课时。

（石　屹　王得利）

实训十 颌面部间隙感染病例诊治及脓肿口内外切开引流术

一、实训目的与要求

了解颌面部间隙感染的病例诊治和病史书写以及脓肿口内外切开引流术。

二、实训内容

1. 复习并示教颌面部间隙感染的病史采集、检查、读片方法及治疗原则。

2. 复习口腔颌面部感染手术治疗的目的、切开引流的目的、切开引流的指征和切开引流的要求。

3. 眶下间隙感染病例示教及口内外切开引流术示教。

4. 口腔颌面部感染的典型病例讨论。

三、实训准备

消毒盘、口镜、镊子、5ml 注射针筒、冲洗针头、生理盐水 2% 碘酒、苯扎溴铵酊棉球、11 号尖刀、刀柄、口内外消毒用具、2% 利多卡因麻醉剂、血管钳、橡皮引流条。

四、实训方法

1. 颌面部间隙感染的病史采集、检查、读片方法及治疗。

(1)病史采集要点

1)患者主诉:局部红、肿、热、痛,牙关紧闭,发热,寒战,呼吸、吞咽困难等及其发病时间。

2)病史:疾病发生时间及其详细经过,系急剧或缓慢。注意近期发病的原因:如牙源性、外伤性、血源性及特异性的感染来源,发病以后局部及全身的变化,有无发热、寒战、疼痛、肿胀、牙齿松动、牙关紧闭、口唇麻木、瘘管等症状,以及这些症状所在的部位、程度与性质。目前患者的主要症状及健康状况,如神志、疼痛、呼吸、肿胀、饮食、大小便等,曾经进行何种治疗、手术等。

3)既往史:过去是否患过化脓性疾患,如疖痈、败血症、扁桃体炎、智齿冠周炎、淋巴结炎、间隙感染等,有无牙痛史,注意患者有无外伤、拔牙或施行麻醉注射及其他手术的病史,如张口度、咬合关系、病理性骨折、牙齿的病变等,有无外伤,伤口的情况(是否与口腔上颌窦相通),有无异物。

(2)检查要点

1)全身状况:体温、脉搏、呼吸、血压、营养发育、神志、面容,有无中毒、脱水、贫血、昏迷及严重呼吸障碍的现象。

2)一般检查:全身皮肤状态有无感染灶、出血点、脱水等。必要时作心、肺、肝、脾等内脏器官及神经系统的检查。

3)局部检查:作口腔颌面部的系统检查,重点在于了解炎症的状态,如肿胀的范围及部位,有无副性水肿、凹陷性水肿、触痛、脓肿,瘘道脓性分泌物的性质、气味,瘘管的深度与颌骨的关系,检查骨面的感觉如何,是光滑或粗糙,有无移动的死骨块,有无外伤、伤口的情况(部位、入口是否与口腔贯通或上颌窦交通),有无异物存留。

4)实验室检查:血液,血红蛋白、粒细胞计数、细菌培养等。尿液,常规检查及镜检所见,如红细胞、脓细胞、管型等。脓液,脓肿穿刺液或分泌物检查,如涂片镜检、细菌培养、细菌鉴定及其对各种抗生素的敏感度。

5)X线读片:注意骨质脱钙、破坏、死骨形成病理性骨折,病变所在的部位及大小范围,死骨的数目等。不仅可以确定诊断是局限性或弥散性,而且在决定手术治疗方面也有实际的临床意义。在外伤性骨髓炎的病例中,还应该注意骨损伤的情况,如骨折线、有无骨缺损、有无异物(如碎骨、断根等)。

(3)诊断:根据病历、检查、化验等各项资料进行综合分析,确定初步诊断,首先分析感染的来源是牙源性或腺源性或血源性等。然后根据局部检查的结果,结合筋膜间隙的应用解剖,以确定间隙感染所在部位及范围,是单个间隙感染或是多个间隙感染。如果考虑到全身其他脏器已发生并发症,如肺炎、毒血症、脑脓肿、化脓性脑膜炎、海绵窦血栓等,应提出相应的诊断依据,并且根据疾病发展过程,说明是急性、慢性、亚急性,是局限性或弥散性的病变。

(4)治疗:制订治疗计划必须考虑到全身情况,若欠佳,应及时给予全身支持治疗,如营养、输液和药物等。在局部治疗中,判断有否切开引流的手术指征;在颌面部深层间隙感染中,单纯依赖脓肿波动感检查来决定是否进行切开引流是不准确的,还应从患者体温、粒细胞计数、局部肿胀的程度及时间、触痛点、凹陷性水肿、穿刺是否确有脓、口底咽喉压迫程度及中毒状况等多种因素来考虑。不同的间隙感染需不同的手术切口,应考虑是从口内还是从口外引流;是作单一切口还是多个切口。除注重引流的彻底性外,还应重视颜面的重要解剖结构(如神经、血管、唾液腺等)和美容(按皮纹和自然沟纹作切口)。

(5)讨论:联系实际病例,分析病因、临床症状、诊断、鉴别诊断、治疗方法。

2. 眶下间隙感染病例示教。

(1)询问病史:有无牙痛史,肿痛部位以眶下区为主,症状持续时间,病情演变过程,伴随症状;如局部剧痛,发热等及诊治经过。

(2)体格检查:口外可见眶下区弥散性肿胀、充血,皮温升高,眼睑水肿,睑裂变窄,鼻唇沟变浅,脓肿形成可触及波动。有时可见上唇、鼻底病灶。口内可见有病灶牙,龈颊沟充血肿胀压痛,可触及波动。

(3)治疗:早期采用有效足量抗生素,控制炎症发展,脓肿形成后及时切开引流。

3. 脓肿切开引流示教。

(1)口内切开引流示教(以根尖脓肿为例)

1)切开引流术前准备工作:与拔牙术前准备相同。

2)口内切开引流术操作步骤:①请护士协助打开灯光。②用镊子先自口内病灶区用苯扎溴铵酊自近向远消毒3次,再用乙醇自口唇向面部消毒3次,将镊子弃置于器械盘外。戴好手套。③以干纱布擦干麻醉区,用中药麻醉剂,2%利多卡因或2%丁卡因局部涂布1分钟左右。④在脓肿最低处,用11号尖刀片切开脓肿区黏骨膜,用血管钳钝性进入到脓腔,扩大引流口。要求动作准确、迅速、轻柔。⑤脓液引流后,在脓腔内置入碘仿纱条引流,留置引流条末端约0.5cm长在引流口外。要求将引流条一次置入脓腔底部,切忌反复进入,以免堵塞引流口,致引流不畅。⑥嘱咐患者术后注意事项。

(2)口外切开引流示教

1)口外切开引流术前准备工作:与拔牙术前准备相同。

2)口外切开引流术操作步骤:①请护士协助打开灯光。②用苯扎溴铵酊棉球自切口区由内向外消毒 3 次,将镊子弃置于器械盘外,戴手套。②2% 利多卡因局部浸润麻醉。④用 11 号刀片切开脓肿区皮肤及皮下组织,向两侧延长切口,以不超过脓肿边缘为佳。切口部位应选择在隐蔽处。与皮纹相一致,避免损伤重要的血管神经,位于脓肿最低处。⑤用血管钳钝性分离至脓腔,充分引流。⑥脓液引流后,置橡皮引流条,敷料覆盖创面。要求将引流条一次置入脓腔底部,不宜填塞过紧,不要折叠,保持伸展。敷料应根据脓液的量来定,以脓液不能渗透敷料为好。⑦嘱咐患者术后注意事项。

4. 由老师指导学生分组讨论口腔颌面部感染典型病例,分析病史、临床表现,提出诊断、鉴别诊断及其依据,提出治疗方案,从而达到复习理论知识的目的。

五、实训考核

学生根据实训的内容撰写实训报告,教师结合实训报告,综合分析,进行考核。

1. 评定对口内外脓肿切开引流术的有关事项的了解。

2. 总结同学讨论结果并加以分析。

六、参考课时

颌面部间隙感染病例诊治及脓肿口内外切开引流术为 0.5 课时。

(石　屹　王得利)

实训十一　口腔颌面部局部麻醉

一、实训目的与要求

1. 熟悉口腔各种局部麻醉的方法和步骤。
2. 初步掌握下牙槽神经阻滞麻醉。

二、实训准备

头颅标本、局麻必备的所有药品及器械。

三、实训内容

1. 结合头颅标本讲授常用局部麻醉方法。
2. 示教常用局部麻醉的方法和步骤。
3. 同学互相注射下牙槽神经阻滞麻醉。

四、实训方法

1. 结合头颅标本讲授并示教常用局部麻醉方法

(1) 讲授头颅标本的解剖结构,如圆孔、卵圆孔、腭大孔、切牙孔、眶下孔、颏孔、下颌小舌、下颌孔、上颌结节等解剖部位。

(2) 在上述基础上重点讲授解剖结构与局麻的关系,培养同学形象记忆的方法。

(3) 总结常用局部麻醉的方法及其并发症的防治。

2. 示教局部麻醉方法和步骤

（1）准备工作：①接待患者。②核对姓名、年龄和麻醉的牙位，了解有无全身禁忌证，有无过敏史。③调节头位、椅位、灯光。麻醉上颌牙时，一般上颌平面与地平面呈45°；麻醉下颌牙时，患者大张口，下颌平面与地平面平行。椅位高度调节至术者的肘关节水平。④请患者漱口。⑤铺小方巾。⑥关掉灯光。⑦自行或请护士准备好麻醉药物及器械，将器械放在无菌托盘内。⑧洗手后戴上无菌手套。

（2）操作步骤：①请护士协助打开灯光。②请患者张口，再次核对需麻醉的牙位。③核对麻药，确定麻醉方法，检查注射针头质量及麻醉药物是否含有杂质，或变色。④用干棉球或纱布揩干注射部位，然后用1%的碘酊消毒进针部位。⑤按正确的麻醉方法注射麻醉药，注射前应排除针筒内的气泡。进针后在回抽无血的情况下边注射边观察患者面色，注射速度应缓慢，不宜太快。⑥注射完毕，请护士关掉灯光，并询问患者是否有不适。等待麻醉显效，并应随时注意观察患者有无晕厥等麻醉并发症，如出现晕厥等麻醉不良反应时立即放平椅位，松解衣领，并实施相应的治疗。⑦麻醉显效检查：刺激患者的牙龈无疼痛感或下唇、舌体有麻木感。

3. 同学间互相注射阻滞麻醉（下牙槽神经阻滞麻醉）

（1）要求学生按照老师示教局麻的方法和步骤进行操作。

（2）在操作过程中，强调操作要领及无菌观念。

（3）检查麻醉效果，如有麻醉失败者，应分析麻醉失败的原因，如进针点、进针方向、进针角度、进针深度等方面是否有错误。

五、实训考核

评价学生对下牙槽神经阻滞麻醉的患者体位、进针点、进针方向、进针角度、进针深度等要点的掌握程度及麻醉效果。

六、参考课时

口腔颌面局部麻醉为0.5课时。

（耿海霞　郭秀娟）

实训十二　拔牙器械识别及使用

一、实训目的与要求

1. 掌握各类拔牙器械名称、类型、形态、基本功能和选择原则。
2. 掌握各类拔牙器械的握持手法。

二、实训准备

消毒盆、口镜、各种牙钳、牙挺、牙龈分离器、刮匙、牵引拉钩、咬骨钳、骨锉、骨膜剥离器、骨凿、劈牙凿、手术刀和柄、缝针、缝线、持针器、手术剪、仿头模弹性树脂牙托和牙齿模型数套。

三、实训内容

1. 识别各类拔牙器械。

2. 示教各类器械握持和使用手法。

3. 学生使用器械练习握持。

4. 学生仿头模实习。

四、实训方法

1. 识别有关拔牙术及牙槽外科手术器械

（1）在带教教师的指导下，从提供的器械盘内一一识别出拔牙术的基本器械牙钳、牙挺及辅助器械，如牙龈分离器、刮匙、咬骨钳、骨锉、骨膜分离器、手术刀及缝合器具（持针器、缝针、缝线、线剪）。

（2）观察牙钳的结构形态，识别出直钳、反角式钳及刺枪式钳。

（3）观察牙钳的形态类型，鉴别出上颌牙钳、下颌牙钳及特殊牙钳，总结出上、下颌牙钳的区别要点。通过仔细观察，应能自器械盘内分别识别出上前牙钳，上前磨牙钳（又称上万用钳），左、右上颌第一、二磨牙钳，上颌第三磨牙钳；下前牙钳，下前磨牙钳（又称下万用钳），下颌第一、二磨牙钳，下颌第三磨牙钳；上颌根钳，下颌根钳，上颌牛角钳，下颌牛角钳。

（4）观察牙挺的结构形态，识别出直挺；弯挺（分左、右）；横柄挺（又称三角挺），根尖挺。观察牙挺的形态类型，鉴别出牙挺；根挺；根尖挺。

（5）识别其他各类牙槽外科器械。

（6）讲解器械选择的基本原则。

2. 练习各类器械握持手法

（1）带教教师示教与学生实际操作结合。正确掌握规范的牙钳握持和打开的手法。右手握钳，将钳柄置于手掌，以示指和中指把握一侧钳柄，另一侧钳柄紧贴掌心，而拇指按于关节上，无名指与小指深入两钳柄之间，以便分开钳柄。在钳住牙冠后，将无名指和小指退出两钳柄之间，和示、中指同居一侧再紧握钳柄。反向握钳法：其动作与正握法的区别是右手拇指位于钳柄末端一侧。反握法夹持及摇动力度较大，多用于拔除牢固的牙。牙钳持握时，应注意握持区尽量靠钳柄的末端区，以增大牙钳的杠杆机械效率。

（2）正确掌握规范的牙挺握持。以掌握持及以指握持。掌握法所产生的力量较大；指握法的感觉更为敏锐。

五、实训考核

评定学生对拔牙器械的掌握程度、手法的规范性。

六、参考课时

拔牙器械识别及使用 0.5 课时。

（耿海霞　郭秀娟）

实训十三　拔牙术相关解剖及基本操作

一、实训目的与要求

1. 掌握各种牙的牙根解剖形态、周围骨质、相邻重要解剖结构。

2. 掌握牙钳、牙挺使用的基本规范。

3. 掌握拔牙基本步骤。

二、实训准备

挂图、牙模型、实体牙、各种牙钳、各类牙挺、牙龈分离器、刮匙、口腔检查器(托盘、口镜、镊子)、棉卷、纱布、仿头模、拔牙用模型。

三、实训内容

1. 观摩图示、模型和实物,印证各种牙的拔牙术相关解剖。

2. 示教牙钳、牙挺的使用规范。

3. 示教仿头模拔牙基本操作。

4. 学生仿头模实习。

四、实训方法

1. 带教教师通过挂图、模型、实体牙讲解各种牙根的形态、不同位置骨质状况、重要解剖毗邻。

2. 以上颌前牙拔除示教牙钳的规范使用和牙钳拔牙的基本方法。

(1)按照牙位选择牙钳。

(2)使牙钳钳喙长轴与牙长轴平行。

(3)上钳时,钳喙前端插入龈沟内。

(4)拔牙基本动作:摇动、扭转、牵引的使用。

3. 以下颌磨牙拔除示教牙挺的规范使用。

(1)牙挺置入的位置、方向、支点。

(2)牙挺使用时的保护。

(3)牙挺使用3种力学原理在实际运用中的手法体现。

4. 示教牙钳使用方法的同时,示教拔牙基本步骤。

(1)核对牙位;分离牙龈;安放牙钳;患牙脱位;检查、处理牙槽窝;压迫止血。

(2)在示教基本步骤时,应强调拔牙时术者标准站位与患者体位,讲解并示教牙龈分离器、刮匙的使用。

5. 学生在仿头模上使用上前牙练习牙钳使用。

6. 学生在仿头模上使用下磨牙练习牙挺使用。

五、实训考核

评定学生对基本拔牙器械和基本拔牙步骤的掌握。

六、参考课时

拔牙术相关解剖及基本操作0.5课时。

(耿海霞　郭秀娟)

实训十四 各类普通牙拔除术模型实习

一、实训目的与要求

掌握各类普通牙拔牙术的要点。

二、实训准备

挂图、牙模型、实体牙、各种牙钳、各类牙挺、牙龈分离器、刮匙、口腔检查器(托盘、口镜、镊子)、棉卷、纱布、教学视频资料、仿头模、拔牙用模型。

三、实训内容

1. 上颌前牙、前磨牙、磨牙的拔除。
2. 下颌前牙、前磨牙、磨牙的拔除。

四、实训方法

1. 带教教师通过挂图、模型、实体牙复习各种牙根形态、不同位置骨质状况。
2. 带教教师复习拔牙术的基本步骤。
3. 带教教师示教讲解各类普通牙拔牙术的要点(按教科书要求)。
4. 学生观看教学视频。
5. 学生在仿头模利用拔牙模型练习上、下颌各类普通牙拔除术。

五、实训考核

评定学生对各类普通牙拔除术基本步骤和操作的掌握程度。

六、参考课时

各类普通牙拔除术模型实习 0.5 课时。

(耿海霞 钱君荣)

实训十五 各类普通牙拔除术临床实习

一、实训目的与要求

1. 熟悉临床拔牙术接诊程序。
2. 熟悉拔牙适应证、禁忌证的把握。
3. 熟悉各类普通牙拔牙术的临床操作。
4. 熟悉拔牙病历的书写。

二、实训准备

口腔检查器(托盘、口镜、镊子)、麻药、注射器、各种牙钳、各类牙挺、牙龈分离器、刮匙、缝针缝线、棉卷、纱布。

三、实训内容

1. 上颌前牙、前磨牙、磨牙拔除示教、临床操作。

2. 下颌前牙、前磨牙、磨牙拔除示教、临床操作。

四、实训方法

1. 带教教师选择符合普通牙拔牙术的患者。

2. 带教教师示教问诊、检查、知情告知诊疗过程。

3. 带教教师示教讲解各类普通牙拔牙术的适应证选择,禁忌证排除。

4. 带教教师示教拔牙步骤 体位调整—局部麻醉—拔牙器械选择—拔牙操作—术后处理(医嘱)—病历书写。

5. 带教教师选择适合的患者,一对一指导下由学生完成普通牙拔除操作和病历书写。

(1)选择标准牙位、牙根无变异及周围骨质无硬化、符合拔牙适应证的牙。应当告知患者,将由实习医师完成操作。

(2)学生在教师监督下完成问诊、口腔局部检查及必要的全身检查。

(3)学生提出诊断及治疗计划,教师审核同意。

(4)教师监控下完成麻醉、拔牙操作。学生必须与带教教师核对需拔除牙的牙位。

五、实训考核

评定学生对各类普通牙拔除术基本步骤和操作的掌握程度。

六、参考课时

各类普通牙拔除术临床实习0.5课时。

(耿海霞 钱君荣)

实训十六 阻生牙拔除术

一、实训目的与要求

了解下颌阻生第三磨牙拔牙术的要点。

二、实训准备

教学视频资料、挂图(幻灯片)、X线片(CT片)、常规拔牙手术器械、动力系统。

三、实训内容

1. 下颌阻生智齿拔除术讲解。

2. 观看教学视频资料。

3. 下颌阻生智齿拔除术示教。

四、实训方法

1. 带教教师通过挂图(幻灯片)、X 线片或 CT 片讲解阻力分析、各种阻力解除方法。

2. 带教教师讲解各类下颌阻生智齿的拔除基本方法(见教科书)。

(1)麻醉。

(2)角形切口。

(3)翻瓣。

(4)去骨。

(5)分牙。

(6)增隙。

(7)挺出。

(8)拔牙创处理。

(9)压迫止血。

3. 观看教学视频资料。

4. 带教教师示教近中或水平阻生下颌阻生智齿拔除术。

五、实训考核

评定学生对下颌阻生智齿拔除术的知晓程度。

六、参考课时

阻生牙拔除术临床实习0.5课时。

(耿海霞　钱君荣)

实训十七　口腔颌面部肿瘤检查与诊断

一、实训目的与要求

掌握专科病史的采集、写法及要求,熟悉口腔颌面颈部肿物的检查方法、淋巴结检查方法及活组织检查。

二、实训内容

1. 专科病历的写法及要求。

2. 复习淋巴结检查方法。

3. 活组织检查方法。

4. 以良性肿瘤为例写一份门诊专科病历。

5. 以舌癌为例写一份恶性肿瘤专科病历。

三、实训准备

1. 老师准备典型的良恶性肿瘤病例(含舌癌病例)及相应的手术器械、直尺、口镜、镊子、橡皮指套或手套。

2. 学生提前复习口腔颌面颈部肿块检查要点及良、恶性肿瘤鉴别方法。

四、实训方法

1. 口腔检查

(1)张口度检查:用直尺测量上、下切牙切缘间的垂直张口度。

(2)固有口腔检查:包括舌、腭、口咽、口底等部位的检查。

2. 颌面部检查 主要检查包括:表情、意识、外形与色泽、眼、耳和鼻的情况。

3. 颈部检查

(1)一般检查:注意观察颈部的外形、色泽、轮廓、活动度,有否肿胀、畸形、斜颈、溃疡及瘘管。

(2)淋巴结检查:数目、大小、性质、硬度、活动度等情况。

4. 简述门诊病历及病房病历书写的格式与要求

(1)门诊病历:初诊病历通常由主诉、病史、检查、诊断、处理、建议和治疗计划、签名等部分构成。

(2)病房病历:通常由一般情况记录、主诉、现病史、既往史、个人史、生长发育史、月经生育史、家族史、体格检查(全身检查与专科检查)、记录实验室及影像学等检查结果、诊断、治疗计划和签名等诸多部分构成。

5. 良恶性肿瘤的鉴别要点

6. 总结 实训结束,学生帮助整理上交实训器材。老师在总结后,学生准备书写实训报告,实训报告的书写内容及格式参照实训报告考核表,按时统一上交老师,以便老师进行考核。

五、实训考核

学生根据实训的内容撰写实训报告,教师主要考察学生对口腔颌面部肿块的检查方法的掌握程度,结合实训报告,综合分析,进行考核。

六、参考课时

口腔颌面部肿瘤检查与诊断为 1 课时。

(叶文忠)

实训十八 窝沟封闭术

一、实训目的与要求

加深对窝沟封闭理论知识的理解,初步掌握窝沟封闭的操作方法、步骤及注意事项。

二、实训内容

1. 示教窝沟封闭并详细讲述操作要领。

2. 同学操作练习,掌握操作方法,体会操作要领,熟悉操作步骤。

3. 老师小结实验中出现的问题,对其中窝沟封闭失败病例的原因进行分析。

三、实训准备

1. 学生提前复习窝沟封闭的操作方法、步骤及注意事项。
2. 老师选择窝沟封闭适应证的对象(最好是小学生),如果没有则由同学担当受试者。
3. 老师准备窝沟封闭剂、光固化灯和治疗盘(口镜、探针、镊子和棉卷)。

四、实训方法

1. 操作前的学习

(1)窝沟封闭:不去除牙体组织,在𬌗面、颊面或舌面的点隙裂沟涂布一层粘结性树脂,保护牙釉质不受细菌及代谢产物侵蚀,达到预防龋病发生的一种有效防龋方法。窝沟封闭使用的封闭材料称为窝沟封闭剂,主要成分是树脂基质,分为光固化和化学固化两种。

(2)窝沟封闭的适应证:①深窝沟,特别是可以卡住探针的(包括可疑龋);②患者其他牙齿,特别是对侧同名牙患龋或有患龋倾向。

(3)窝沟封闭的最佳时机:为牙齿完全萌出且尚未发生龋坏的时候。①儿童牙齿萌出后达到咬合平面即适宜作窝沟封闭,一般在萌出4年之内。②乳磨牙3~4岁,第一恒磨牙6~7岁,第二恒磨牙11~13岁。

2. 操作方法

(1)准备工作:试教前调整好受试者体位,告知受试者窝沟封闭防龋的好处,嘱咐其配合医生临床操作的要求。准备窝沟封闭剂、光固化灯和治疗盘。

(2)清洁牙面:在低速手机上装好锥形小毛刷或橡皮杯,蘸适量摩擦剂清洁牙面。注意:不使用含有油质的清洁剂。清洁后水枪冲洗牙面并排唾。

(3)酸蚀:清洁后的牙面即用棉卷隔湿,将牙面吹干后用细毛刷、小棉球或小海绵块蘸酸蚀剂涂布在要封闭的牙面上,酸蚀剂为含磷酸的凝胶或磷酸液,酸蚀面积应为接受封闭的范围,一般为牙尖斜面2/3,恒牙酸蚀20~30秒,乳牙酸蚀60秒。注意:酸蚀过程中不要擦拭酸蚀牙面,因为这会破坏被酸蚀的牙釉面,降低粘结力。放置酸蚀剂时要注意酸的用量适当,不要溢出到口腔软组织。

(4)冲洗和干燥:酸蚀后彻底冲洗牙面,这是封闭成功的关键之一。通常加压冲洗10~15秒,去除牙釉质表面的酸蚀剂和反应产物,冲洗后立即交换干棉卷隔湿,随后用压缩空气吹干牙面约15秒,也可采用挥发性强的溶剂如无水乙醇或乙醚辅助干燥。注意使用的压缩空气不能带有油和水。酸蚀牙面干燥后呈白色雾状外观,如果酸蚀后的牙釉质没有这种现象,应重复酸蚀。操作中要确保酸蚀牙面不被唾液污染,如果发生唾液污染,则应再冲洗牙面后重新进行酸蚀。

(5)涂布封闭剂:采用自凝封闭剂时,每次封闭之前要取等量的A、B组分(分别含引发剂和促进剂)调拌均匀,调拌时要注意掌握速度以免产生气泡,影响固化质量。自凝封闭剂固化时间一般为1~2分钟,通常调拌10~15秒,完全混匀后在45秒内即应涂布,因为此后自凝封闭剂进入初凝阶段,黏度增大,流动性降低,故调拌涂布要掌握好时机,在初凝阶段前完成。光固封闭剂不需调拌,直接取出涂布在牙面上,如连续封闭多个牙,注意取量不宜过多,光固封闭剂在自然光下也会逐渐凝固。

涂布的方法:用细刷笔、小海绵或制造厂家的专用供应器,将封闭材料涂布在酸蚀的牙面上,注意使封闭剂渗入窝沟,排挤出窝沟内的空气,并放置适量封闭材料覆盖全部酸蚀牙面,在不影响咬合的情况下尽可能有一定厚度,有时可能会有高点,但 2～3 天就可自然磨去,若涂层太薄就会缺乏足够的抗压强度,容易被咬碎。

(6)固化:自凝封闭剂涂布后 1～2 分钟即可自行固化。光固封闭剂涂布后,立即用可见光源照射,照射距离约离牙尖 1mm,时间一般为 20～40 秒。照射的部位要大于封闭剂涂布的部位。

(7)检查:封闭剂固化后,用探针进行全面检查。重点了解固化程度,粘结情况,有无气泡存在,寻找遗漏或未封闭的窝沟并重新封闭,观察有无过多封闭材料和是否需要去除。完成封闭的牙还应定期(3 个月、半年或一年)复查,观察封闭剂保留情况。

3. 实际操作 按照以上学习的内容,在老师的指导下,学生练习窝沟封闭的临床操作。

4. 总结 实训结束,学生帮助整理好仪器设备。老师在总结后,学生准备书写实训报告,实训报告的书写内容及格式参照实训报告考核表,按时统一上交老师,以便老师进行考核。

五、实训考核

学生根据实训的内容撰写实训报告,教师主要考察学生对窝沟封闭临床操作方法的掌握程度,结合实训报告,综合分析,进行考核。

六、参考课时

窝沟封闭术为 0.5 课时。

(耿海霞)

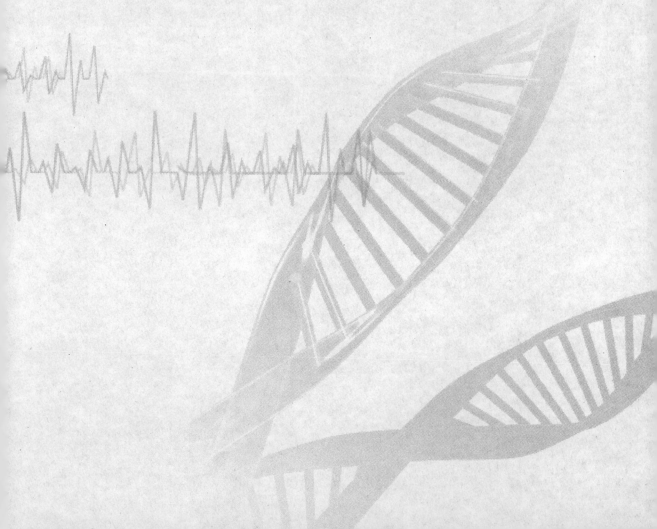

第二部分

学习指导

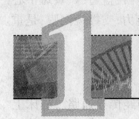

第一章

眼科学基础

学习要点

本章围绕眼部的应用解剖、生理和眼科药物进行了阐述,着重对眼部的应用解剖与生理进行论述。通过本章节的学习,掌握眼球的组织解剖与生理;熟悉视路、眼眶及眼附属器的组织解剖与生理。了解眼的血管与神经、眼局部的药物动力学及常用眼药的剂型及给药方式。

重点与难点解析

一、眼球

眼球由眼球壁和眼球内容物组成。

1. 眼球壁　由外层、中层及内层构成。

(1)外层:包括角膜、巩膜及角巩膜缘。角膜组织学上分为:①上皮细胞层;②前弹力层;③基质层;④后弹力层;⑤内皮细胞层。生理功能及特点:角膜无血管,有丰富的三叉神经末梢;角膜质地透明、具有屈光成像作用。巩膜:由致密而相互交错的胶原纤维组成。角巩膜缘:是前房角及房水引流系统所在部位,临床上又是许多内眼切口的标志部位。前房角可以见到 Schwalbe 线、小梁网和 Schlemm 管、巩膜突、睫状带和虹膜根部。

(2)中层:从前到后分虹膜、睫状体和脉络膜三部分。生理功能:①瞳孔有调节光线的作用;②睫状体具有分泌房水和调节作用;③脉络膜具有营养眼内组织、遮光和暗房的作用。

(3)内层:视网膜,分为内外两层,外层是色素上皮层,内层是视网膜感觉层。包括黄斑、视盘、视网膜中央动静脉、视网膜。

2. 眼球内容物　包括房水、晶状体和玻璃体,与角膜共同构成屈光系统。

(1)房水:由睫状突无色素上皮细胞产生后入后房,经瞳孔、前房、房角小梁网、Schlemm

管、集液管和房水静脉到睫状前静脉而入血液循环。营养角膜、晶状体和玻璃体等,维持正常眼压。

(2)晶状体:形如凸透镜,位于瞳孔与虹膜后面、玻璃体前面,借晶状体悬韧带与睫状体固定。晶状体有一层囊膜,中央为核,核与囊膜之间为晶状体皮质。

(3)玻璃体:为透明的胶质体,位于晶状体后,占眼球容积的4/5,与视盘边缘、黄斑中心凹周围及玻璃体基底部粘连紧密。由房水、脉络膜供给营养;无再生能力;支撑视网膜;是重要的屈光间质。

二、视路

视路是视觉信息从视网膜光感受器开始,到大脑枕叶视中枢的神经传导通路。临床上通常从视神经开始,经视交叉、视束、外侧膝状体、视放射到枕叶纹状区视中枢的神经传导径路。

三、眼眶及眼附属器

1. 眼睑　眼睑由外至内分为:①皮肤层;②皮下组织层;③肌层;④睑板层;⑤睑结膜层。

2. 结膜　为一层薄的半透明黏膜,分为睑结膜、球结膜和穹隆结膜三部分。结膜囊是结膜形成的一个以睑裂为开口的囊状间隙。

3. 泪器　包括泪腺和泪道两部分。①泪腺:位于眼眶外上方的泪腺窝内,是外分泌腺,开口于上穹隆部结膜囊内。②泪道:是泪液排泄通道,包括上、下泪点,泪小管,泪总管,泪囊和鼻泪管。

4. 眼外肌　包括上、下、内、外直肌和上、下斜肌共6条,除下斜肌起自眶下壁前内侧外,其余均起自眶尖部视神经孔周围的总腱环,向前附着于巩膜表面。

5. 眼眶　由额骨、蝶骨、筛骨、腭骨、泪骨、上颌骨和颧骨构成。眼眶骨壁的主要结构包括:视神经孔和视神经管;眶上裂;眶下裂;眶上切迹(或孔);眶下孔。

四、眼球的血管与神经

1. 动脉　眼的血液供应主要来自颈内动脉的分支眼动脉,少部分来自颈外动脉系统。

2. 静脉　视网膜中央静脉收集视网膜内层静脉血后注入海绵窦;涡静脉收集部分虹膜、睫状体及全部脉络膜血液后注入海绵窦。

3. 神经支配　共有6条脑神经与眼有关。睫状神经节位于视神经外侧视神经孔前10mm左右,眼内手术施行球后麻醉即阻断此神经节。

五、眼科药物概述

1. 药物要在眼局部作用部位达到有效浓度和发挥治疗作用,与以下因素有关,即给药剂量,药物吸收率,组织中的结合和分布,循环药量,组织之间的转运,生物转化,排泄等。

2. 药物进入眼球内组织的主要途径是经角膜转运,影响药物透过角膜的因素有:药物的浓度、溶解度、黏滞性、脂溶性、表面活性等。

3. 药物也可从眼表结构中的血管如角膜缘血管和结膜血管吸收进入眼内,或经结膜、筋膜和巩膜直接渗透到眼球内。

4. 常用药物剂型及给药方式　常用药物剂型:滴眼液、眼膏;给药方式:滴眼、眼周注射、眼内注射。

习 题

一、选择题

A1 型题

1. 下列哪项不属于眼的屈光系统
   A. 角膜　　　　B. 房水　　　　C. 晶状体　　　　D. 视网膜　　　　E. 玻璃体

2. 眼球壁从外向内分为哪三层
   A. 纤维膜、虹膜、葡萄膜　　　B. 纤维膜、虹膜、视网膜　　　C. 纤维膜、巩膜、视网膜
   D. 纤维膜、角膜、视网膜　　　E. 纤维膜、葡萄膜、视网膜

3. 关于角膜，下列哪项损伤后可以再生
   A. 角膜上皮层和基质层　　　　　　　　　B. 角膜上皮层和内皮层
   C. 角膜上皮层和后弹力层　　　　　　　　D. 前弹力层和后弹力层
   E. 内皮层和后弹力层

4. 巩膜最薄弱处是
   A. 巩膜筛板　　　　　　B. 视神经周围　　　　　　C. 巩膜赤道部
   D. 涡静脉出口处　　　　E. 眼外肌附着处

5. 下列哪一条肌肉不受第Ⅲ脑神经支配
   A. 上睑提肌　　　B. 上直肌　　　C. 下直肌　　　D. 内直肌　　　E. 外直肌

6. 鼻泪管开口于
   A. 鼻丘　　　　B. 下鼻道　　　　C. 中鼻道　　　　D. 上鼻道　　　　E. 鼻前庭

7. 葡萄膜的组成从前至后分为
   A. 睫状体-虹膜-脉络膜　　　　　　　B. 虹膜-脉络膜-睫状体
   C. 脉络膜-虹膜-睫状体　　　　　　　D. 虹膜-睫状体-脉络膜
   E. 脉络膜-睫状体-虹膜

8. 视网膜上视觉最敏锐的部位为
   A. 黄斑中心凹　　　　　B. 视盘　　　　　　　C. 视网膜后极部
   D. 视杯　　　　　　　　E. 视网膜周边部

9. 视盘是视野上生理盲点所对应的部位，主要原因为该处
   A. 无脉络膜结构　　　　　　　　　B. 仅有神经纤维而无视细胞
   C. 无色素上皮　　　　　　　　　　D. 视细胞被视网膜中央动静脉遮盖
   E. 仅有视杆细胞而无视锥细胞

10. 双眼颞侧视网膜的神经纤维在视路中的行径
    A. 在视交叉进行交叉　　　B. 在视束内进行交叉　　　C. 在视放射时进行交叉
    D. 不需交叉　　　　　　　E. 与鼻侧视网膜神经纤维相交叉

11. 支配上斜肌的神经是
    A. 展神经　　　B. 眼神经　　　C. 滑车神经　　　D. 三叉神经　　　E. 面神经

12. 眼眶由 7 块骨组成，不包括下面哪一项
    A. 颧骨　　　B. 蝶骨　　　C. 腭骨　　　D. 泪骨　　　E. 颞骨

13. 视网膜中央动脉可供给视网膜的
    A. 内核层　　　　　　　B. 外核层　　　　　　　C. 外界膜
    D. Bruch 膜　　　　　　E. 色素上皮层

14. 影响药物透过角膜的因素不包括
    A. 药物的浓度　　　　　B. 溶解度　　　　　　　C. 黏滞性与脂溶性
    D. 角膜直径的大小　　　E. 表面活性

15. 全身给药后,药物对眼内的通透性不受下列哪个因素的影响
    A. 药物血清蛋白结合率　B. 药物生物利用度　　　C. 药物的水溶性
    D. 药物的脂溶性　　　　E. 血眼屏障

16. 哪条肌肉不受动眼神经支配
    A. 内直肌　　B. 外直肌　　C. 上直肌　　　D. 上斜肌　　　E. 上睑提肌

17. 脉络膜血液主要通过以下哪个血管回流
    A. 睫状后短静脉　　　　B. 睫状后长静脉　　　　C. 睫状前静脉
    D. 涡状静脉　　　　　　E. 视网膜中央静脉

18. 有关角膜药理学特性,以下哪种说法正确
    A. 脂溶性物质容易通过角膜上皮细胞层
    B. 脂溶性物质容易通过角膜基质层
    C. 水溶性物质容易通过角膜内皮细胞层
    D. 角膜基质层脂质含量比上皮和内皮细胞层约大 100 倍
    E. 水溶性物质容易通过角膜上皮细胞层

二、名词解释
1. 视路
2. 眼球内容物

三、问答题
1. 简述房水的流出途径。
2. 简述眼外肌的神经支配。

参 考 答 案

一、选择题
1. D　　2. E　　3. C　　4. E　　5. E　　6. B　　7. D　　8. A　　9. B　　10. D
11. C　　12. E　　13. A　　14. D　　15. C　　16. B　　17. D　　18. A

二、名词解释
1. 视路是视觉信息从视网膜光感受器开始,到大脑枕叶视中枢的神经传导通路。
2. 眼球内容物包括房水、晶状体和玻璃体。

三、问答题
1. 房水的流出途径:房水由睫状突无色素上皮细胞产生后入后房,经瞳孔、前房、房角小梁网、Schlemm 管、集液管和房水静脉到睫状前静脉而入血液循环。
2. 外直肌为第Ⅵ脑神经,上斜肌为第Ⅳ脑神经,其余眼外肌皆受第Ⅲ脑神经支配。

（赵桂秋　胡丽婷）

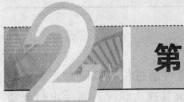

第二章

眼科常用检查法

学习要点

本章主要学习眼科病史采集和主要眼病症状,学习视功能检查、眼部检查和特殊检查。重点为眼科病例的书写和眼科常用检查法的操作。通过学习,要求学生掌握眼科病史采集,视功能检查的基本方法,眼部检查的具体内容;熟悉主要眼病症状;了解眼科特殊检查的方法和用途。

重点与难点解析

一、主要眼病症状

一般眼病患者的症状主要表现为:视力障碍、感觉异常和外观异常。

1. 视力障碍　突然或逐渐视力下降,看远或近不清,视物变形、变小、变色,夜盲,复视,视野缩小,眼前固定或飘动的黑影等。

(1)一过性视力丧失:视力可在 1 小时内(通常不超过 24 小时)恢复正常。①常见原因:视盘水肿(数秒钟、通常双眼),一过性缺血发作(数分钟、单眼),椎基底动脉供血不足(双眼),直立性低血压,精神刺激性黑矇,视网膜中央动脉痉挛,癔症,过度疲劳,偏头痛(10 ~ 60 分钟,伴或不伴有随后的头痛);②其他原因:即将发生的视网膜中央静脉阻塞、血压突然变化、急性眶压升高、中枢神经系统病变等,也可偶尔见于缺血性视神经病变和青光眼等。

(2)突然视力下降、无眼痛:见于视网膜动脉或静脉阻塞,缺血性视神经病变,玻璃体积血,视网膜脱离,视神经炎(通常伴有眼球运动痛)等。

(3)逐渐视力下降无眼痛:见于白内障,屈光不正,原发性开角型青光眼,慢性视网膜疾病如年龄相关性黄斑变性、特发性黄斑裂孔、糖尿病视网膜病变、慢性角膜疾病等。

(4)突然视力下降并眼痛:见于急性闭角型青光眼、葡萄膜炎、角膜炎症、眼内炎等。

(5)视力下降但眼底正常:见于球后视神经炎、早期视锥细胞变性、早期视神经挫伤、中毒、肿瘤所致的视神经病变、全色盲、弱视、癔症等。

2. 感觉异常　如眼部刺痛、胀痛、痒、异物感、畏光等。眼部刺激征为眼剧痛、畏光流泪及眼睑痉挛,常见于角膜炎症、外伤、急性虹膜炎或急性虹膜睫状体炎、青光眼等。

3. 外观异常　如充血、出血、分泌物、肿胀、新生物等。

二、小儿视力检查法

由于幼儿合作性差,因此不能对其视力进行精确检查,但可通过检查其眼对光源或玩具、食品的注视、跟随反射情况以及交替遮掩的反应,初步了解其视力状况。将手电灯光或不同大小色泽鲜亮的物体置于被检小儿前方,观察其是否注视灯光或该物体;目标移动时,其眼球或头部是否跟随目标移动。如单眼患病时,可用交替遮盖法发现患眼:遮盖患眼时患儿无反应,遮盖健眼时患儿躁动不安,并试图移去或躲避遮盖物。

习 题

一、选择题

A1 型题

1. 如眼前手动不能识别,则改查

    A. 指数　　　　B. 光定位　　　　C. 光感　　　　D. 针孔视力　　　E. 色觉

2. 下列哪项没有一过性视力丧失

    A. 视网膜中央动脉痉挛　　　B. 急性结膜炎　　　　C. 精神刺激性黑矇

    D. 血压变化　　　E. 直立性低血压

3. 如果在 3m 处才能看清 0.1 行视标,则该眼视力为

    A. 0.1　　　　B. 0.04　　　　C. 0.02　　　　D. 0.2　　　　E. 0.06

4. 裂隙灯显微镜检查最常用的检查方法是

    A. 直接焦点照明法　　　B. 后部照明法　　　　C. 弥散照明法

    D. 镜面反光照明法　　　E. 角巩膜缘分光照明法

5. 下列哪项眼压测量方法最不受眼球壁硬度和角膜弯曲度的影响

    A. Schiötz 眼压计　　　B. 压平式眼压计　　　　C. 非接触式眼压计

    D. 指触眼压测量法　　　E. 以上均不是

6. 视野的特征不符合

    A. 某些眼病有特征性的视野改变　　　B. 可检测黄斑以外的视网膜功能

    C. 有中心视野和周边视野之分　　　D. 反映周边视力

    E. 看到的是眼球正前方的空间范围

7. 检查泪道有无阻塞的方法不包括

    A. Schirmer 试验　　　B. 泪道冲洗　　　　C. 超声检查

    D. 荧光素钠试验　　　E. 碘油造影

A2 型题

8. 患者,女性,56 岁,因右眼剧烈胀痛伴头痛 8 小时就诊。发病前一天晚上因在昏暗灯光下看书至深夜而引发,自觉视力下降。检查:右眼视力 0.1,右眼混合充血,角膜雾状水肿混浊,前房浅,瞳孔中度等大,对光反射迟钝,晶状体轻度混浊,余窥不清。此时应首先考虑的检查为

    A. 眼底血管造影　　　B. 测眼压　　　　C. 视野检查

    D. 眼电图　　　E. 房角检查

9. 患者,女性,36 岁,右眼被飞溅的碎玻璃击中致伤 1 天。眼部检查:视力右眼手动/眼

前 20cm,左眼 1.2;颞侧角膜可见贯通伤口。如果看不到异物,应对患者进行下列哪项检查

  A. X 线检查   B. 超声波检查   C. 电生理检查

  D. 磁共振检查   E. 眼压检查

A3 型题

(10~11 题共用题干)

  患者,男性,34 岁,约 1 周前双眼出现黑影飘动,2 天前视力明显下降。体格检查未发现异常。眼部检查:双眼玻璃体点片状出血,视网膜隐约可见出血。

10. 该患者最有可能的诊断是

  A. 视网膜中央动脉阻塞   B. 视网膜中央静脉阻塞   C. 糖尿病视网膜病变

  D. 视网膜静脉周围炎   E. 高血压视网膜病变

11. 为进一步明确诊断,应做的辅助检查为

  A. CT   B. MRI   C. 眼底血管造影

  D. 眼 B 超   E. UBM

A4 型题

(12~14 题共用题干)

  患者,女性,47 岁,主诉双眼干涩半年余。

12. 下述哪种检查方法最有意义

  A. X 线碘油造影   B. 泪膜破裂时间测定   C. 荧光素钠试验

  D. 超声检查   E. 泪道冲洗

13. 滴表面麻醉药后,临床诊断干眼的 schirmer 试验的数值为

  A. 5 分钟滤纸渗湿长度小于 10mm   B. 5 分钟滤纸渗湿长度小于 5mm

  C. 5 秒钟滤纸渗湿长度小于 10mm   D. 5 秒钟滤纸渗湿长度小于 5mm

  E. 5 分钟滤纸渗湿长度小于 5cm

14. 如患者诊断为干眼症,下述哪项治疗是不必要的

  A. 抗生素滴眼液   B. 眼睑热敷按摩   C. 正常的瞬目训练

  D. 人工泪液   E. 睡前用润滑作用的眼膏

二、名词解释

1. 视力

2. 视野

3. 暗适应

4. 房水闪辉现象

三、问答题

1. 简述如何检查远视力。

2. 简述视野分哪几种? 正常人的视野范围如何确定。

3. 简述如何记录眼底检查结果。

参 考 答 案

一、选择题

1. C   2. B   3. E   4. A   5. B   6. E   7. A   8. B   9. B   10. D

11. C   12. B   13. B   14. A

二、名词解释

1. 视力:视器辨别物体形状和大小的能力,它所反映的是黄斑中心凹的视功能。

2. 视野:指眼正视前方一点不动所看到的空间范围。

3. 暗适应:指当人们从明亮处进入暗处,起初一无所见,随着视网膜对光敏感度的增高,能够逐渐看清暗处物体的这一过程。

4. 房水闪辉现象:房水混浊时,经过前房的光束呈连续状灰白色反光带,此种改变称房水闪辉现象或 Tyndall 征。

三、问答题

1. 远视力检查:一般按照先右眼后左眼,先健眼后患眼的顺序进行;先查裸眼视力后再查戴镜矫正视力。检查时另外一眼用遮眼板或手掌遮盖。视力表置于受检者前方 5.0m 处,受检眼与视力表 1.0 行同高。从 0.1 向下逐行检查,读出或指出视标开口方向,记录能辨认出最小一行视标的视力。视力低于 0.1 者,令其走近视力表,直到认出 0.1 为止,根据公式 $V = d/D$ 算出视力数值。当视力低于 0.02 时,则令受检者辨认指数,从眼前 1.0m 开始逐渐接近,直至能正确辨认指数为止。若在 5.0cm 处还不能辨认手指者,则改用手动检查。当受检眼不能辨出手动时,在暗室内检查光感。

2. 视野种类:根据视野距离中心注视点的范围不同,分为中心视野和周边视野。正常人视野范围:采用白色视标测得正常人的视野最大,其正常范围平均上方 55°、下方 70°、鼻侧 60°、颞侧 90°。蓝、红、绿色视野依次递减 10°左右,绿色视野最小。

3. 眼底检查结果记录:通常以视盘为标志,以表明病变部位与这些标志之间的位置关系,例如病变位于视盘的上方、下方、颞侧或鼻侧等;以视盘直径(1PD = 1.5mm)为单位,来估计病变范围大小及与视盘之间的距离。病变水肿隆起或凹陷可根据病变与正常视网膜屈光度之差来计算,一般每差 3D 屈光度约等于 1mm,差数为"+"者表示隆起,差数为"-"者表示凹陷。

（张　岳）

第三章

眼 睑 病

学 习 要 点

本章对眼睑病进行了阐述。包括眼睑的炎症、睑板腺囊肿、眼睑位置异常及眼睑肿瘤等。通过本章节的学习,能具有对眼睑疾病的病史采集、初步诊断,并能提出相应的治疗原则的能力;具有能对患者进行合理有效的健康教育指导的能力。

重点与难点解析

一、睑腺炎

睑腺炎是指细菌引起眼睑腺体的急性化脓性炎症。睫毛毛囊或其附属的皮脂腺或变态汗腺感染,为外睑腺炎;若感染发生在睑板腺,为内睑腺炎。

外睑腺炎早期可见较弥散的红肿,可触及明显压痛的结节。内睑腺炎被局限于睑板腺内,眼睑红肿较为局限,病变处可触及硬结并有压痛。睑腺炎发生数日后,可形成黄色脓点。

早期睑腺炎可热敷。重症患者可全身应用抗生素。当脓肿形成后,应切开排脓。外睑腺炎的切口应在睑皮肤面与睑缘平行,内睑腺炎的切口应在睑结膜面与睑缘垂直。

二、睑板腺囊肿

睑板腺囊肿是由于睑板腺导管出口阻塞,腺体的分泌物潴留在睑板内,对周围组织产生慢性刺激引起的无菌性慢性肉芽肿性炎症。

好发于青少年,多见于上睑,病程进展缓慢。对复发性或老年人的睑板腺囊肿应注意与睑板腺癌相鉴别,切除物应进行病理检查。

治疗为热敷,对于大而不能吸收者可以手术切除。

三、睑缘炎

睑缘炎是睑缘表面、睫毛毛囊及其腺组织的亚急性或慢性炎症。分为3种。

1. 鳞屑性睑缘炎 患者自觉眼痒、烧灼感。睑缘充血、潮红,睫毛和睑缘表面附着灰白色上皮鳞屑。治疗为用生理盐水或3%硼酸溶液清洁睑缘,去除鳞屑和痂皮,然后涂抗生素眼膏。

2. 溃疡性睑缘炎 患者有较明显的痒、刺痛和烧灼感。睑缘充血,睫毛根部散在小脓疱及黄色痂皮,去除痂皮后可见小脓疡。治疗用生理盐水或3%硼酸溶液清洗睑缘,去除痂皮及毛囊的脓液。涂抗生素眼膏加局部按摩。

3. 眦部睑缘炎 患者自觉局部刺痒、异物感和烧灼感。多见外眦部皮肤及邻近睑缘充血、肿胀及浸渍糜烂。治疗滴用0.5%硫酸锌滴眼液,每天3～4次。

四、眼睑位置、功能和先天异常

1. 睑内翻及倒睫 常见沙眼引起的睑结膜及睑板瘢痕性挛缩导致的睑内翻。如仅有少数倒睫,可用睫毛镊拔除。较彻底的方法是采用电解法破坏倒睫的毛囊以求达到根治目的。瘢痕性睑内翻须手术治疗,可采用睑板切断术和睑板楔形切除术(Hotz改良法)。

2. 睑外翻 常见于眼睑皮肤的外伤、烧伤、化学伤或睑部手术后等瘢痕性收缩引起。老年人眼轮匝肌功能减弱,眼睑皮肤较松弛,或面神经麻痹使眼轮匝肌功能丧失,加之下睑重量使之下坠也可致睑外翻。应针对病因进行治疗。

3. 上睑下垂 上睑下垂是指上睑的上睑提肌或Müller平滑肌功能不全或丧失,导致上睑部分或全部下垂。可分为先天性或获得性。先天性上睑下垂以手术治疗为主。获得性者要积极进行病因治疗或药物治疗,无效时再考虑手术治疗。

五、眼睑肿瘤

1. 基底细胞癌 是最常见的眼睑恶性肿瘤,多见于老年人,好发于下睑近内眦部。初起时表现为质地坚硬、隆起较高、生长缓慢的小结节,因富含色素,可被误诊为色素痣或黑色素瘤。罕有转移。应尽早手术切除,是否辅以放射治疗依病情而定。

2. 鳞状细胞癌 多见于中老年人,好发于睑缘皮肤黏膜移行处。初起似乳头状瘤,逐渐形成溃疡,边缘隆起,质地坚硬。不仅向周围及深部侵蚀,还可经淋巴系统向远处淋巴结转移。以手术治疗为主,辅以放射治疗。

习 题

一、选择题

A1 型题

1. 睑腺炎的病原体是

　　A. 细菌　　　　　　B. 病毒　　　　　　C. 真菌　　　　　　D. 衣原体　　　　　　E. 支原体

2. 睑板腺囊肿好发于

　　A. 儿童　　　　　　B. 青少年　　　　　　C. 中年人　　　　　　D. 老年人　　　　　　E. 不定

A2 型题

3. 患者,女性,65岁,右上睑无痛性肿物半年。考虑为睑板腺囊肿,术后复发,应考虑

　　A. 手术未刮除干净　　　　　　B. 瘢痕组织增生　　　　　　C. 睑板腺癌可能

　　D. 继发感染　　　　　　E. 以上均不是

4. 患者,男性,17岁,双上睑提起受限,眼裂变小半年。考虑为

　　A. 睑腺炎　　　　　　B. 眼睑闭合不全　　　　　　C. 夜盲症

　　D. 上睑下垂　　　　　　E. 以上均不是

A3 型题

(5~7 题共用题干)

20 岁男性,左眼睑包块 2 个月,无眼痛。眼部检查:视力左眼 1.0,左眼睑皮下黄豆大小的圆形肿块,与之相对应的睑结膜面呈现紫红色的病灶,无压痛,结膜无充血,角膜透明,余未见异常。

5. 根据患者的临床表现,应考虑的诊断是

    A. 角膜炎   B. 结膜炎   C. 睑腺炎

    D. 睑板腺囊肿   E. 睑缘炎

6. 患者治疗考虑使用

    A. 抗生素   B. 止血药   C. 激素   D. 维生素   E. 热敷

7. 治疗无效,考虑

    A. 手术   B. 穿刺   C. CT 检查

    D. 眼 B 超检查   E. 磁共振检查

A4 型题

(8~10 题共用题干)

5 岁女孩,双眼上睑下垂出生即有。

8. 采集病史重点了解

    A. 不良习惯   B. 输血史   C. 过敏史   D. 接触史   E. 出生史

9. 重点检查项目是

    A. 血液   B. 肾   C. 肺   D. 心脏   E. 眼

10. 如果考虑为先天性上睑下垂,有助于进一步确定诊断的检查是

    A. 眼 B 超   B. 新斯的明试验   C. 眼部 A 超

    D. 裂隙灯显微镜   E. 房角镜

二、名词解释

1. 外睑腺炎

2. 上睑下垂

三、问答题

1. 试述睑腺炎的治疗。

2. 简述睑内翻的治疗。

参 考 答 案

一、选择题

1. A   2. B   3. C   4. D   5. D   6. E   7. A   8. E   9. E   10. B

二、名词解释

1. 外睑腺炎是睫毛毛囊或其附属的皮脂腺或变态汗腺感染。

2. 上睑下垂是指各种原因造成的上睑提肌或 Müller 平滑肌功能不全或丧失,导致上睑部分或完全下垂。

三、问答题

1. 早期睑腺炎热敷疗效确切。每日 2~3 次,每次 20 分钟左右,以促进眼睑血液循环,

缓解症状,促进炎症消散。白天滴用抗生素滴眼液,每晚抗生素眼膏涂眼。重症患者可全身应用抗生素。当脓肿形成后,应切开排脓。外睑腺炎的切口应在睑皮肤面与睑缘平行,内睑腺炎的切口应在睑结膜面与睑缘垂直。

2. 睑内翻如仅有少数倒睫,可用睫毛镊拔除。较彻底的方法是采用电解法破坏倒睫的毛囊以求达到根治目的。瘢痕性睑内翻须手术治疗,可采用睑板切断术和睑板楔形切除术(Hotz 改良法)。

(张 勇)

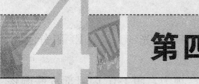

第四章

泪 器 病

学 习 要 点

本章对泪器病进行了阐述,着重对泪道疾病进行论述。学生对于慢性泪囊炎临床表现及治疗需要掌握;对于急性泪囊炎、新生儿泪囊炎和泪道阻塞或狭窄的临床表现及治疗需要熟悉;对于泪腺炎和泪腺肿瘤疾病要有所了解。

重点与难点解析

泪器病中,泪道阻塞或狭窄、慢性泪囊炎在临床上比较常见。对于泪道阻塞或狭窄的治疗,主要是用各种方法解除阻塞部位,保持泪道长久通畅。近年来开展的泪道内镜技术,给泪道疾病治疗带来很大的进步。在内镜的观察下,对于膜性、小范围阻塞者,可以在内镜下进行激光治疗;范围较长的,可以用泪道微电钻治疗。泪道激光是通过探针引导导光纤维至阻塞部位,利用激光的气化效应打通阻塞物,术后配合插管或置线,以提高疗效。

慢性泪囊炎的彻底解决方法是手术治疗,常用术式为泪囊鼻腔吻合术。目的是建立鼻内引流通道,使泪液从吻合口直接流入中鼻道。近年来开展了鼻内镜下鼻腔泪囊造口术,或鼻泪管支架置入术,也可达到根治目的。对因各种原因不能行上述手术者,可考虑行泪囊摘除术。

对于急性泪囊炎,早期可行局部热敷,全身和局部使用足量抗生素控制炎症。炎症期切忌泪道探通或泪道冲洗,以免导致感染扩散,引起眶蜂窝织炎。如脓肿形成,则可切开排脓,待伤口愈合,炎症完全消退后按慢性泪囊炎处理,行鼻内镜下鼻腔泪囊造口术较为适宜。

鼻泪管下端发育不完全,是婴儿溢泪的主要原因。婴儿泪囊若有继发感染,可出现黏液脓性分泌物,则形成新生儿泪囊炎。婴儿泪道阻塞或狭窄可试用手指有规律地向下压迫泪囊区,数次后点抗生素眼液,每日 3~4 次,坚持数周,能够促使鼻泪管下端开放。大多数患儿可随着鼻泪管开口发育开通而自愈,或经过压迫痊愈。若保守治疗无效,半岁以后可考虑行泪道探通术。

习 题

一、选择题

A1 型题

1. 泪液分泌部包括
   A. 结膜杯状细胞　　B. 上下泪点　　C. 上下泪小管　　D. 泪总管　　E. 泪囊

2. 泪器病的主要症状是

    A. 眼红   B. 眼痛   C. 溢泪   D. 畏光   E. 眼分泌物

A2 型题

3. 48 岁女性,右眼溢泪 10 年,无明显眼痛。眼部检查:视力右眼 1.0,内眦部皮肤湿疹,无压痛,压迫泪囊区有黏液分泌物自泪小点溢出,结膜充血,角膜透明,余未见异常。临床诊断最可能是

    A. 急性泪囊炎   B. 慢性泪囊炎   C. 角膜炎   D. 巩膜炎   E. 青光眼

4. 66 岁女性,左眼溢泪 8 年,伴红肿 2 天。有畏寒、发热。查体:体温 38℃。眼部检查:左眼 视力 1.0,泪囊区皮肤红肿、疼痛、压痛;眼睑和鼻根部水肿,结膜充血,角膜透明,余未见异常。临床诊断最可能是

    A. 泪腺炎   B. 泪腺肿瘤   C. 睑腺炎   D. 急性泪囊炎   E. 慢性泪囊炎

A3 型题

(5~7 题共用题干)

8 个月男婴,双眼溢泪及分泌物被发现 5 个月。眼部检查:双眼结膜无充血,压迫泪囊区无脓性分泌物,余检查欠合作。

5. 根据婴儿的临床表现,考虑的诊断是

    A. 结膜炎   B. 角膜炎   C. 新生儿泪囊炎   D. 泪道阻塞   E. 泪腺炎

6. 患者最需进一步的检查是

    A. 眼 B 超检查   B. 眼 A 超检查   C. 泪道冲洗

    D. 血培养及药敏试验   E. 胸部 X 线摄片

7. 治疗方针应是

    A. 手术   B. 观察   C. 补液

    D. 局部按摩   E. 全身应用抗生素

(8~10 题共用题干)

35 岁女性,左眼溢泪 2 年,无明显眼痛。眼部检查:左眼泪点正常,下泪道冲洗,可见冲洗液自原泪点返回,未见分泌物,结膜无充血,角膜透明,余未见异常。

8. 根据患者的临床表现,考虑的诊断是

    A. 泪点闭锁   B. 泪小管阻塞   C. 泪总管阻塞

    D. 鼻泪管阻塞   E. 慢性泪囊炎

9. 患者需进一步的检查是

    A. 眼 B 超检查   B. 眼 A 超检查   C. 房角镜检查

    D. 检眼镜检查   E. 全身检查

10. 治疗原则是

    A. 应用抗生素   B. 应用激素   C. 泪道激光

    D. 泪道冲洗   E. 鼻腔泪囊吻合术

A4 型题

(11~13 题共用题干)

3 个月女婴,出生即出现溢泪。

11. 采集病史重点了解

    A. 家族史   B. 出生史   C. 有无外伤史

D. 用眼卫生　　　　　　　　E. 眼部有否分泌物

12. 重点检查项目是
    A. 血液　　　　　　　　　B. 尿液　　　　　　　　　C. 大便
    D. 胸部 X 线摄片　　　　　E. 泪道

13. 根据上述检查初步印象为泪道阻塞,进一步治疗是
    A. 全身应用抗生素　　　　　B. 口服维生素　　　　　　C. 泪道探通
    D. 泪道冲洗　　　　　　　　E. 观察

(14 ~ 16 题共用题干)

45 岁女性,右眼溢泪 2 年,泪囊区皮肤红肿 5 天。

14. 重点了解的病史为
    A. 家族史　　B. 婚育史　　C. 结核病史　　D. 药物过敏史　　E. 眼部疾病史

15. 重点检查项目是
    A. 眼睑　　　B. 结膜　　　　C. 泪道　　　　D. 角膜　　　　E. 巩膜

16. 如考虑急性泪囊炎,进一步的治疗是
    A. 手术　　　　　　　　　　B. 应用抗生素,炎症控制后手术
    C. 泪道激光　　　　　　　　D. 泪道探通
    E. 泪道冲洗

二、名词解释

1. 溢泪
2. 功能性溢泪

三、问答题

1. 试述急性泪囊炎的治疗。
2. 简述泪道阻塞或狭窄的病因。

参 考 答 案

一、选择题

1. A　　2. C　　3. B　　4. D　　5. D　　6. C　　7. D　　8. B　　9. E　　10. C
11. E　　12. E　　13. D　　14. E　　15. C　　16. B

二、名词解释

1. 溢泪:由于泪道阻塞导致泪液不能从正常泪道排出的症状。

2. 功能性溢泪:当眼轮匝肌松弛,泪液泵作用减弱或消失,泪液排出障碍,出现溢泪,为功能性溢泪。

三、问答题

1. 急性泪囊炎的治疗是早期局部热敷,全身和局部应用抗生素。炎症期切忌泪道冲洗或泪道探通。一旦脓肿形成,应切开排脓,放置引流条,炎症消退后按慢性泪囊炎处理,及时手术,使泪囊的泪液排出通畅。

2. 泪道阻塞或狭窄的病因为老年性眼睑松弛或睑外翻使泪小点外翻。先天性闭锁、缺如、狭窄,以及炎症、肿瘤、结石、外伤、异物、药物毒性等各种因素引起的泪道结构或功能不全。

(黄　健)

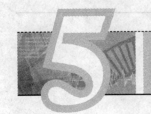

第五章

结　膜　病

学 习 要 点

本章对结膜病进行了阐述,着重对细菌性结膜炎、衣原体性结膜炎和病毒性结膜炎进行论述。需要掌握细菌性结膜炎的临床表现及治疗;沙眼临床表现、后遗症和并发症、诊断及治疗;病毒性结膜炎临床表现及治疗;熟悉细菌性结膜炎、沙眼及病毒性结膜炎的发病原因。了解细菌性结膜炎及病毒性结膜炎的分型;泡性角膜结膜炎、翼状胬肉、结膜结石和球结膜下出血的临床表现及治疗。

重点与难点解析

一、细菌性结膜炎

1. 急性或亚急性细菌性结膜炎　传染性强,多见于春秋季节,常见的致病菌为肺炎双球菌、金黄色葡萄球菌和流感嗜血杆菌等。常有眼红、流泪、异物感和灼热感等症状,眼部分泌物多,常使上下睑睫毛粘在一起,尤以晨起时明显。眼睑肿胀,结膜充血,结膜囊内脓性分泌物,也可有球结膜下出血、角膜浸润或角膜溃疡。

2. 淋球菌性结膜炎　是一种传染性极强、破坏性很大的超急性细菌性结膜炎症。病原体为淋病双球菌。成人主要是通过生殖器-眼接触传播而感染,新生儿则通过患有淋球菌性阴道炎的母体产道感染。潜伏期10小时至2～3天,双眼或单眼发病。病情进展迅速,有畏光、流泪,眼睑高度水肿,结膜充血水肿伴有大量脓性分泌物。严重者水肿的球结膜突出于睑裂外,部分患者可并发角膜溃疡甚至眼内炎。常有耳前淋巴结肿大和压痛。新生儿淋球菌性结膜炎的临床表现与成年人相似,但相对较重。

3. 细菌性结膜炎的诊断和治疗　根据临床表现、分泌物涂片或结膜刮片等检查,可以诊断。结膜刮片和分泌物涂片通过 Gram 和 Giemsa 染色,可在显微镜下发现大量多形核白细胞和细菌。为明确病因和指导治疗,必要时对伴有大量脓性分泌物者、结膜炎严重的患者及治疗无效者,应进行细菌培养和药敏试验,对伴有全身症状者还可进行血培养。治疗原则是祛除病因,抗感染治疗。

二、衣原体性结膜炎

衣原体性结膜炎包括沙眼、包涵体性结膜炎、性病淋巴肉芽肿性结膜炎。

沙眼常为双眼发病,通过直接接触或污染物间接传播。典型的沙眼可根据乳头、滤泡、角膜血管翳、结膜瘢痕和 Herbert 小凹作出诊断。WHO 要求诊断沙眼时至少符合下述标准中的 2 条:①上睑结膜 5 个以上滤泡;②典型的睑结膜瘢痕;③角膜缘滤泡或 Herbert 小凹;④广泛的角膜血管翳。治疗包括全身和眼局部药物治疗及对并发症的治疗。

三、病毒性结膜炎

1. 流行性角膜结膜炎　是一种强传染性的接触性传染病。由腺病毒 8、19、29 和 37 型引起。起病急,症状重,双眼发病。主要症状有眼红、疼痛、畏光和水样分泌物。急性期眼睑水肿,结膜充血水肿,滤泡增生,结膜下出血。在发病数天后角膜出现弥散的斑点状上皮损害,2 周后发展为上皮下浸润。急性期可使用抗病毒药物抑制病毒复制。若合并有细菌感染时加用抗生素治疗。

2. 流行性出血性结膜炎　是一种暴发流行的自限性眼部传染病。由 70 型肠道病毒引起。常见症状有眼痛、畏光、流泪、异物感、眼睑水肿等。结膜下出血呈片状或点状。滤泡形成,伴上皮性角膜炎和耳前淋巴结肿大。治疗同流行性角膜结膜炎,有自限性。应注意加强个人卫生和医院管理,防止疾病传播。

四、泡性角膜结膜炎

由微生物蛋白质引起的迟发型免疫反应性疾病。常见的致病微生物包括:结核杆菌、金黄色葡萄球菌等。病变初起为实性,在球结膜隆起的大小为 1～3mm 的红色病灶,周围有充血区。病变愈合后可留有浅淡的瘢痕。首先查明并治疗诱发此病的潜在性疾病;局部点用糖皮质激素眼药水,伴有相邻组织的细菌感染者要给予抗生素治疗。

五、翼状胬肉

是一种向角膜表面生长的与结膜相连的纤维血管样组织。多见于热带地区和户外工作的人群。翼状胬肉小而静止时一般不需治疗。胬肉进行性发展,侵及瞳孔区影响视力或美观且有手术要求者,可手术切除,但有一定的复发率。

习　题

一、选择题

A1 型题

1. 沙眼的病原体是
   A. 支原体　　　B. 细菌　　　C. 沙眼衣原体　D. 病毒　　　　E. 真菌

2. 结膜乳头
   A. 是由淋巴细胞反应引起　　　　　B. 由增生肥大的上皮层隆凸形成
   C. 是结膜炎症的一种特异性体征　　D. 多见于球结膜
   E. 裂隙灯显微镜下见其周边有扩张的毛细血管

3. 结膜病描述不正确的是
   A. 最常见的是结膜炎　　　　　　　B. 最常见的原因是微生物感染
   C. 常有异物感　　　　　　　　　　D. 眼有分泌物

E. 与眼外伤最为密切

4. 结膜分泌物涂片检查

    A. 细菌性结膜炎涂片淋巴细胞占多数

    B. 病毒性结膜炎多形核白细胞占多数

    C. 衣原体结膜炎涂片只有淋巴细胞

    D. 过敏性结膜炎标本中可见嗜酸性和嗜碱性粒细胞

    E. 细菌性结膜炎涂片无多形核白细胞

5. 急性细菌性结膜炎

    A. 传染性不强

    B. 多见于冬季

    C. 只是散发感染

    D. 发病缓慢

    E. 常见的致病菌为肺炎双球菌、金黄色葡萄球菌和流感嗜血杆菌等

6. 急性细菌性结膜炎错误的治疗是

    A. 祛除病因   B. 保持结膜囊清洁

    C. 可用生理盐水冲洗结膜囊   D. 使用抗生素滴眼液

    E. 包扎患眼

A2 型题

7. 50 岁女性,双眼红、流泪和灼热感伴眼部黄色分泌物多 2 天。自述 2 天前在公共浴池洗浴。眼部检查:双眼眼睑肿胀,结膜明显充血,结膜囊内有脓性分泌物,双眼角膜透明。眼压 15mmHg(双眼)。临床诊断最可能是

    A. 慢性细菌性结膜炎   B. 急性细菌性结膜炎

    C. 过敏性结膜炎   D. 病毒性结膜炎

    E. 衣原体性结膜炎

8. 61 岁男性,患者前一天有染发史。双眼奇痒、眼睑水肿、结膜充血及水肿。裂隙灯显微镜检查表现为眼睑皮肤湿疹样改变、睑结膜乳头、滤泡增生。眼压 12mmHg(双眼)。临床诊断最可能是

    A. 慢性细菌性结膜炎   B. 急性细菌性结膜炎   C. 病毒性结膜炎

    D. 过敏性结膜炎   E. 沙眼

A3 型题

(9~11 题共用题干)

20 岁女性,双眼异物感,流泪 1 周。眼部检查:双眼睑结膜充血,结膜滤泡形成,乳头增生。

9. 根据患者的临床表现,考虑的诊断是

    A. 沙眼   B. 细菌性结膜炎   C. 病毒性角膜炎

    D. 流行性角膜结膜炎   E. 流行性出血性结膜炎

10. 患者需进一步进行的检查是

    A. PCR   B. 免疫荧光   C. 结膜刮片   D. B 超   E. CT

11. 治疗原则是

    A. 广谱抗生素眼药水滴眼   B. 手术   C. 放疗

    D. 化疗　　　　　　　　　E. 放弃治疗

A4 型题

（12～14 题共用题干）

30 岁男性,游泳后双眼刺痛、畏光 1 天。

12. 重点了解的病史

    A. 结核病史　　B. 用眼卫生　　C. 手术史　　　D. 家族史　　　E. 婚育史

13. 重点检查项目是

    A. 眼睑　　　B. 外周血象　　C. 视网膜　　　D. 巩膜　　　　E. 角、结膜

14. 根据上述检查初步诊断为流行性角膜结膜炎,有助于进一步治疗的是

    A. 应用白内障药物　　　B. 抗病毒药物　　　　　　C. 激光

    D. 放疗　　　　　　　　E. 手术

二、名词解释

1. 沙眼

2. Herbert 小凹

三、问答题

1. 简述沙眼的后遗症和并发症。

2. 病毒性结膜炎的治疗原则是什么?

参 考 答 案

一、选择题

1. C　　2. B　　3. E　　4. D　　5. E　　6. E　　7. B　　8. D　　9. A　　10. C

11. A　　12. B　　13. E　　14. B

二、名词解释

1. 沙眼:是由沙眼衣原体引起的一种慢性传染性结膜角膜炎。

2. Herbert 小凹:角膜缘滤泡发生瘢痕化改变,称为 Herbert 小凹。

三、问答题

1. 沙眼的后遗症和并发症:睑内翻和倒睫、上睑下垂、实质性角膜结膜干燥症、慢性泪囊炎、睑球粘连、角膜混浊等。

2. 病毒性结膜炎的治疗原则:局部冷敷和使用血管收缩剂可减轻症状。急性期可使用抗病毒药物,以抑制病毒复制。合并有细菌感染时加用抗生素滴眼液。如果出现严重的膜、上皮或上皮下角膜炎时,可考虑使用糖皮质激素滴眼液,但应掌握使用时间和频度。

（张原明　孙　斌）

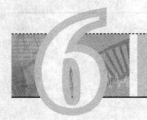

第六章

眼 表 疾 病

学 习 要 点

本章对干眼病进行了详细的阐述。需要掌握干眼的概念、临床表现及治疗原则,了解干眼的病因及主要诊断依据,对干眼患者进行病史采集,泪液分泌试验的检查、泪膜破裂时间检查、荧光素角膜染色检查。

重点与难点解析

一、眼表的结构

眼表的解剖学含义指起始于上、下眼睑缘间部的眼球表面全部黏膜上皮,包括角膜上皮和结膜上皮(球结膜、睑结膜、穹隆部结膜),这一概念强调了角膜上皮与结膜上皮在维系眼表健康时相互依赖的关系。眼表上皮来源于各自的干细胞,角膜上皮来源于位于角膜缘的干细胞,由于干细胞不断增殖、分化和迁移,因此角膜上皮是高度分化、可以迅速进行自我更新的组织。结膜上皮以复层扁平细胞为主,夹有许多可以分泌黏蛋白的杯状细胞,结膜上皮可能来源于结膜穹隆部或睑缘的皮肤黏膜结合处,也有研究认为结膜的干细胞均匀地分布于眼表。

二、泪液的性状及功能

正常情况下,泪液的生成速率为 $1.2\mu l/min$,折射指数为 1.336。结膜囊内泪液体积为 $(7\pm2)dl$,角膜表面的体积为 $7.0\mu l$。其中清蛋白占蛋白总量 60%,球蛋白和溶菌酶各占 20%。泪液中还含有 IgA、IgG、IgE 等免疫球蛋白,IgA 含量最多,由泪腺中浆细胞分泌。溶菌酶和 γ-球蛋白以及其他抗菌成分共同组成眼表的第一道防御屏障。泪液中的 K^+、Na^+ 和 Cl^- 浓度高于血浆。泪液中还有少量葡萄糖($5mg/dl$)、尿素($0.04mg/dl$),其浓度随血液中葡萄糖和尿素水平变化发生相应改变。泪液 pH 范围为 $5.20\sim8.35$,平均 7.35,正常情况下泪液为等渗性。

三、泪膜的构成

泪膜分为 3 部分:位于最表面的脂质层厚约 $0.1\mu m$(睑裂开放时),中间水样层为 $7\mu m$厚,最内侧则是 $20\sim50nm$ 厚的黏蛋白层。最近的一些研究认为泪膜厚约 $40\mu m$,大部分由黏蛋白凝胶构成,且水样层与黏蛋白层之间没有界限。

泪膜-空气界面是视觉通路的第一个折射表面,保持一个稳定健康的泪膜对于清晰物象的获得非常重要。其主要功能在于:①填补上皮间的不规则界面,保证角膜的光滑;②湿润及保护角膜和结膜上皮;③通过机械冲刷及内含的抗菌成分抑制微生物生长;④为角膜提供氧气和所需的营养物质。

四、干眼症的检查方法

干眼症的检查方法有泪液分泌试验、泪膜破裂时间、荧光素染色。必须注意的是,干眼最早出现眼表上皮点状染色是发生于结膜,而不是角膜。

习 题

一、选择题

A1 型题

1. 眼表的解剖学含义除外

    A. 角膜上皮   B. 球结膜   C. 睑结膜

    D. 穹隆部结膜   E. 巩膜

2. 泪膜从外向内分别由

    A. 水样层和黏蛋白层构成   B. 脂质层和黏蛋白层构成

    C. 脂质层、水样层和黏蛋白层构成   D. 水样层、脂质层和黏蛋白层构成

    E. 脂质层、黏蛋白和水样层构成

A2 型题

3. 50 岁女性,右眼异物感 1 个月。眼部检查:视力右眼 1.0,结膜稍充血,角膜荧光素染色阳性,晶状体透明,余未见异常。此时,应做的检查为

    A. 泪膜破裂时间   B. 眼压   C. 眼 B 超

    D. 眼 A 超   E. CT

4. 30 岁女性,左眼异物感 1 年。眼部检查:视力左眼 1.0,左眼结膜无充血,角膜荧光素染色阳性,泪膜破裂时间 4 秒,晶状体透明,玻璃体未见混浊。余未见异常。临床诊断最可能是

    A. 干眼   B. 白内障   C. 青光眼   D. 巩膜炎   E. 葡萄膜炎

 A3 型题

(5～7 题共用题干)

65 岁男性,左眼不适 20 天。眼部检查:视力左眼 1.0,左眼结膜血管扩张、结膜失去光泽、水肿,角膜上皮点状脱落,余未见异常。

5. 根据患者的临床表现,应考虑的诊断是

    A. 角膜炎   B. 睑腺炎   C. 干眼

    D. 睑板腺囊肿   E. 睑缘炎

6. 患者进一步的检查是

    A. 泪液分泌试验   B. 血液   C. 眼 B 超

    D. 眼 A 超   E. CT

7. 若泪液分泌试验<5mm,考虑

    A. 继续观察   B. 人工泪液   C. 维生素

    D. 止血药   E. 磁共振检查

A4 型题

(8~10 题共用题干)

20 岁女性患者,左眼干涩感。

8. 采集病史重点了解

    A. 眼部疾病史   B. 输血史   C. 过敏史   D. 接触史   E. 出生史

9. 重点检查项目是

    A. 眼底   B. 角膜   C. 巩膜   D. 虹膜   E. 睫状体

10. 如果考虑为干眼,进一步的检查是

    A. 泪液分泌试验   B. 泪道冲洗   C. 眼 B 超

    D. 血液   E. CT

二、名词解释

1. 干眼

2. 视频终端综合征

三、问答题

1. 泪膜的主要功能是什么?

2. 简述干眼的诊断依据。

参 考 答 案

一、选择题

1. E   2. C   3. A   4. A   5. C   6. A   7. B   8. A   9. B   10. A

二、名词解释

1. 干眼:又称角结膜干燥症,是指各种原因引起的泪液质和量异常或动力学异常,导致泪膜稳定性下降,并伴有眼部不适,引起眼表病变为特征的多种病症的总称。

2. 视频终端综合征:由于长时间使用电脑、文字处理机、电视游戏机等终端屏幕,影响眼和身心健康所产生的一组疾病,也称 VDT 综合征,包括眼部、全身及精神症状。

三、问答题

1. 泪膜的主要功能是:①润滑眼表,提供光滑的光学面;②湿润及保护角膜及结膜上皮;③通过机械冲刷及内含的抗菌成分抑制微生物生长;④为角膜提供必需的营养物质。

2. 干眼的主要诊断依据是:①症状;②泪液分泌量不足和泪膜不稳定;③眼表面上皮细胞的损害;④泪液渗透压增加。

（张 勇）

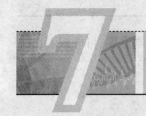

第七章

角膜病与巩膜病

学 习 要 点

本章着重对角膜炎进行论述。通过本章节的学习,掌握细菌性角膜炎、真菌性角膜炎及单纯疱疹病毒性角膜炎的临床表现、诊断及治疗,熟悉角膜炎的病因、病理及治疗原则,了解角膜软化症的临床表现及治疗原则。

重点与难点解析

一、概述

角膜病中感染性角膜炎症为多见。

1. 角膜炎病理过程　角膜炎病理过程分为 4 期:浸润期、溃疡形成期、炎症消退期及愈合期。

2. 角膜炎的临床表现　眼部刺激症状、睫状充血、角膜浸润及溃疡形成。

3. 治疗原则　祛除病因、促进溃疡愈合、减少瘢痕形成。根据感染种类,选择抗生素、抗真菌、抗病毒药物。糖皮质激素的使用要严格掌握适应证,细菌性角膜炎急性期一般不宜使用,慢性期病灶愈合后可酌情使用;真菌性角膜炎禁用;单纯疱疹病毒性角膜炎,糖皮质激素原则上只能用于非溃疡型的角膜基质炎。

二、细菌性角膜炎

1. 病因　外伤、剔除异物、佩戴角膜接触镜等已受损的角膜,细菌感染。

2. 临床表现　起病快;眼痛、畏光、流泪、眼睑痉挛;睫状充血或混合充血;角膜灰白或灰黄色浸润灶,周围组织水肿;浸润迅速扩大形成溃疡,溃疡表面和结膜囊内多有脓性或黏液脓性分泌物;可伴不同程度的前房积脓。

3. 诊断　病史、临床表现及角膜刮片检查均有助于早期诊断。明确的病原学诊断需要做细菌培养,同时进行药敏试验,为筛选敏感抗生素提供依据。

4. 治疗　细菌性角膜炎可造成角膜组织的迅速破坏,因此对疑似细菌性角膜炎患者应积极治疗。病原体未明的革兰阳性球菌感染首选头孢菌素,革兰阴性杆菌角膜炎首选氨基糖苷类,氟喹诺酮类有强力的杀菌作用,杀菌谱广。初诊患者根据临床表现和溃疡的严重程度给予广谱抗生素治疗,然后根据细菌培养和药敏试验的结果调整使用敏感抗生素。并发虹膜睫状体炎时应给予1%阿托品散瞳治疗,对药物治疗无效、病情急剧发展,可能或者已经发生角膜溃疡穿孔者,应考虑角膜移植术。

三、真菌性角膜炎

1. 病因　多有植物性(树枝、稻草等)角膜外伤史或长期使用激素和抗生素史。

2. 临床表现　起病缓慢;刺激症状较轻;角膜病灶呈灰白色、致密、表面欠光泽,呈苔垢样外观;溃疡周围有免疫环;可见"伪足"或卫星灶;角膜后可有斑块状沉着物;前房积脓灰白黏稠;真菌进入眼内可导致真菌性眼内炎。

3. 诊断　根据植物性外伤的病史,结合角膜病灶的特征可作出初步诊断,确诊需实验室检查(角膜刮片、培养、共聚焦显微镜)查找到真菌和菌丝。

4. 治疗　局部使用抗真菌药物治疗。目前0.15%两性霉素B和5%那他霉素滴眼液是抗真菌性角膜炎的一线药物。并发虹膜睫状体炎者,应使用1%阿托品眼药水或眼膏散瞳,不宜使用糖皮质激素。角膜溃疡即将或已经穿孔者,可考虑行角膜移植术。

四、单纯疱疹病毒性角膜炎

1. 病因　多为1型单纯疱疹病毒感染所致。原发感染常见于幼儿头、面部皮肤及黏膜组织的感染。复发性感染是当机体抵抗力下降、全身或局部使用糖皮质激素或免疫抑制剂时潜伏病毒的再活化所致。

2. 临床表现

(1)原发性单纯疱疹病毒感染:常见于幼儿。眼部受累表现为急性滤泡性结膜炎、假膜性结膜炎、眼睑皮肤疱疹、点状或树枝状角膜炎。

(2)复发性单纯疱疹病毒感染:根据不同的临床表现分为4种类型:上皮型角膜炎、神经营养性角膜病变、基质型角膜炎及角膜内皮炎。

3. 诊断　根据病史,角膜树枝状、地图状溃疡灶或盘状角膜基质炎等体征可以诊断。角膜上皮刮片发现多核巨细胞等实验室检查有助于诊断。

4. 治疗　单纯疱疹病毒性角膜炎治疗的目的是抑制病毒在角膜内的复制,减轻炎症反应引起的角膜损害。常用的抗病毒药物有阿昔洛韦、更昔洛韦等,也可与干扰素或其他口服抗病毒药物联合应用。已穿孔的患者可行穿透性角膜移植术。

习　　题

一、选择题

A1型题

1. 下面哪种表现属于角膜炎病理变化过程的"溃疡形成期"
　　A. 角膜浸润　　　　　　　B. 角膜瘘　　　　　　　C. 角膜薄翳
　　D. 粘连性角膜白斑　　　　E. 角膜葡萄肿

2. 革兰阴性杆菌引起的角膜溃疡表现为
　　A. 荧光染色呈点状或树枝状
　　B. 圆形或椭圆形局灶性脓肿,周围灰白色浸润,边界清晰
　　C. 乳白色、表面致密的苔垢样浸润灶

D. 迅速进行的液化性角膜坏死

E. 角膜上皮广泛缺损,基质溶解坏死

3. 角膜炎除眼痛外,一般不会出现

    A. 畏光   B. 瞳孔散大   C. 流泪   D. 睫状充血   E. 角膜混浊

4. 关于细菌性角膜炎的临床特点,下列哪项不正确

    A. 起病急,常在外伤后 4~48 小时起病   B. 眼痛、胀、畏光、流泪

    C. 眼睑水肿,睫状充血   D. 早期出现边界不清的角膜上皮溃疡

    E. 伴有脓性分泌物

5. 不符合角膜白斑特点的有

    A. 混浊呈乳白色而有光泽   B. 角膜全层混浊   C. 表面平坦

    D. 仍可透见虹膜   E. 属瘢痕性角膜混浊

6. 早期诊断真菌性角膜炎的方法为

    A. B超   B. 角膜刮片染色   C. PAS 染色

    D. 角膜组织活检   E. 免疫荧光染色

7. 患者,男性,26 岁,左眼畏光流泪 5 天。眼科检查:左眼视力 0.06,球结膜混合性充血,角膜中央偏下方可见近圆形直径约 4mm 的椭圆形局灶性溃疡,周围有灰白色浸润区,溃疡表面和结膜囊内均可见黄白色黏液脓性分泌物。该患者角膜溃疡可能是由下面哪种病原微生物引起

    A. 葡萄球菌   B. 单纯疱疹病毒   C. 铜绿假单胞菌

    D. 茄病镰刀菌   E. 衣原体

8. 关于真菌性角膜炎的临床表现,哪一项不正确

    A. 起病较缓慢,病程长

    B. 表面坏死组织易于剔除

    C. 可伴有前房积脓

    D. 病灶灰白色,无光泽,病灶湿润而粗糙,表面微隆起

    E. 溃疡周围出现浅沟或免疫环,并可见"卫星灶"

A2 型题

9. 患者男性,63 岁,农民,右眼被花生壳崩伤后视力下降 10 天。曾在当地医院就诊,诊断为"角膜炎",给予氧氟沙星滴眼液、庆大霉素滴眼液等点眼,疗效不佳,症状逐渐加重。眼部检查:右眼视力:指数/50cm,结膜混合性充血,角膜中央偏鼻下方见 4mm×5mm 灰白色致密的斑块状病灶,表面粗糙,边缘有沟状凹陷,前房黏稠、灰白色的积脓高约 2mm。下面检查中对诊断最有意义的是

    A. 超声生物显微镜检查   B. 共聚焦显微镜检查   C. 电生理检查

    D. 电脑视野检查   E. 眼部 B 超检查

10. 患者女性,45 岁,3 天前回家途中自觉有东西吹入右眼,自行清理后仍有异物感,出现视物轻度模糊症状。次晨右眼红痛及视物模糊症状加重,伴大量分泌物。眼部检查:右眼视力 0.06,结膜囊分泌物略带黄绿色,球结膜混合性充血,角膜颞下方 3mm×4mm 浸润灶,前房积脓约 3mm,余眼内详细情况窥不清。该患者首选的治疗药物是

    A. 喹诺酮类   B. 头孢菌素   C. 氨基糖苷类

    D. 咪唑类   E. 糖皮质激素

A3 型题

(11～12 题共用题干)

患者男性,31 岁,双眼红痛伴视力下降反复发作 10 年,左眼加重 1 周。眼部检查:视力右 0.6,矫正 0.8,左指数/眼前 60cm,不能矫正;左眼睫状充血,角膜近中央 5mm×5mm 地图状灰白色混浊区,荧光素染色(+),裂隙灯显微镜下见混浊区角膜水肿增厚,后弹力层皱褶,前房深度正常,瞳孔圆,直径约 4mm,对光反应灵敏。眼压右 15mmHg,左 13mmHg。

11. 根据患者的临床表现,首先考虑的诊断是

　　A. 金黄色葡萄球菌性角膜炎　　　　　　　B. 铜绿假单胞菌性角膜炎

　　C. 真菌性角膜炎　　　　　　　　　　　　D. 单纯疱疹病毒性角膜炎

　　E. 泡性角膜结膜炎

12. 单纯疱疹病毒性角膜炎的治疗原则是

　　A. 使用有效的抗生素　　 B. 使用有效的抗病毒药物　　 C. 禁用糖皮质激素

　　D. 早期穿透性角膜移植　　 E. 大量补充维生素 A

A4 型题

(13～15 题共用题干)

黄某,男,36 岁。左眼红痛伴视力下降 2 天就诊。

13. 下面哪个病史对诊断最有意义

　　A. 外伤史　　　　　　　　 B. 家族史　　　　　　　　 C. 手术史

　　D. 婚育史　　　　　　　　 E. 药物过敏史

14. 最合适的实验室检查为

　　A. 荧光素染色　　　　　　　　　　　　 B. 角膜刮片＋分泌物培养＋药敏试验

　　C. 超声生物显微镜检查　　　　　　　　 D. 眼 B 超

　　E. 角膜地形图

15. 根据目前的临床表现和溃疡形态,疑为细菌性角膜炎,进一步治疗不恰当的是

　　A. 首选广谱抗生素,等待分泌物培养＋药敏试验结果

　　B. 局部可使用胶原酶抑制剂

　　C. 口服维生素 C、维生素 B 等药物

　　D. 并发虹膜睫状体炎者用散瞳剂

　　E. 早期穿透性角膜移植术

二、名词解释

1. 角膜葡萄肿

2. 粘连性角膜白斑

三、问答题

1. 简述细菌性角膜炎的治疗原则。

2. 简述真菌性角膜炎的临床表现。

参 考 答 案

一、选择题

1. B　　 2. D　　 3. B　　 4. D　　 5. D　　 6. B　　 7. A　　 8. B　　 9. B　　 10. C

11. D 12. B 13. A 14. B 15. E

二、名词解释

1. 角膜病变后期,混杂有虹膜组织的角膜瘢痕在高眼压的作用下呈紫黑色隆起,称为角膜葡萄肿。

2. 角膜穿孔修复过程中,如果角膜瘢痕组织中嵌有虹膜组织,则形成粘连性角膜白斑。

三、问答题

1. 细菌性角膜炎的治疗原则:对于初诊患者,根据临床表现和溃疡的严重程度给予广谱抗生素治疗,然后根据细菌培养和药敏试验的结果调整使用敏感抗生素。对病原体未明的革兰阳性球菌感染,首选抗生素是头孢菌素,革兰阴性杆菌角膜炎首选抗生素是氨基糖苷类。对于多种细菌引起的角膜炎或革兰染色不明确者,推荐联合使用头孢菌素和氨基糖苷类作为初始治疗。并发虹膜睫状体炎者应给予1%阿托品滴眼液或眼膏散瞳。局部可使用胶原酶抑制剂抑制溃疡发展,大量口服维生素C、维生素B等药物有助于溃疡愈合。

2. 真菌性角膜炎的临床表现:患者多有植物性外伤史或长期使用激素和抗生素史。早期有异物感,而刺激症状相对较轻。角膜病灶呈白色或乳白色,致密,表面欠光泽呈牙膏样外观,溃疡周围有基质溶解形成的浅沟或抗原-抗体反应形成的免疫环。部分病例可见"伪足"或"卫星灶",角膜后可有斑块状沉着物。常伴有严重的虹膜睫状体炎反应,出现灰白色的黏稠前房积脓。部分真菌穿透性强,可侵入眼内导致真菌性眼内炎。

(赵桂秋)

第八章

葡萄膜病

学 习 要 点

本章着重对葡萄膜炎、常见的特殊葡萄膜炎及葡萄膜肿瘤进行论述。需要掌握虹膜睫状体炎的临床表现、鉴别诊断及治疗。熟悉葡萄膜炎的临床分类及病因。了解中间葡萄膜炎及后葡萄膜炎的临床表现及治疗；交感性眼炎、Vogt-小柳原田综合征的概念、临床表现及治疗；脉络膜恶性黑色素瘤、脉络膜血管瘤及脉络膜转移癌的诊断和治疗。

重点与难点解析

一、葡萄膜炎

发生在虹膜、睫状体和脉络膜的炎症称为葡萄膜炎。

病因有感染性因素、非感染性因素、自身免疫因素、前列腺素机制、遗传因素等。单一病因的葡萄膜炎很少，可有多种因素参与葡萄膜炎的发生发展过程，但是常常合并有免疫因素，临床上还有部分患者难以明确病因。

1. 前葡萄膜炎 是虹膜炎和睫状体炎的总称，二者常同时存在。临床表现有眼痛、视力减退、畏光、流泪、眼睑痉挛。体征有睫状充血、房水混浊、角膜后沉着物(KP)、虹膜改变、瞳孔改变、晶状体改变、玻璃体和眼底改变。常见为并发性白内障、继发性青光眼、低眼压及眼球萎缩。局部治疗散瞳、糖皮质激素、非甾体类抗炎药。全身治疗主要是病因治疗。并发症治疗：并发性白内障可行白内障摘除或超声乳化人工晶状体植入术；继发性青光眼，可行虹膜周边切除术或滤过性手术。

2. 中间葡萄膜炎 临床表现症状轻。三面镜或间接检眼镜检查，可见睫状体平坦部有灰白色隆起的"雪堤样"改变。活动性炎症者应用类固醇激素局部或全身使用。亦可给予免疫抑制剂。

3. 后葡萄膜炎 临床表现可有眼前黑影或暗点或视力下降。体征有玻璃体内炎症细胞和混浊；视网膜出现血管鞘、闭塞和出血等；黄斑水肿；局灶性脉络膜视网膜浸润病灶。常用类固醇激素治疗；顽固病例尚需用其他免疫抑制剂。

4. 几种特殊类型的葡萄膜炎

(1)交感性眼炎：是指眼穿通性外伤或眼内手术眼后，一眼经过一段时间的肉芽肿性(非化脓性)全葡萄膜炎。诱发眼到交感眼出现炎症的时间从2周到2年不等，但大多数在

2 个月以内发病。前段受累应用糖皮质激素和睫状肌麻痹剂治疗,后段葡萄膜炎和全葡萄膜炎应用糖皮质激素和免疫抑制剂治疗。预防是眼球穿通伤后及时修复伤口,应用糖皮质激素。对修复无望的眼球方可慎行眼球摘除术。

(2)Vogt-小柳原田综合征:特征是双侧全葡萄膜炎伴有脑膜刺激征、听力障碍、白癜风、毛发变白或脱落等病症。可能的病因是病毒感染、自身免疫反应异常。治疗是早期大剂量类固醇激素治疗,2 周后予维持量治疗。复发者或顽固病例,一般给予免疫抑制剂。

二、葡萄膜肿瘤

1. 脉络膜恶性黑色素瘤 起源于脉络膜色素细胞和痣细胞,恶性度高。局限性肿瘤可局部切除、激光光凝和放射治疗。弥漫性肿瘤可行眼球摘除,侵及眼外者应行眼眶内容剜除术。

2. 脉络膜血管瘤 脉络膜血管瘤为先天性血管发育畸形。可为孤立性,呈淡红色的圆形或近似球形隆起;也可为弥漫性,呈广泛、扁平、边界不清的西红柿色增厚。本病可采用激光治疗。

3. 脉络膜转移癌 其他脏器的恶性肿瘤晚期时可通过血行转移至脉络膜,乳腺癌最为多见,表现为边界模糊不清的黄色或灰黄色圆盘状或半球形隆起。可考虑化疗或放疗。

三、葡萄膜先天异常

1. 无虹膜 属常染色体显性遗传,检查看不到虹膜组织,可戴有色眼镜或美容性角膜接触镜来减轻畏光等不适。

2. 虹膜和(或)脉络膜缺损 由于胚胎发育过程中视杯下方的胚裂闭合不全所致,可以不影响视力。

3. 永存瞳孔膜 为胚胎时期晶状体表面血管膜吸收不全所遗留的残迹,一般不需治疗。

习 题

一、选择题

A1 型题

1. 葡萄膜炎按病程划分,急性为
   A. 小于 1 个月　　　　　　B. 小于 2 个月　　　　　　C. 小于 3 个月
   D. 小于 4 个月　　　　　　E. 小于 5 个月

2. 中间葡萄膜炎,是指炎症累及
   A. 睫状体平坦部　　　　　B. 虹膜　　　　　　　　　C. 脉络膜
   D. 视网膜　　　　　　　　E. 角膜

3. 治疗葡萄膜炎最主要的措施是
   A. 非皮质类固醇抗炎药　　B. 皮质类固醇　　　　　　C. 散瞳和麻痹睫状体
   D. 免疫治疗　　　　　　　E. 抗生素

4. 虹膜炎发作时引起视力下降的原因,除外
   A. 角膜水肿　　　　　　　B. 玻璃体混浊　　　　　　C. 角膜后沉着物
   D. 调节麻痹　　　　　　　E. 房水混浊

A2 型题

5. 患者男性,45 岁,右眼红痛伴视力下降 6 天。眼部检查:视力右眼 0.25,结膜混合性充血,角膜后沉着物阳性,房水闪辉阳性,瞳孔小,虹膜后粘连。该患者最可能发生的并发症是

    A. 脉络膜炎   B. 角膜溃疡   C. 巩膜炎

    D. 多瞳孔   E. 继发性青光眼

6. 36 岁男性,左眼红痛伴视物模糊 1 周。眼部检查:左眼视力 0.15,结膜混合性充血,角膜后沉着物阴性,房水闪辉阳性,玻璃体混浊。眼底窥及模糊。眼压 12mmHg。临床诊断最可能是

    A. 后葡萄膜炎   B. 虹膜炎   C. 巩膜炎

    D. 多瞳孔   E. 继发性青光眼

A3 型题

(7~9 题共用题干)

35 岁男性,自觉左眼前黑影飘动,偶有红、痛。眼部检查:视力左眼 0.8,结膜充血,角膜后沉着物阳性,粉尘状,轻度房水闪辉,前部玻璃体轻混浊。眼底正常。

7. 根据患者的临床表现,应考虑的诊断是

    A. 急性结膜炎   B. 中间葡萄膜炎   C. 急性虹睫炎

    D. 细菌性角膜炎   E. 后葡萄膜炎

8. 患者最需进一步的检查是

    A. 眼压   B. 血培养及药敏试验   C. 眼 B 超检查

    D. 三面镜   E. 胸部 X 线摄片

9. 治疗方针应是

    A. 应用类固醇激素   B. 观察   C. 补液

    D. 紧急手术   E. 抗炎

A4 型题

(10~12 题共用题干)

5 岁男性,3 天来自觉左眼视物模糊伴眼痛、畏光。

10. 采集病史重点了解

    A. 不良习惯   B. 家族史   C. 有无外伤史

    D. 用眼卫生   E. 出生史

11. 重点检查项目是

    A. 心电图   B. 胸部 X 线摄片   C. 大便

    D. 尿液   E. 眼

12. 根据上述检查初步诊断为外伤性虹睫炎,进一步的治疗是

    A. 手术   B. 激光   C. 放疗   D. 应用抗生素   E. 应用激素

二、名词解释

1. 睫状充血

2. 交感性眼炎

三、问答题

1. 葡萄膜炎有什么临床表现和体征?

2. 葡萄膜炎如何与结膜炎和青光眼进行鉴别?

参 考 答 案

一、选择题

1. C   2. A   3. C   4. D   5. E   6. A   7. B   8. D   9. A   10. C
11. E   12. E

二、名词解释

1. 睫状充血:是指位于角膜缘周围的表层巩膜血管的充血,是急性前葡萄膜炎的一个常见体征。

2. 交感性眼炎:指穿通性外伤眼或眼内手术眼(称激发眼),在经过一段时间的肉芽肿性(非化脓性)全葡萄膜炎后,另一眼也发生同样性质的全葡萄膜炎,称为交感性眼炎。

三、问答题

1. 葡萄膜炎的主要症状有疼痛、畏光、流泪、眼睑痉挛、视力减退。体征有:①睫状充血或混合充血。②房水混浊。③角膜后沉着物,简称KP,有粉尖状KP、羊脂状KP、色素性KP。④虹膜充血,水肿,色泽略暗,纹理不清,虹膜前粘连,虹膜后粘连和虹膜结节状改变。⑤瞳孔括约肌痉挛,瞳孔缩小,瞳孔直接与间接对光反应减弱或消失。虹膜后粘连造成瞳孔不圆,以致散瞳后呈花瓣样瞳孔,或形成瞳孔闭锁,重者晶状体前面渗出物形成膜状,称瞳孔膜闭。⑥色素可沉积于晶状体前表面,或遗留下环形色素。⑦炎性渗出物可渗出至玻璃体,亦会影响玻璃体的代谢而形成混浊。重度炎症可偶有反应性囊样黄斑水肿和视盘水肿。

2. 葡萄膜炎与结膜炎和青光眼的鉴别:急性结膜炎,呈急性发病,异物感,分泌物多,检查见眼睑肿胀,结膜充血,眼前节的前房、虹膜、瞳孔正常,而急性虹膜睫状体炎出现睫状充血或者混合性充血,KP及房水闪辉,虹膜纹理不清,瞳孔小,对光反应迟钝。

急性闭角型青光眼急性发作时,也有睫状充血、少量KP、房水闪辉,但瞳孔呈椭圆形散大,眼压增高,前房浅。而虹膜睫状体炎瞳孔小,前房深浅正常,大量KP,眼压不高或偏低。

(张原明 孙 斌)

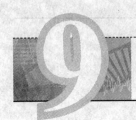

第九章

青 光 眼

学 习 要 点

本章对青光眼进行学习,要求重点掌握急性闭角型青光眼、慢性闭角型青光眼和开角型青光眼的临床表现、诊断及治疗原则;熟悉其他类型青光眼的诊治原则。

重点与难点解析

一、一般概念

1. 眼压　是指眼球内容物对眼球壁的压力。

2. 眼压值

(1)正常眼压为 10 ~ 21mmHg。

(2)24 小时眼压差≤8mmHg。

(3)双眼眼压差≤5mmHg。

(4)若眼压变化超过上述范围,则一般认为其处于病理状态。

3. 青光眼的分类　原发性青光眼、继发性青光眼和先天性青光眼。

二、青光眼的诊断

青光眼的早期诊断取决于全面的检查,包括病史、屈光状态、眼压、眼压描记、前房角、眼底、视野检查等。目前原发性开角型青光眼的早期诊断更多地依赖于眼底视盘及视网膜神经纤维层的检查、动态和静态视野检查以及电生理辅助检查,如光栅对比敏感度,图形视网膜电流图,图形视网膜诱发电位等。另外,原发性闭角型青光眼早期阶段,眼压、视盘和视野检查可以是正常的,这就需要临床观察及反复检查,可侧重于周边前房深度及前房角镜检查。

原发性开角型青光眼如能早期诊断,对保护视功能极为重要,以下几点对早发现,早诊断很有帮助。

1. 家族史　家庭成员有青光眼病史,并自觉头痛、眼胀、视物疲劳,特别是老花眼出现较早者,或频换老花眼镜的老年人,应及时到眼科检查并定期复查。

2. 眼压　在青光眼早期眼压常不稳定,一天之内仅有数小时眼压升高,因此,测量 24 小时眼压曲线有助于诊断。

3. 眼底改变　视盘凹陷增大是青光眼常见的体征之一。早期视盘可无明显变化,随着病情的发展,视盘的生理凹陷逐渐扩大加深,最后可直达边缘,形成典型的青光眼杯状凹陷,视盘邻近部视网膜神经纤维层损害是视野缺损的基础,它出现在视盘或视野改变之前,因此,可作为开角型青光眼早期诊断指标之一。

4. 视野　视野是诊断开角型青光眼的一项重要检查,开角型青光眼在视盘出现病理性改变时,就会出现视野缺损。

三、青光眼的治疗

降低眼压是青光眼治疗的主要目的,药物降低眼压是青光眼治疗的主要措施。掌握有关青光眼降眼压药物的分类、作用机制及副作用,有助于指导临床合理和安全用药。青光眼降眼压药物可分为以下 6 类。

1. 拟副交感神经药(缩瞳药)　如1% ~2% 毛果芸香碱滴眼液。该类药物主要作用于 M 型胆碱能受体,引起瞳孔括约肌及睫状肌收缩,缩小瞳孔和增加虹膜张力,牵拉巩膜突和小梁网,减少房水外流阻力,降低眼压。

2. β肾上腺素能受体阻断药　主要通过阻断β_1、β_2肾上腺素能受体,抑制和减少房水生成,达到降低眼压的目的,但减低眼压的作用可随应用时间的延长而降低。

3. 肾上腺能受体激动剂　分为β_2受体激动剂和 α_2受体激动剂。前者降眼压机制主要是通过减少房水生成和促进房水经小梁网及葡萄膜巩膜外流通道的排出降低眼压;后者主要通过减少房水生成和促进房水经葡萄膜巩膜外流通道的排出降低眼压。

4. 前列腺素衍生物　主要通过促进房水经葡萄膜巩膜外流通道的排出而降低眼压,而非减少房水的生成。

5. 碳酸酐酶抑制剂　主要通过抑制睫状体上皮细胞上的碳酸酐酶,减少房水分泌,降低眼压。

6. 高渗剂　主要通过短期内提高血浆渗透压,使眼组织特别是玻璃体内的水分进入血液,从而减少眼内容量,实现降低眼压的目的。

习　　题

一、选择题

A1 型题

1. 通常正常眼压范围在
   A. 10 ~21mmHg
   B. 11 ~24mmHg
   C. 12 ~21mmHg
   D. 8 ~21mmHg
   E. 9 ~21mmHg

2. 原发性闭角型青光眼与原发性开角型青光眼的最根本区别是
   A. 眼压的升高程度
   B. 症状有无
   C. 眼压升高时前房角的开闭
   D. 有无青光眼视盘凹陷
   E. 药物治疗的效果

A2 型题

3. 55 岁女性,与邻居吵架后,左眼红痛一天,伴视物模糊及恶心。眼部检查:视力右眼1.0,左眼 0.1,左眼角膜轻微水肿及色素性 KP,双眼前房浅,左眼瞳孔中度散大,对光反射迟钝,双眼晶状体轻微混浊,眼底视盘边界清晰,C\D = 0.4,眼压右眼 12mmHg,左眼 48mmHg。其临床诊断最可能是

    A. 急性闭角型青光眼   B. 角膜炎   C. 急性结膜炎

    D. 虹膜睫状体炎   E. 慢性闭角型青光眼

4. 34 岁女性,双眼不适 1 个月,偶然发现眼压升高,眼部检查:双眼视力 1.0,角膜透明,前房深,眼底:杯盘比均为 0.3,盘沿均匀,未见切迹;眼压 30mmHg,视野正常。患者无糖尿病病史,无青光眼家族史,该患者目前的处理是

    A. 告诉患者一切正常,无需检查   B. 手术

    C. 随访眼压、视野、视盘改变   D. 噻吗洛尔滴眼液滴眼

    E. 毛果芸香碱滴眼液滴眼

A3 型题

(5 ~ 7 题共用题干)

38 岁男性,双眼轻微胀痛不适 3 个月,10 年前左眼有外伤史。眼部检查:视力双眼 0.8,双眼角膜清晰,前房深,瞳孔等大等圆,对光反射存在,眼底:视盘边界清晰,C\D = 0.6,A\V = 2:3,中心凹反光可见。眼压右眼 26mmHg,左眼 28mmHg。

5. 根据患者的临床表现,应考虑的诊断是

    A. 慢性闭角型青光眼   B. 高眼压症   C. 继发性青光眼

    D. 原发性开角型青光眼   E. 虹膜睫状体炎

6. 患者需进一步的检查是

    A. 做血培养   B. 视野检查   C. 尿培养   D. 大便检查   E. 心电图

7. 治疗原则是

    A. 充分休息

    B. 以药物治疗为主,药物不能控制眼压者应考虑手术

    C. 紧急手术

    D. 补液抗炎

    E. 应用激素

A4 型题

(8 ~ 10 题共用题干)

5 岁幼儿,右眼畏光流泪。

8. 采集病史重点了解

    A. 有无外伤史   B. 家族史   C. 有无鼻泪管阻塞

    D. 用眼卫生   E. 出生时状况

9. 重点检查项目是

    A. 结膜   B. 角膜

    C. 眼压及眼底视盘凹陷情况   D. 血液分析

    E. 胸部 X 线片

10. 该患者初步诊断为婴幼儿型青光眼,有助于进一步确定诊断的检查是

    A. 眼压及裂隙灯显微镜检查   B. 结膜细菌学检查

    C. 角膜染色检查   D. 药物过敏试验

    E. 颅脑 CT

二、名词解释

1. 眼压

2. 青光眼

三、问答题

1. 简述原发性急性闭角型青光眼的治疗原则。

2. 简述青光眼随访的意义及内容。

参 考 答 案

一、选择题

1. A　　2. C　　3. A　　4. C　　5. D　　6. B　　7. B　　8. C　　9. C　　10. A

二、名词解释

1. 眼压:是眼球内容物作用于眼球壁的压力,正常人群的生理性眼压范围在 10 ~ 21mmHg。

2. 青光眼:是一组具有病理性眼压升高导致特征性的视神经损害和视野缺损的眼病。

三、问答题

1. 原发性急性闭角型青光眼的治疗原则:急性闭角型青光眼发病急速,病情凶险,应紧急处理。先用药物治疗迅速降低眼压,眼压下降后及时选择适当的手术治疗;若药物治疗不能使眼压降至正常,应尽早采用手术方法进行降压处理。

2. 青光眼随访的意义及内容:对于绝大多数青光眼而言,目前的治疗措施仅能减慢和延缓其病变的发展进程,而不能达到根治的目的,另外有些青光眼的症状隐蔽,在漫长的病变过程中逐步导致视神经严重受损,而患者却不易察觉。为此,只要一确诊为青光眼,除给予积极的治疗外,还应该制订完善的随诊计划,以便及时调整治疗方案和增强患者就诊的依从性,提高治疗质量,具体随诊内容包括:眼压测量、视力和视野检查、视盘检查以及眼前节检查等。

（吕　艳）

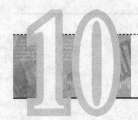

第十章

晶 状 体 病

学 习 要 点

晶状体病主要包括白内障与晶状体脱位。白内障临床分类通常是按病因进行分类,其中年龄相关性白内障最常见。学习白内障疾病的重点是需要掌握年龄相关性白内障的临床分型、皮质性白内障的临床分期、外伤性白内障、糖尿病白内障及后发性白内障的发病特点及治疗原则、白内障手术适应证及术前检查。对于晶状体脱位,需要根据晶状体脱位的程度进行治疗或者观察。

重点与难点解析

白内障最终需要手术治疗,手术分为标准的现代白内障囊外摘除术、白内障囊内摘除术和白内障超声乳化术,每一种手术均有其适应证和禁忌证。一般来说,除晶状体脱位,几乎所有类型的白内障均可作现代白内障囊外摘除术;白内障囊内摘除术在晶状体脱位及意外的白内障囊内摘除术中可以应用;目前,白内障手术较先进的方法是白内障超声乳化。

超声乳化手术治疗白内障的优点如下。

1. 视力恢复更好,术后反应更轻,恢复时间更短。

2. 术后散光小,且更利于矫正或控制术后散光。

3. 手术时间短,切口小,疼痛轻,光损伤减少。

4. 手术创伤小,术后恢复快;术后用药剂量小,时间短。

5. 手术控制更好,安全性提高,并发症减少,术中易于维持深的前房,后囊损伤、皮质残余的概率下降,人工晶状体植入更为安全、可靠。

6. 无需等待白内障成熟才能施行手术,避免了由于需要等待而造成的种种不便与痛苦,提高了生活质量。

其手术的绝对禁忌证是晶状体脱位,以及角膜内皮已经失代偿者;相对禁忌证是角膜内皮变性、浅前房、小瞳孔、晶状体核硬化。

白内障超声乳化手术的主要步骤如下。

1. 麻醉　通常采用局部麻醉,现在多数情况下采用表面麻醉。

2. 切口　沿上方角膜缘剪开结膜,向后暴露巩膜,充分止血。距角巩膜缘后 3~5mm 作巩膜隧道切口。现在广泛应用角膜隧道切口。

3. 撕囊　以撕囊镊拉住反转的囊膜片,作连续的弧形延伸,直至形成 6mm 直径的圆形撕开。

4. 水分离术和水分层术　以注水钝针头深入在前囊膜瓣下注入平衡盐溶液,使前囊膜和囊下皮质分离。水分层术即用同样的方法可使浅层皮质和深层皮质、深层皮质和核上皮质分离。

5. 晶状体乳化　扩大内切口,伸入乳化头,按预定方式依次对核进行乳化吸出。即以乳化头释放的能量将晶状体核击碎成乳糜状。将整个晶状体核依次乳化并吸出。

6. 清除皮质　以机械注-吸器清除皮质,一般将皮质拖至瞳孔中央,再加大吸力将其吸出。其吸力大时极易吸破后囊膜,操作时应小心。

为了较好地解决患者术后视力的恢复,提高视觉的质量,常规白内障超声乳化后同时联合植入人工晶状体手术。

晶状体脱位有晶状体全脱位及半脱位。对于半脱位,需要注意是否为全身疾病的眼部表现,同时,需要根据晶状体脱位的程度进行治疗或者观察。

习　题

一、选择题

A1 型题

1. 白内障的混浊表现在

　　A. 玻璃体　　　B. 晶状体　　　C. 角膜　　　　D. 结膜　　　　E. 房水

2. 最常见的白内障是

　　A. 年龄相关性白内障　　　B. 外伤性白内障　　　C. 糖尿病白内障

　　D. 后发性白内障　　　　　E. 并发性白内障

A2 型题

3. 5 岁女孩,双眼视物模糊出生始,无明显眼痛。查体:眼部检查:视力右眼 0.6,左眼 0.8,结膜无充血,角膜透明,晶状体皮质有白色或淡色细小点状混浊,前玻璃体未见混浊,眼底:视盘边界清,视网膜淡红,血管走行自然,黄斑反光可见。眼压右眼 12mmHg,左眼 11mmHg。临床诊断最可能是

　　A. 外伤性白内障　　　　B. 并发性白内障　　　　C. 后发性白内障

　　D. 先天性白内障　　　　E. 低血钙性白内障

4. 60 岁男性,左眼白内障术后 1 天,自觉左眼眼痛。眼部检查:左眼　视力手动/眼前 20cm,结膜充血,角膜水肿,前房未见渗出,人工晶状体在位,玻璃体未见混浊,眼底窥不清。眼压 54mmHg。WBC 8.8×10^9/L,该患者目前考虑是

　　A. 眼内炎　　　　　B. 人工晶状体脱位　　　　C. 青光眼

　　D. 角膜炎　　　　　E. 虹膜睫状体炎

A3 型题

(5 ~ 7 题共用题干)

23 岁男性,因右眼外伤 2 小时来院诊治,自觉右眼视物模糊,伴眼痛。眼部检查:视力右眼手动/眼前 50cm,不能矫正,结膜充血,角膜水肿,前房可见边缘带金色光泽而透明油滴状晶状体,玻璃体未见混浊,眼底窥不清。眼压 50mmHg。

5. 根据患者的临床表现,应考虑的诊断是

　　A. 晶状体脱位　　　B. 白内障　　　C. 眼内炎　　　D. 角膜穿通伤　　　E. 玻璃体积血

6. 患者需进一步的检查是

　　A. 血培养　　　B. 尿培养　　　C. 大便检查　　　D. 眼 B 超检查　　　E. 心电图

7. 治疗方针应是

　　A. 休息　　　　　B. 应用止血药　　C. 紧急手术　　　D. 抗炎　　　　　E. 应用激素

(8~10 题共用题干)

50 岁女性,因右眼进行性视物模糊 10 年来院诊治,无明显眼痛。既往体健,无高血压及糖尿病病史。眼部检查:视力右眼 0.3,左眼 0.4,均不能矫正;双眼结膜无充血,角膜透明,前房清,晶状体混浊,皮质内有空泡和水裂,可见虹膜投影,玻璃体及眼底窥不清。眼压右眼 18mmHg,左眼 15mmHg。

8. 根据患者的临床表现,应该考虑的诊断是

　　A. 核性白内障　　　　　　　B. 皮质性白内障　　　　　　　C. 后囊膜下白内障

　　D. 糖尿病白内障　　　　　　E. 后发性白内障

9. 患者白内障是属于

　　A. 初发期　　　B. 膨胀期　　　C. 成熟期　　　D. 过熟期　　　E. 其他

10. 此期可能出现

　　A. 眼内炎　　　　　　　　　B. 急性闭角型青光眼　　　　　C. 视网膜脱离

　　D. 玻璃体混浊　　　　　　　E. 角膜炎

(11~13 题共用题干)

50 岁女性,因右眼进行性视物模糊 2 年来院诊治,无明显眼痛。眼部检查:视力左眼 0.4,不能矫正,结膜无充血,角膜透明,前房清,晶状体混浊,可见虹膜投影,玻璃体未见混浊,眼底未见异常。眼压 14mmHg。右眼未见异常。

11. 根据患者的临床表现,应考虑的诊断是

　　A. 皮质性白内障初发期　　B. 皮质性白内障膨胀期　　C. 皮质性白内障成熟期

　　D. 皮质性白内障过熟期　　E. 后发性白内障

12. 患者需进一步的检查是

　　A. 验光　　B. 测眼压　　C. 房角镜检查　　D. 眼 A 超检查　　E. 眼 B 超检查

13. 治疗原则是

　　A. 应用抗生素　　B. 应用激素　　C. 应用维生素　　D. 观察　　　E. 放弃治疗

A4 型题

(14~16 题共用题干)

78 岁女性,2 年来自觉右眼视物模糊,无眼痛。

14. 采集病史重点了解

　　A. 有无糖尿病病史　　B. 家族史　　C. 不良习惯　　D. 用眼卫生　　E. 出生时状况

15. 重点检查项目是

　　A. 心电图　　　B. 胸部 X 线片　　C. 血液　　　　D. 晶状体　　　E. 结膜

16. 根据上述检查如初步诊断为白内障,有助于进一步确定诊断的检查是

　　A. 血糖检查　　　　　　　　B. 结膜细菌学检查　　　　　　C. 角膜染色检查

　　D. 药物过敏试验　　　　　　E. 内分泌检查

(17~19 题共用题干)

80 岁男性,5 天前右眼视物模糊,伴眼痛。

17. 重点了解的病史是

    A. 心脏病病史   B. 家族史   C. 白内障病史   D. 用眼卫生   E. 婚育史

18. 重点检查项目是

    A. 胸部 X 线片   B. 血液   C. 尿培养   D. 大便检查   E. 测眼压

19. 根据上述检查初步诊断为白内障继发性青光眼,进一步的治疗是

    A. 应用维生素   B. 应用抗生素   C. 应用止血药

    D. 应用激素   E. 可考虑应用降眼压药物

(20~22 题共用题干)

65 岁男性,左眼白内障术后 9 天伴眼痛。

20. 重点了解的病史是

    A. 发育史   B. 家族史   C. 手术史   D. 出生史   E. 婚育史

21. 重点检查项目是

    A. 眼睑   B. 巩膜   C. 前房   D. 视网膜   E. 视神经

22. 根据上述检查考虑为虹膜睫状体炎,进一步的治疗是

    A. 应用白内障药物   B. 手术   C. 激光

    D. 观察   E. 激素

二、名词解释

1. 白内障

2. 晶状体脱位

三、问答题

1. 试述先天性白内障的临床表现。

2. 简述后发性白内障的治疗。

参 考 答 案

一、选择题

1. B   2. A   3. D   4. C   5. A   6. D   7. C   8. B   9. B   10. B

11. B   12. E   13. D   14. A   15. D   16. A   17. C   18. E   19. E   20. C

21. C   22. E

二、名词解释

1. 白内障:晶状体混浊称为白内障。

2. 晶状体脱位:出生后由于先天因素、外伤或其他一些疾病使晶状体位置改变,称为晶状体脱位。

三、问答题

1. 先天性白内障的临床表现:多为双侧、静止性。根据晶状体混浊部位、形态和程度分为多种类型,常见的有前、后极白内障,花冠状白内障,绕核性白内障,核性白内障,点状白内障,全白内障和膜状白内障等。此外,先天性白内障常合并斜视、眼球震颤、先天性小眼球等。

2. 后发性白内障的治疗:当后发性白内障影响视力时,可用 Nd:YAG 激光将瞳孔区的后囊膜切开。如无条件施行激光治疗或囊膜过厚时,可手术治疗。

(黄 健)

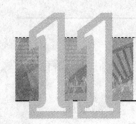

第十一章

玻 璃 体 病

学 习 要 点

本章对玻璃体病进行了阐述。需要掌握玻璃体积血的临床表现和治疗。熟悉增殖性玻璃体视网膜病变、飞蚊症的治疗原则。了解玻璃体炎症与玻璃体寄生虫的治疗原则。

重点与难点解析

玻璃体是一种特殊的黏液性胶样组织,正常情况下呈透明的凝胶状态,由精细的 II 型胶原形成的细纤维网支架和交织在其中的透明质酸分子构成,其中99%是水,在玻璃体基部和视网膜前的皮质部,胶原和透明质酸的浓度最大,两者使玻璃体具有刚性、黏弹性和抗压缩性。干扰两者及其相互作用的任何因素,会使玻璃体凝胶变为液体(液化)。此外,玻璃体内还含有可溶性蛋白、葡萄糖、游离氨基酸和电解质等低分子物质,在皮质部有少数玻璃体细胞。玻璃体没有再生能力,玻璃体损失、萎缩之后即由眼内液所代替。

玻璃体病的常见症状:早期可因牵拉视网膜出现闪光感;玻璃体混浊时可有眼前黑影飘动,视力下降,甚至失明;累及黄斑区可出现视物变形等。

玻璃体病的治疗原则:①病因治疗;②保守治疗;③手术治疗。

各种类型的葡萄膜炎或眼内炎都会引起玻璃体炎。玻璃体为细菌等微生物的生长基,当细菌等微生物进入玻璃体可导致玻璃体炎。

1. 病因

(1)眼球外伤和眼内异物是发生眼内炎的常见原因。

(2)可发生在任何内眼手术以后,如白内障、青光眼、玻璃体切除等手术术后。最常见的致病菌为葡萄球菌,细菌感染一般在术后 1~7 天,真菌感染一般在术后 3 周。

(3)病原微生物由血液或淋巴进入眼内或由于免疫功能抑制、免疫功能缺损而感染。细菌感染常见于心内膜炎和肾盂肾炎,真菌感染常发生在肿瘤患者化疗后或大量使用广谱抗生素后,常见的致病菌为白念珠菌。

2. 临床表现　患者出现眼痛、视力下降等症状,裂隙灯显微镜下可见玻璃体内的炎症细胞,有时呈小团状或絮状混浊,严重时为致密的灰黄色或灰白色膜状混浊,甚至积脓。

3. 治疗　一旦发生眼内炎,立即行前房穿刺或抽出少量玻璃体,做革兰染色或细菌培养,药敏试验,依据检测结果选择抗生素或抗真菌等药物。玻璃体切除能排除玻璃体腔脓肿,清除致病菌,迅速恢复透明度,并且有利于前房内感染物质的排出,目前广泛用于眼内炎的治疗。

习 题

一、选择题

A1 型题

1. 玻璃体积血未合并纤维血管膜者可观察

    A. 1 个月   B. 2 个月   C. 3 个月   D. 4 个月   E. 5 个月

2. 增殖性玻璃体视网膜病变国际分类分为

    A. 1 级   B. 2 级   C. 3 级   D. 4 级   E. 5 级

A2 型题

3. 47 岁女性,左眼视物模糊 7 天,无明显眼痛。该患者患有高血压 10 年。查体:血压 160/95mmHg,眼部检查:视力左眼 0.02,结膜无充血,角膜透明,晶状体透明,前玻璃体内可见积血,眼底视网膜可见出血。眼压 12mmHg。临床诊断最可能是

    A. 白内障   B. 玻璃体液化   C. 玻璃体积血

    D. 眼内炎   E. 增殖性玻璃体视网膜病变

4. 60 岁男性,3 天前行左眼白内障手术,现自觉左眼眼痛。眼部检查:视力左眼手动/眼前 20cm,结膜充血,角膜水肿,前房可见积脓,人工晶状体在位,玻璃体混浊,眼底窥不清。眼压 12mmHg。WBC 10.8×10^9/L,该患者目前的处理是

    A. 卧床休息

    B. 服用镇静药

    C. 抽取脓液进行培养及药敏试验,同时应用抗生素

    D. 降眼压

    E. 应用维生素

A3 型题

(5~7 题共用题干)

20 岁男性,因右眼外伤 6 小时来院诊治,自觉右眼视物模糊。眼部检查:视力右眼 0.1,不能矫正,结膜充血,角膜透明,前房清,晶状体透明,玻璃体混浊,可见积血,眼底窥不清。眼压 12mmHg。

5. 根据患者的临床表现,应考虑的诊断是

    A. 青光眼   B. 白内障   C. 眼内炎

    D. 角膜挫伤   E. 玻璃体积血

6. 患者需进一步的检查是

    A. 血培养   B. 眼 B 超检查   C. 尿培养   D. 大便检查   E. 心电图

7. 治疗方针应是

    A. 休息,应用止血药   B. 针刺   C. 紧急手术

    D. 补液抗炎   E. 应用激素

(8~10 题共用题干)

50 岁女性,因右眼眼前黑影飘动 10 天来院诊治,无明显眼痛。眼部检查:视力右眼 1.0,结膜无充血,角膜透明,前房清,晶状体透明,玻璃体混浊,眼底未见异常。眼压 18mmHg。左眼未见异常。

8. 根据患者的临床表现,不应考虑的诊断是
   A. 飞蚊症　　　　　　　B. 白内障　　　　　　　C. 眼内炎
   D. 玻璃体混浊　　　　　E. 玻璃体液化

9. 患者需进一步的检查是
   A. 眼压检查　　　　　　B. 视觉电生理检查　　　C. 房角镜检查
   D. 眼 B 超检查　　　　　E. 眼 A 超检查

10. 治疗原则是
   A. 应用眼部吸收药物治疗　B. 手术　　　　　　　C. 化疗
   D. 抗生素　　　　　　　E. 放弃治疗

A4 型题

(11～13 题共用题干)

18 岁女性,2 年来自觉右眼眼前黑影飘动,无眼痛。

11. 采集病史重点了解
   A. 有无外伤史　　　　　B. 家族史　　　　　　　C. 不良习惯
   D. 用眼卫生　　　　　　E. 出生时状况

12. 重点检查项目是
   A. 结膜　　　B. 角膜　　　C. 眼底　　　D. 血液分析　　　E. 胸部 X 线片

13. 根据上述检查初步诊断为飞蚊症,有助于进一步确定诊断的检查是
   A. 眼部 B 超　　　　　　B. 结膜细菌学检查　　　C. 角膜染色检查
   D. 泪道冲洗　　　　　　E. 内分泌检查

(14～16 题共用题干)

75 岁男性,5 天前无诱因出现右眼视物模糊,黑影飘动,无眼痛。

14. 重点了解的病史是
   A. 高血压病史　　B. 家族史　　　C. 发育史　　　D. 用眼卫生　　　E. 婚育史

15. 重点检查项目是
   A. 眼睑　　　B. 结膜　　　C. 巩膜　　　D. 角膜　　　E. 眼底及玻璃体

16. 根据上述检查初步诊断为玻璃体积血,有助于进一步确定诊断的检查是
   A. 眼部 A 超　　　　　　B. 眼底荧光血管造影　　C. 角膜染色检查
   D. 药物过敏试验　　　　E. 眼压检查

二、名词解释

1. 玻璃体液化

2. 飞蚊症

三、问答题

1. 玻璃体积血的病因是什么?

2. 简述增殖性玻璃体视网膜病的治疗原则。

参 考 答 案

一、选择题

1. C　　2. D　　3. C　　4. C　　5. E　　6. B　　7. A　　8. A　　9. D　　10. A

11. A   12. C   13. A   14. A   15. E   16. B

二、名词解释

1. 玻璃体液化:是指玻璃体基本病理改变为凝胶状态的玻璃体逐渐脱水收缩,水与胶原分离。

2. 飞蚊症:是一种眼科的常见症状,玻璃体液化和后脱离是主要原因。临床表现为眼前小点状、细丝状或网状飘动的黑影,特别是白色明亮背景下症状更为明显,还可能伴有闪光感。

三、问答题

1. 玻璃体积血的病因是:①视网膜血管性疾病,如视网膜静脉阻塞、视网膜静脉周围炎、糖尿病视网膜病变、视网膜血管畸形等;②眼球外伤或手术,如眼球穿通伤、眼球内异物、眼球钝挫伤、内眼手术等导致球壁血管破裂出血进入玻璃体内;③其他眼底病,如视网膜裂孔形成时,若裂孔区的血管被牵拉造成破裂,可致玻璃体积血。

2. 增殖性玻璃体视网膜病治疗原则:按 1983 年的国际分类法,PVR 分为 A、B、C 和 D 四级。对 C_2 级以上 PVR 需采用玻璃体手术治疗,手术中应用膜剥除、视网膜切开或部分切除、重水压贴视网膜、眼内光凝等技术使视网膜复位,然后视情况,用长效气体或硅油充填完成手术。

(吕 艳)

第十二章

视网膜与视神经疾病

学 习 要 点

视网膜与视神经疾病主要包括视网膜血管病、黄斑疾病、视网膜脱离、视网膜色素变性、视网膜母细胞瘤及视神经及视路疾病。需要掌握视网膜中央动脉阻塞、视网膜中央静脉阻塞、中心性浆液性脉络膜视网膜病变、视网膜脱离、视神经炎的治疗原则。熟悉动脉硬化、高血压与糖尿病视网膜病变分级或分期;年龄相关性黄斑变性临床表现、分型。了解视网膜静脉周围炎、动脉硬化、高血压与糖尿病视网膜病变的治疗原则;视网膜色素变性、视网膜母细胞瘤的临床表现;视盘水肿及视神经萎缩的发病原因及治疗原则。

重点与难点解析

对于眼底疾病的诊断,眼底荧光素血管造影有很大的帮助,具有明确的诊断意义。

眼底血管造影是将造影剂从肘静脉注入人体,利用特定滤光片的眼底照相机拍摄眼底血管及其灌注的过程。它可分为荧光素眼底血管造影(FFA)及吲哚菁绿血管造影(ICGA)两种,前者是以荧光素钠为造影剂,主要反映视网膜血管的情况;后者以吲哚菁绿为造影剂,反映脉络膜血管的情况。

FFA 异常眼底荧光形态:

1. 强荧光

(1)透见荧光:见于视网膜色素上皮萎缩和先天性色素上皮减少。

(2)异常血管及其吻合:如血管迂曲扩张、微动脉瘤。

(3)新生血管:可发生在视网膜、视网膜下或视盘上,并可进入玻璃体内。新生血管可引起荧光素渗漏。

(4)视网膜渗漏:由于视网膜血管内皮和色素上皮屏障受到破坏,染料渗入到组织间隙。

(5)脉络膜渗漏:分为池样充盈和组织染色。①池样充盈:荧光形态和亮度随时间的进展愈来愈大,愈来愈强,荧光维持时间达数小时之久。荧光素积聚在视网膜感觉层下与色素上皮层下。②组织染色:指视网膜下异常结构或物质可因脉络膜渗漏而染色,以致形成晚期强荧光,如玻璃膜疣染色,黄斑瘢痕染色。

2. 弱荧光

(1)荧光遮蔽:正常情况下应显示荧光的部位,由于其上存在混浊物质,如血液、色素,使荧光明显减弱或消失。

（2）血管充盈缺损：由于血管阻塞、血管内无荧光充盈所致的低荧光。

眼底疾病的治疗包括药物，眼底激光，视网膜玻璃体手术等。治疗年龄相关性黄斑变性主要有：软性玻璃膜疣可行激光光凝或微脉冲激光照射；对湿性年龄相关性黄斑变性，对于中心凹外 200μm 的典型性脉络膜新生血管，可行激光光凝治疗，对中心凹下脉络膜新生血管，近年采用光动力疗法（photodynamic therapy，PDT）、810nm 红外激光经瞳孔温热疗法（transpupillary thermotherapy，TTT）。黄斑手术治疗包括清除视网膜下出血、去除脉络膜新生血管及黄斑转位术。近年来，抗新生血管药物疗法展现了良好的发展前景，通过抑制血管内皮生长因子（VEGF）而发挥作用。

习 题

一、选择题

A1 型题

1. 神经上皮层又由

    A. 一级神经元组成　　　　B. 二级神经元组成　　　　C. 三级神经元组成

    D. 四级神经元组成　　　　E. 五级神经元组成

2. 早产儿视网膜病变，其孕期 34 周以下、出生体重小于 1500g、生后吸氧史，发生率约

    A. 40%　　　　B. 50%　　　　C. 60%　　　　D. 70%　　　　E. 80%

A2 型题

3. 25 岁男性，1 天前左眼突感视物模糊，无明显眼痛。视物变暗、变形。眼部检查：视力 右眼 1.0 左眼 0.4 戴 +1.00D = 0.6，左眼结膜无充血，角膜透明，等大正圆，对光反射存在，晶状体透明，玻璃体未见混浊，眼底：视盘边界清，视网膜淡红，中心凹光反射略为弥散；重者可见黄斑区视网膜有圆形隆起的盘状脱离，中央凹反射消失。眼压 15mmHg。右眼未见异常。OCT 检查可见黄斑区神经上皮层脱离。临床诊断最可能是

    A. 视网膜静脉阻塞　　　　　　　　　　B. 视网膜中央动脉阻塞

    C. 年龄相关性黄斑变性　　　　　　　　D. 中心性浆液性脉络膜视网膜病变

    E. 视神经炎

4. 40 岁男性，右眼突然视物模糊 1 天，眼球转动时痛。查体：血压 130/80mmHg，眼部检查：视力 右眼 0.1，不能矫正，左眼 1.0，右眼结膜无充血，角膜透明，瞳孔散大、直径 6mm、圆，直接对光反射迟钝或消失，间接对光反射存在。玻璃体未见混浊，眼底：视盘充血、水肿、边界模糊、隆起度小于 3 个屈光度，视盘表面有小的出血点，视网膜静脉增粗，眼压 12mmHg。左眼未见异常。右眼视野可见中心暗点。VEP 潜伏期延长，振幅降低。该患者目前的处理是

    A. 服用镇静药　　　　　　　B. 应用抗生素　　　　　　　C. 应用激素

    D. 应用维生素　　　　　　　E. 观察血压

A3 型题

（5~7 题共用题干）

48 岁男性，因左眼视物模糊 5 天就医，5 天前自觉左眼闪光感，随后出现视物模糊。眼部检查：视力左眼 0.1，不能矫正，结膜无充血，角膜透明，前房清，晶状体透明，玻璃体混浊，眼底：视盘边界清，视网膜呈青灰色波浪状隆起，视网膜血管爬行其间，可见红色边界清晰样

马蹄形裂孔,眼压 8mmHg。左眼未见异常。

5. 根据患者的临床表现,应考虑的诊断是
   A. 视网膜静脉阻塞   B. 视网膜色素变性   C. 视网膜脱离
   D. 玻璃体后脱离   E. 眼内炎

6. 患者需进一步进行的检查是
   A. 房角镜检查   B. 三面镜检查   C. 血液分析   D. 尿液分析   E. 心电图

7. 治疗原则是
   A. 观察   B. 应用抗生素   C. 应用激素   D. 应用维生素   E. 手术

(8～10 题共用题干)

60 岁女性,因右眼视物变形 2 年来院诊治,曾在外院医治,无明显好转。眼部检查:视力右眼 0.4,不能矫正,结膜无充血,角膜透明,前房清,晶状体透明,玻璃体未见混浊,眼底 视盘边界清,视网膜淡红,血管走行自然,A∶V＝1∶3,黄斑色素紊乱,眼压 15mmHg。左眼未见异常。

8. 根据患者的临床表现,可以考虑的诊断是
   A. 视网膜色素变性   B. 眼内炎
   C. 中心性浆液性脉络膜视网膜病变   D. 年龄相关性黄斑变性
   E. 视神经炎

9. 患者需进一步进行的检查是
   A. 眼底荧光血管造影   B. 视觉电生理检查   C. 房角镜检查
   D. 眼 B 超检查   E. 眼 A 超检查

10. 治疗原则是
    A. 观察   B. 手术   C. 糖皮质激素   D. 抗生素   E. 放弃治疗

(11～13 题共用题干)

20 岁男性,因右眼视物变形 10 天诊治。眼部检查:视力右眼 0.4,戴 +2.00DS＝0.6,结膜无充血,角膜透明,晶状体透明,眼底 视盘边界清,视网膜淡红,血管走行自然,黄斑可见水肿,少许渗出。眼压 16mmHg。

11. 根据患者的临床表现,可以考虑的诊断是
    A. 视网膜色素变性   B. 中心性浆液性脉络膜视网膜病变
    C. 眼内炎   D. 视网膜脱离
    E. 视神经炎

12. 患者需进一步进行的检查是
    A. 眼底荧光素血管造影   B. 视觉电生理检查   C. 房角镜检查
    D. 眼 B 超检查   E. 眼 A 超检查

13. 治疗原则是
    A. 血管扩张药   B. 手术   C. 糖皮质激素
    D. 必要时考虑激光   E. 放弃治疗

A4 型题

(14～16 题共用题干)

50 岁男性,10 天前自觉右眼视物模糊,无眼痛。

14. 采集病史重点了解
    A. 疾病史   B. 家族史   C. 不良习惯   D. 用眼卫生   E. 出生时状况

15. 眼部重点检查项目是

    A. 结膜   B. 眼睑   C. 晶状体、眼底及玻璃体

    D. 泪器   E. 巩膜

16. 如根据上述检查初步诊断为视网膜静脉阻塞,有助于进一步确定诊断的检查是

    A. 眼部 B 超   B. 眼部 A 超   C. 角膜染色检查

    D. 房角镜检查   E. 眼底荧光素血管造影

(17 ~ 19 题共用题干)

55 岁女性,2 年来双眼出现视物模糊,夜盲,无眼痛。

17. 重点了解的病史为

    A. 眼病史   B. 家族史   C. 外伤史   D. 用眼卫生   E. 婚育史

18. 眼部重点检查项目是

    A. 眼睑   B. 结膜   C. 角膜   D. 巩膜   E. 眼底

19. 如果考虑视网膜色素变性,有助于诊断的检查是

    A. 眼部 B 超   B. 眼底荧光血管造影   C. 视野

    D. MRI   E. 测眼压

二、名词解释

1. 视网膜色素变性

2. 视网膜脱离

三、问答题

1. 视网膜中央动脉阻塞的治疗原则是什么?

2. 简述视网膜母细胞瘤的临床表现。

参 考 答 案

一、选择题

1. C   2. C   3. D   4. C   5. C   6. B   7. E   8. D   9. A   10. A

11. B   12. A   13. D   14. C   15. C   16. E   17. A   18. E   19. C

二、名词解释

1. 视网膜色素变性:是感光细胞-色素上皮复合体原发性异常的一组遗传性疾病。

2. 视网膜脱离:是指视网膜神经上皮层和色素上皮层之间的分离。

三、问答题

1. 视网膜中央动脉阻塞的治疗原则是尽快改善血液循环状态,同时积极查找病因,治疗原发病。对于视网膜中央动脉阻塞者应争分夺秒,积极挽救视功能。可用血管扩张剂,如亚硝酸异戊酯吸入或硝酸甘油片含服,球后注射妥拉唑林;按摩眼球、前房穿刺或口服乙酰唑胺等降低眼压;也可吸入95%氧和5%二氧化碳混合气体,缓解视网膜缺氧状态。

2. 视网膜母细胞瘤的临床表现:患儿多因被发现瞳孔区出现白色反光(白瞳症)和斜视而就诊。本病患儿早期一般无明显不适,中晚期因继发青光眼,可出现眼红、眼痛、头痛等症状。查体:早期可见视网膜上出现灰白色结节状实体肿物,可向玻璃体腔内突起;中晚期眼球增大呈"牛眼"状或形成巩膜葡萄肿,也可发生肿瘤全身转移,导致死亡。

(黄 健)

第十三章

眼 外 伤

学习要点

学习眼外伤重点要求掌握虹膜睫状体挫伤的临床表现及治疗原则;晶状体损伤的治疗原则;眼球穿通伤的临床表现、治疗原则及急救处理方法;眼内异物的诊断及治疗原则;眼部酸、碱烧伤的致伤原因、特点、急救和治疗。熟悉视网膜震荡与挫伤的临床特点及治疗原则。了解其他眼钝挫伤的处理方法;眼表异物及眶内异物的诊断及治疗原则;热烧伤和辐射伤疾病。

重点与难点解析

对眼外伤患者需要详细询问病史,仔细检查与处理。

(1)询问病史:要详细了解如下情况:何时受伤;怎样受伤;致伤性质,有否异物进入;是否合并系统性损伤;受伤前及伤后即刻视力,视力丧失是迅速还是缓慢发生;已经接受何种急诊医疗处置。

(2)眼部检查:主要评估视力、瞳孔反应、眼球运动,有无传入性瞳孔障碍等。应用仪器依次检查:眼表有无异物、出血和擦伤;有无异物入口、前房积血、虹膜损伤及嵌顿、白内障等。有时需要打开球结膜进一步探查。若没有眼球损伤,可详细检查眼睑及穹隆部;若怀疑眼球破裂,应用眼罩保护,以免造成再次损伤。对儿童或不合作者应在麻醉下检查。

(3)疑有异物、眶骨骨折或眼球破裂,作 CT、B 超等影像学检查,但磁性异物不宜做 MRI检查。

一、眼钝挫伤

1. 角膜挫伤　应用促上皮细胞生长眼药水和抗生素眼膏后包扎。

2. 虹膜睫状体挫伤　常见外伤性前房积血。治疗采取半卧位休息;应用止血药;局部使用糖皮质激素和高渗糖溶液;眼压升高时应用降眼压药物;必要时手术。

3. 晶状体损伤　晶状体不全脱位,观察。晶状体脱入前房或嵌顿于瞳孔区引起继发性青光眼者,立即手术摘除。晶状体脱入玻璃体,可行晶状体切除或玻璃体手术。

4. 玻璃体积血　玻璃体大量积血时,不能窥视眼底,B 超检查了解视网膜、脉络膜和玻璃体情况。药物促进吸收,或者玻璃体切割。

5. 视网膜震荡与挫伤　视网膜震荡,后极部出现一过性灰白色视网膜水肿,中央凹反射消失,可试用糖皮质激素、神经营养药、血管扩张剂、维生素类药物。

二、眼球穿通伤

分为角膜穿通伤、巩膜穿通伤及角巩膜穿通伤。眼球穿通伤需急诊处理。治疗原则:①缝合伤口;②防治感染等并发症;③必要时行二期手术。

三、眼异物伤

1. 眼表异物　在表面麻醉下取出;对部分穿入前房异物,缩小瞳孔后试取异物,必要时在显微镜下通过角膜缘切口取出异物。异物取出后包扎伤眼,预防和控制感染。

2. 眼内异物　眼内异物包括伤道造成的组织破坏,异物的特殊损害(化学性及毒性反应、眼内感染)。尤其是铜质异物和铁质异物。眼内异物应尽早取出,以重建和恢复视功能为目的。

四、眼睑及眼眶外伤

1. 眼睑外伤　无伤口者48 小时内冷敷。皮肤裂伤者缝合,破损的组织尽可能保留复位。修补缝合后应常规注射破伤风抗毒素。

2. 眼眶外伤　出现眼眶骨折、眶内出血及视神经挫伤。视神经损伤应及时应用大剂量糖皮质激素,必要时试行视神经管减压术。闭合性眼眶骨折,根据眼球运动障碍、复视或眼球内陷程度等并发症决定是否手术。对合并颅脑外伤的昏迷患者,应早期行眼科检查,以便及时发现和治疗视神经损伤。眶内出血引起的急性眶内压升高,需要及时做眶内开放减压术。

五、酸碱化学伤

1. 酸性烧伤　强酸能使组织蛋白凝固坏死,形成痂膜,能阻止酸性溶液继续向深层渗透,组织损伤相对较轻。

2. 碱性烧伤　碱能溶解脂肪和蛋白质。碱性物质接触组织细胞后,能很快渗透到组织深层和眼内,引起持续性的破坏,导致角膜溃疡和穿孔。

3. 急救　分秒必争地彻底冲洗眼部,是酸碱烧伤最重要的处理措施。伤后就地取材,立即用大量清水或其他水源反复冲洗。患者送至医疗单位后,根据情况可再次冲洗,必要时切开结膜行结膜下冲洗或行前房穿刺术。

4. 治疗　早期控制感染,散瞳,适时全身应用糖皮质激素和非甾体类抗炎药物,局部或全身应用维生素 C。伤后 2 周可行角膜板层移植、羊膜移植或口腔黏膜移植术。结膜下注射自家血清或全血,同时可以改善角膜营养,促进组织再生,防止睑球粘连。

习　题

一、选择题

A1 型题

1. 下列哪种损伤最严重

　A. 紫外线损伤　　　　　　　　B. 红外线损伤　　　　　　　　C. 火焰性热烧伤

D. 酸性烧伤　　　　　　　　E. 碱性烧伤

2. 取深层角膜异物时应注意

　　A. 异物取出后无需用抗生素滴眼液　　B. 务必一次取净

　　C. 严格执行无菌操作　　　　　　　　D. 可不包扎

　　E. 均需缝合伤口

A2 型题

3. 患者,男,35 岁,电焊工,突发眼痛、畏光 1 小时。眼部检查:双眼睑红肿,结膜水肿,角膜散在点片状上皮脱落。临床诊断最可能是

　　A. 角膜炎　　　　　　B. 虹膜睫状体炎　　　　　C. 电光性眼炎

　　D. 眼内炎　　　　　　E. 视网膜脱离

4. 患儿被玩具枪子弹击伤右眼 2 小时,检查发现角膜水肿、前房积血,余窥不清。下列诊断最可能的是

　　A. 角膜炎　　　　　　B. 虹膜睫状体炎　　　　　C. 玻璃体积血

　　D. 外伤性前房积血　　E. 视网膜脱离

A3 型题

(5～7 题共用题干)

患者,男性,28 岁,右眼被石灰烧伤。

5. 现场急救应

　　A. 包扎右眼,转送医院　　B. 硼酸液滴眼　　　　　C. 抗生素药液滴眼

　　D. 涂红霉素眼膏　　　　　E. 大量清水反复冲洗

6. 如果在现场采用清水冲洗伤眼,应至少冲洗

　　A. 10 分钟　　　　　　B. 20 分钟　　　　　　C. 30 分钟

　　D. 50 分钟　　　　　　E. 60 分钟

7. 早期治疗是

　　A. 控制感染　　　　　B. 防止瞳孔后粘连　　　　C. 抑制胶原合成

　　D. 抑制新生血管形成　E. 促进角膜修复

A4 型题

(8～10 题共用题干)

10 岁男孩,右眼被铅笔刀击中 1 小时就诊。眼部检查:视力右眼 0.6,球结膜下出血,有一小裂口,眼压右眼 6mmHg。

8. 采集病史重点了解

　　A. 不良习惯　　B. 家族史　　C. 外伤史　　D. 用眼卫生　　E. 出生史

9. 重点检查项目是

　　A. 眼部 A 超　　　　　　　　　　B. 角膜刮片染色或培养找菌丝

　　C. 眼底　　　　　　　　　　　　D. 视野

　　E. 眼部 B 超

10. 根据上述检查初步诊断为球结膜裂伤,有助于进一步确定诊断的检查是

　　A. 伤口不作处理　　　　　　　　B. MRI 检查

　　C. 结膜伤口探查　　　　　　　　D. 给抗生素消炎,1 周后复诊

　　E. 缝合球结膜伤口

二、名词解释

1. 电光性眼炎

2. 视网膜震荡伤

三、问答题

1. 简述眼部酸碱烧伤的治疗原则。

2. 简述眼内异物的诊断和治疗原则。

参 考 答 案

一、选择题

1. E   2. C   3. C   4. D   5. E   6. C   7. A   8. C   9. C   10. C

二、名词解释

1. 电光性眼炎:由电焊、紫外线灯、雪地及水面反光等发出的紫外线被组织吸收,产生光化学反应,引起眼部损伤。

2. 视网膜震荡伤:眼球钝挫伤后,后极部出现一过性灰白色视网膜水肿,中心凹反射消失,视力下降。

三、问答题

1. 眼部酸碱烧伤的治疗原则:眼部酸碱烧伤的原则是争分夺秒,就地大量彻底冲洗,促进眼表修复,防治并发症。伤后就地取材,立即用大量清水或其他水源反复冲洗。患者送至医疗单位后,根据情况可再次冲洗,必要时切开结膜行结膜下冲洗或行前房穿刺术。早期控制感染,散瞳,适时全身应用糖皮质激素和非甾体类抗炎药物,局部或全身应用维生素 C。后期并发症的手术治疗。

2. 眼内异物的诊断应根据外伤史、临床表现、伤口和伤道以及影像学检查等综合分析确定。影像学检查可行 B 超、X 线、CT、MRI 等检查。

眼内异物的治疗原则:眼内异物包括伤道造成的组织破坏,异物的特殊损害(化学性及毒性反应、眼内感染)。尤其是铜质异物和铁质异物。眼内异物应尽早取出,以重建和恢复视功能为目的。

(张原明 孙 斌)

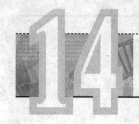

第十四章

眼的屈光与调节

学习要点

本章主要学习眼的屈光与调节、正视、屈光不正(近视、远视、散光与屈光参差)和老视。通过学习,要求学生掌握眼屈光的概念、屈光系统的组成;近视、远视的概念、发病原因、临床表现、治疗及预防;老视的概念、临床表现及治疗。

熟悉眼的调节与集合的机制;正视眼、散光、屈光参差的概念、临床表现及治疗。

了解屈光度、屈光参差的概念、临床表现及治疗。能够运用检查结果分析患者的病情,并指导临床工作。

重点与难点解析

一、调节幅度、调节与年龄

眼所能产生的最大调节力称为调节幅度。调节幅度与年龄密切相关,青少年调节力强,随着年龄增长,调节力将逐渐减退而出现老视。临床上较常应用 Hoffstetter 调节幅度公式来表达调节力与年龄的关系:

最小调节幅度 = $15 - 0.25 \times$ 年龄

最大调节幅度 = $25 - 0.4 \times$ 年龄

平均调节幅度 = $18 - 0.3 \times$ 年龄

二、病理性近视和单纯性近视

近视度数较高的患者,常伴有夜间视力差、飞蚊症、漂浮物、闪光感等症状,并可发生程度不等的眼底改变,如近视弧形斑、豹纹状眼底、黄斑部出血或形成新生血管膜,可发生形状不规则的白色萎缩斑,或有色素沉着呈圆形黑色斑(Fuchs 斑);视网膜周边部格子样变性、囊样变性;在年轻时出现玻璃体液化、混浊和玻璃体后脱离等。由于眼球前后径变长,眼球较突出,眼球后极部扩张,形成后巩膜葡萄肿。伴有上述临床表现者,称为病理性近视,无明显上述病变者称为单纯性近视。病理性近视患者发生视网膜脱离、撕裂、裂孔、黄斑出血和新生血管的危险性要比正常人大得多。

三、老视与远视的区别

老视与远视的区别见表 1-14-1。

表 1-14-1　老视和远视的区别

	老视	远视
年龄	和年龄相关,一般 40 岁左右出现	与年龄关系不大,出生后往往就存在
视力	远视力如常,近视力明显下降	视远不清,视近更不清,部分可被调节代偿
治疗	视近矫正	远屈光矫正,高度远视优势还需近视矫正

四、眼科处方的解读

眼科处方的解读有助于本章的学习和理解。眼镜处方的规范写法为:标明眼别,先写右眼处方,后写左眼处方。右和左可缩写为 R 和 L,或用拉丁文缩写 OD(右眼)、OS(左眼),双眼可缩写为 BE 或 OU。如需同时配远用(DV)和近用(NV)眼镜,先写 DV 处方,后写 NV 处方。球镜度数用 DS 表示,柱镜度数用 DC 表示,同时标明柱镜轴向。棱镜度用符号 △ 表示,并需标明棱镜基底朝向。如同时有球镜、柱镜或棱镜成分,则可用(/或)表示联合。如:

$$3.50DS/-1.50DC \times 165/3^{\triangle}BD$$

上述处方表示 −3.50D 球镜联合 −1.50D 柱镜,轴子午线为 165 度,3 棱镜度,BD 表示棱镜基底朝下。

习 题

一、选择题

A1 型题

1. 以下对近视的理解,正确的是

    A. "假性"近视指用阿托品散瞳后检查,近视度数消失,呈现正视或远视,为不可逆

    B. "假性"近视指用阿托品散瞳后检查,近视屈光度未降低或降低的度数 <0.5D

    C. 大多数单纯性近视眼为屈光性近视眼

    D. −4.00D 以上为高度近视

    E. 调节性近视属于轴性近视

2. 以下哪项不属于远视眼的临床表现

    A. 远视力下降,近视力正常　　　　　　　　B. 近距离工作视疲劳

    C. 高度远视可能伴随内斜视　　　　　　　　D. 一般远视眼眼底多无变异

    E. 随年龄增长,症状更明显

A2 型题

3. 患者,男性,20 岁,角膜外伤后视力由 1.0 降至 0.4,角膜地形图示:不规则散光。该患者最佳的矫正方法是

    A. 凹透镜　　　　　　　　B. 凸透镜　　　　　　　　C. 交叉圆柱镜

    D. 接触镜　　　　　　　　E. 渐进多焦镜

4. 男性患者,32 岁,双眼视物模糊 20 年,近期加重。眼部检查:视力右眼 0.1,矫正 0.3,左眼 0.15 矫正 0.4,眼前段检查未见异常,眼底双眼视盘颞侧弧形斑,呈豹纹状眼底。眼压 Tn(双眼)。该患者的可能诊断为

    A. 视网膜色素变性　　　　　B. 老年黄斑变性　　　　　C. 视网膜静脉周围炎

D. 视神经炎　　　　　　　　　E. 高度近视

A3 型题

(5~7 题共用题干)

女性患者,22 岁,双眼视物模糊 10 年,眼部检查:视力右眼 0.1,戴 -6.00DS 矫正 1.0,左眼 0.4 戴 -2.00DS 矫正 1.0,眼前段检查未见异常,眼底未见异常。眼压 Tn(双眼)。

5. 该患者的可能诊断为

　　A. 弱视　　　B. 老视　　　　C. 远视　　　　D. 屈光参差　　E. 散光

6. 患者目前最佳的治疗方法是

　　A. 配眼镜　　　　　　B. 观察　　　　　　　C. 滴眼液治疗

　　D. 口服药物治疗　　　E. 角膜屈光手术

7. 手术前的检查是

　　A. CT　　　　　　　　B. MRI　　　　　　　C. 肝、肾功能

　　D. 染色体　　　　　　E. 角膜厚度

A4 型题

(8~10 题共用题干)

7 岁女孩,2 个月来自觉双眼视物模糊,无眼痛。既往视力检查正常。

8. 采集病史重点了解

　　A. 遗传史　　　　　　B. 家族史　　　　　　C. 药物过敏史

　　D. 用眼卫生　　　　　E. 出生时状况

9. 重点检查项目是

　　A. 心电图　　　　　　B. 胸部 X 线片　　　　C. 血液

　　D. 屈光　　　　　　　E. 结膜

10. 根据上述检查如初步诊断为近视,有助于进一步确定诊断的检查是

　　A. 血液检查　　　　　　B. 结膜细菌学检查　　　　C. 角膜染色检查

　　D. 药物过敏试验　　　　E. 散瞳检影

二、名词解释

1. 调节范围

2. 集合

3. 老视

4. 屈光参差

三、问答题

1. 简述睫状肌麻痹验光的适应证。

2. 试述调节产生的机制。

参 考 答 案

一、选择题

1. B　　　2. A　　　3. D　　　4. E　　　5. D　　　6. E　　　7. E　　　8. D　　　9. D　　　10. E

二、名词解释

1. 调节范围:眼在调节放松的状态下所能看清的最远一点称为远点;在极度调节时所

能看清的最近一点称为近点;远点与近点之间的间距为调节范围。

2. 集合:双眼注视近处目标时,两眼视轴平行而且调节处于松弛状态,注视近处目标时则需要调节,这时为保持双眼单视,双眼还需内转,称为集合。

3. 老视:随着年龄增长,晶状体弹性逐渐下降,睫状肌和悬韧带功能也逐渐变弱,从而引起眼的调节功能减弱,近视力减退,这种由于老化所致的眼调节力减弱称为老视,俗称老花眼。

4. 屈光参差:双眼屈光度不等者称为屈光参差,度数相差超过 2.50D 以上者通常会因融像困难而出现症状。

三、问答题

1. 睫状肌麻痹验光的适应证:某些患者需要行睫状肌麻痹验光,如首次进行屈光检查的儿童及青少年,需要全矫的远视者,有内斜的远视儿童,有视觉疲劳症状的远视成人等。

2. 调节产生的机制:当看远目标时,睫状肌处于松弛状态,睫状肌使晶状体悬韧带保持一定的张力,晶状体在悬韧带的牵引下形状相对扁平;当看近目标时,晶状体悬韧带松弛,晶状体由于弹性而变凸,从而增加了眼的屈光力,因而能看清近距离目标。

(张 岳)

第十五章

斜视与弱视

学习要点

本章重点学习斜视与弱视的概念、临床表现和治疗原则。通过学习,要求学生掌握双眼单视、斜视的概念及斜视的分类;弱视的概念、临床表现及治疗原则。

熟悉共同性斜视和非共同性斜视的临床表现及治疗原则。了解斜视的检查;弱视的病因与分类。

重点与难点解析

一、斜视的分类

1. 共同性斜视

(1)共同性内斜视

1)先天性内斜视:出生后 6 个月以内发病的恒定性内斜视,又称婴儿型内斜视,一般不合并明显屈光异常。

2)调节性内斜视:主要是因为远视眼过度使用调节引起。

3)非调节性内斜视:多在 2 岁后(幼儿期)发病,与调节无关,开始呈间歇性,无明显屈光不正,斜视角随年龄增大而变大。

(2)共同性外斜视

1)间歇性外斜视:斜视角度变化较大,随两眼集合力的强弱而变化,注意力集中时可保持正位,疲劳或遮盖一眼时出现外斜。

2)恒定性外斜视:发生在成年期的外斜视,开始呈间歇性,以后因调节力衰竭,失去代偿,成为恒定性外斜视。

2. 非共同性斜视

(1)麻痹性斜视:由于支配眼外肌运动的神经核、神经或眼外肌本身器质性病变引起。

(2)限制性斜视:由于肌肉组织的粘连或嵌顿所致。

二、共同性斜视和非共同性斜视的鉴别诊断

共同性斜视和非共同性斜视的鉴别诊断见表1-15-1。

表1-15-1　共同性斜视与非共同性斜视的鉴别诊断

	共同性斜视	非共同性斜视
年龄	<5岁多见	任何年龄
发病	缓慢	突然
病因	不详	神经系统、颅脑系统、肌肉疾病、内分泌、外伤
症状	无明显症状	复视
代偿头位	无	有
眼球运动	正常	有障碍
斜视度	∠1=∠2个方向度相等	∠2>∠1,向受累肌方向运动时斜视角大

三、弱视的分类

1. 斜视性弱视　为单眼弱视。患者有斜视病史,双眼不能同时聚焦同一物体,影响大脑视觉发育,大脑视觉中枢主动抑制由斜视眼传入的视觉信息,形成弱视。

2. 屈光参差性弱视　两眼屈光参差较大(正球镜相差≥1.50D,柱镜相差≥1.00D),致使两眼视网膜成像大小不等,融合困难,屈光不正程度较重一侧存在形觉剥夺,形成弱视。

3. 屈光不正性弱视　为双眼弱视。未经过矫正的屈光不正无法使影像成焦在视网膜上,引起弱视。

4. 形觉剥夺性弱视　由于角膜混浊,先天性或外伤性白内障,完全性上睑下垂或遮盖一眼过久,妨碍外界物体对视觉的刺激,产生弱视。

习　　题

一、选择题

A1型题

1. 用角膜映光法检查斜度时,反光点落在角膜缘表示
　　A. 15°　　　　　B. 20°　　　　　C. 25°　　　　　D. 30°　　　　　E. 45°

2. 关于先天性内斜视的临床特点,下列哪项不符
　　A. 出生6个月内表现斜视　　　　　B. 不受调节的影响
　　C. 通常伴有外直肌麻痹　　　　　D. 偏斜度>40°
　　E. 18个月左右可出现垂直斜视

3. 共同性斜视与非共同性斜视的鉴别关键点是
　　A. 发病的急缓　　　　B. 发病时有无复视　　　　C. 第一、第二斜视角不等
　　D. 斜视度的大小　　　　E. 眼球的运动情况

4. 导致弱视的原因不包括
　　A. 先天性白内障　　　　B. 先天性黄斑缺损　　　　C. 斜视
　　D. 屈光不正　　　　E. 不恰当的遮盖治疗

5. 治疗单眼弱视的最经典方法是
　　A. 戴镜　　　　　B. 遮盖疗法　　　　C. 精细作业

D. 治疗仪训练   E. 药物治疗

6. 检查眼位时,角膜映光法发现右眼光点位于瞳孔中央,左眼光点位于瞳孔鼻侧缘,交替遮盖双眼由外到正位,属于

A. 显性外斜   B. 隐性外斜   C. 显性内斜   D. 隐性内斜   E. 以上都不是

7. 共同性外斜视的主要治疗方法为

A. 屈光矫正   B. 手术矫正眼位   C. 集合训练

D. 同视机训练   E. 以上都不是

A2 型题

8. 患儿,6 岁,双眼近视,右 − 8.50D,左 − 2.0D,则患儿易发生

A. 右眼外斜视   B. 左眼内斜视

C. 右眼屈光参差性弱视合并外斜视   D. 右眼外斜视合并左眼弱视

E. 左眼屈光参差性弱视合并内斜视

9. 患儿,5 岁,1 年前开始出现歪头视物,要求头部放正就伴有左眼上睑下垂。来院就诊检查发现:左眼上睑遮盖 1/2 角膜。眼位:左眼有外上斜。屈光间质透明,眼底无异常。左眼上睑下垂的原因是

A. 先天性上睑下垂   B. 代偿性上睑下垂   C. 不良习惯

D. 重症肌无力   E. 动眼神经不全麻痹

A3 型题

(10 ~ 11 题共用题干)

5 岁小儿,发现内斜视半年,裸眼视力右 0.3,左 0.6。验光结果右眼 + 3.50D→0.3,左眼 + 3.50D→1.0。

10. 该患儿应如何配镜

A. 给足度   B. 过矫 + 1.00D   C. 不足矫 − 1.50D

D. 不戴镜观察   E. 看近给足,看远给不足

11. 患儿散瞳前检查斜视度为 20°,散瞳后眼位为正位,应诊断为

A. 调节性内斜视   B. 非调节性内斜视   C. 部分调节性内斜视

D. 残余性内斜视   E. 进一步检查,才可确定

二、名词解释

1. 斜视

2. 弱视

3. 拥挤现象

4. 斜视角

三、问答题

1. 简述弱视的临床表现。

2. 简述共同性斜视和非共同性斜视的鉴别诊断。

参 考 答 案

一、选择题

1. E   2. C   3. C   4. B   5. B   6. A   7. B   8. C   9. B   10. A

11. A

二、名词解释

1. 斜视:正常双眼注视状态下,物体在双眼视网膜对应点所形成的像,经大脑视觉中枢融合成一完整的立体形态,称为双眼单视。异常情况下,双眼不协同,出现某一眼位的偏斜,称为斜视。

2. 弱视:单眼或双眼最佳矫正视力低于正常,但眼球无器质性改变的视力功能障碍。

3. 拥挤现象:弱视患者分辨排列成行视标的能力较分辨单个视标的能力差。

4. 斜视角:分为第一斜视角和第二斜视角,以健眼注视时麻痹眼的斜视角称为第一斜视角,以麻痹眼注视时健眼的斜视角称为第二斜视角。

三、问答题

1. 弱视的临床表现:①视力减退:最佳矫正视力低于正常,经治疗可以恢复或部分恢复;②拥挤现象;③旁中心注视;④视觉诱发电位见 PVEP 潜伏期延长,振幅下降;⑤眼部无器质性病变。

2. 共同性斜视和非共同性斜视的鉴别诊断

	共同性斜视	非共同性斜视
年龄	<5 岁多见	任何年龄
发病	缓慢	突然
病因	不详	神经系统、颅脑系统、肌肉疾病、内分泌、外伤
症状	无明显症状	复视
代偿头位	无	有
眼球运动	正常	有障碍
斜视度	∠1 = ∠2 个方向度相等	∠2 > ∠1,向受累肌方向运动时斜视角大

(张 岳)

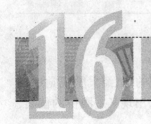

第十六章

眼眶病

学习要点

本章对眼眶病进行了阐述,着重对甲状腺相关性眼病进行论述。需要掌握甲状腺相关性眼病的临床表现、诊断及治疗。了解眼眶病的应用解剖特点及常用检查方法以及眶蜂窝织炎、炎性假瘤的临床表现及治疗;了解眼眶常见肿瘤的临床表现及治疗。

重点与难点解析

一、甲状腺相关性眼病

甲状腺相关性眼病是引起成人单眼或双眼球突出的最常见原因之一。病理改变主要为早期的炎症细胞浸润、眼外肌水肿、淋巴细胞浸润,后期出现肌肉变性坏死及纤维化、眶内球内脂肪和结缔组织成纤维细胞活跃,黏多糖沉积和水肿。

眼部主要临床表现:①眼睑征,包括眼睑退缩和上睑迟落;②眼球突出、复视及眼球运动受限。

治疗包括全身治疗和眼部治疗。全身治疗主要是甲状腺功能异常的治疗,糖皮质激素可以全身或局部应用,也可用免疫抑制剂。眼部治疗主要是保护性治疗、药物抗炎治疗、手术和放射治疗。对于严重突眼或伴压迫性视神经病变的患眼,药物治疗无效时,也可用放射治疗或手术治疗。

二、眶蜂窝织炎

眼眶蜂窝织炎是眶内软组织的急性感染,属于眼眶特异性炎症,多由邻近组织的细菌感染扩展引起。

眶蜂窝织炎分为隔前蜂窝织炎和隔后蜂窝织炎。隔后蜂窝织炎较严重,包括发热,眼球明显前突、眼睑红肿,球结膜高度充血水肿、甚至突出于睑裂之外。眼球运动明显受限、转动时疼痛。若感染向颅内扩展,可造成海绵窦血栓、脑膜炎、脑脓肿或败血症,危及生命。

确诊后尽早全身采用足量的广谱抗生素,争取做细菌培养和药敏试验,及时应用有效抗生素。根据病情适当使用糖皮质激素治疗。眼局部同时使用抗感染滴眼液,涂眼膏保护暴露的角膜。如炎症已化脓局限,形成眶内脓肿,可在波动最明显处切开引流,但忌过早手术。若并发海绵窦血栓,应按败血症的治疗原则进行抢救。

三、炎性假瘤

属于眼眶非特异性炎症的范畴,基本病理改变是炎症细胞轻度浸润,纤维组织增生、变性。

典型表现是急性起病,眼眶痛、眼球运动障碍,复视和眼球突出,眼睑和结膜肿胀、充血。约有1/3病例眶缘可扪及肿物,呈结节状,多发,可推动,轻度压痛。肌肉附着点处水肿充血明显,透过结膜隐见紫红色肥大的眼外肌。病变后期,眼球运动各方向明显受限,上睑下垂,视神经萎缩,视力丧失,眼球固定,且疼痛难忍。

病变的组织类型与疗效关系密切。目前常采用的治疗方法是全身和眶内局部使用糖皮质激素;糖皮质激素治疗无效及有全身疾病禁忌者,可采用环磷酰胺或小剂量放疗。糖皮质激素、环磷酰胺和放疗不能控制或反复发作的炎性假瘤,可酌情考虑适当的手术切除,但仍可复发。

习　　题

一、选择题

A1 型题

1. 导致眼球运动障碍的疾病是
    A. 眶蜂窝织炎　　　　　　B. Graves 眼病　　　　　　C. 横纹肌肉瘤
    D. 眶尖综合征　　　　　　E. 以上均有可能

2. 关于甲状腺相关性眼病,叙述错误的是
    A. 是引起成人眼球突出的最常见原因
    B. 病理改变为眼外肌水肿、肌肉纤维化、淋巴细胞浸润等
    C. 病变主要损害眼轮匝肌
    D. B 超检查可帮助诊断
    E. 甲状腺功能检查对诊断帮助不大

3. 眼眶炎性假瘤与 Graves 眼病均可能出现
    A. 眼肌麻痹　　　　　　　B. 眼球突出　　　　　　　C. 球结膜水肿
    D. 视神经受累　　　　　　E. 以上均有可能

4. 搏动性眼球突出最常见于下列哪种疾病
    A. 炎性假瘤　　　　　　　B. 眶内气肿　　　　　　　C. 眼眶静脉曲张
    D. 颈动脉海绵窦瘘　　　　E. 以上均有可能

5. 成人最常见的眼眶良性肿瘤为
    A. 毛细血管瘤　　　　　　B. 海绵状血管瘤　　　　　C. 视神经胶质瘤
    D. 皮样囊肿　　　　　　　E. 横纹肌肉瘤

A2 型题

6. 女性患者,42 岁,右眼球缓慢向正前方前突 2 年余。无视力下降,无眼红、眼痛,无头痛及睑裂增大现象。眼部检查:眼球未见明显异常,眶缘未扪及肿物。B 超显示右眼球后椭圆形病变,边界清楚,内回声均匀且回声强,加压轻度变形。本病例最可能的诊断为
    A. 泪腺混合瘤　　　　　　B. Graves 眼病　　　　　　C. 炎性假瘤

D. 海绵状血管瘤　　　　　　E. 视神经脑膜瘤

7. 中年男性患者,发现右上眼睑肿块 3 年余。眼部检查:视力双眼 0.8,右上睑颞侧可触及椭圆形肿块,直径约 1.5cm,结节状,质硬,活动度可,无压痛。上睑轻度下垂,眼球向颞上方运动轻度受限。CT 示眼眶前外上方椭圆形高密度影,泪腺窝骨质变薄,无骨质破坏。最可能的诊断是

　　A. 泪腺多形性腺瘤　　　　B. 皮样囊肿　　　　　　　C. 海绵状血管瘤

　　D. 泪腺腺样囊腺癌　　　　E. 炎性假瘤

A3 型题

(8～10 题共用题干)

32 岁男性患者,因左眼球向内下方突出 2 个月入院。检查:T37.2℃,眼部检查:视力右眼 1.0,左眼 0.8,双眼眼前节及眼底未见明显异常,眼球突出度:右眼 13mm,左眼 17mm;左眼球向外、向上运动轻度受限。于左眶上壁稍外可触及 1.5cm×1.5cm 的表面光滑、质地坚硬、无压痛肿物。

8. 根据患者的临床表现,下列哪一种检查最能帮助诊断

　　A. 血常规　　　　　　　　B. 泪道冲洗　　　　　　　C. 眼部 B 超

　　D. 眼眶 CT　　　　　　　E. 颈动脉造影

9. 最可能的诊断为

　　A. 泪腺多形性腺瘤　　　　B. 皮样囊肿　　　　　　　C. 眶骨骨瘤

　　D. 泪腺腺样囊腺癌　　　　E. 炎性假瘤

10. 治疗方针应是

　　A. 抗炎　　　　　　　　　B. 观察　　　　　　　　　C. 补液

　　D. 紧急手术　　　　　　　E. 手术切除并送病理检查

A4 型题

(11～13 题共用题干)

男性患儿,10 岁,右眼慢性无痛性眼球突出,视力 0.02,双眼眼前节及眼底未见明显异常。

11. 采集病史重点了解

　　A. 不良习惯　　　　　　　B. 家族史　　　　　　　　C. 有无外伤史

　　D. 用眼卫生　　　　　　　E. 出生史

12. 重点检查项目是

　　A. 心电图　　　　　　　　B. 胸部 X 线摄片　　　　　C. 眼 B 超

　　D. 尿液　　　　　　　　　E. 眼

13. B 超示视神经梭形肿大,边界清,内回声缺乏,最可能的诊断是

　　A. 视网膜母细胞瘤　　　　B. 视神经胶质瘤　　　　　C. 视神经脑膜瘤

　　D. 横纹肌肉瘤　　　　　　E. 海绵状血管瘤

二、名词解释

1. 眼眶蜂窝织炎

2. 炎性假瘤

三、问答题

1. 甲状腺相关性眼病的临床表现是什么?

2. 简述眼眶蜂窝织炎的治疗。

参 考 答 案

一、选择题

1. E　　2. C　　3. E　　4. D　　5. B　　6. D　　7. A　　8. D　　9. C　　10. E
11. C　　12. C　　13. B

二、名词解释

1. 眼眶蜂窝织炎:是眶内软组织的急性感染,属于眼眶特异性炎症,多由邻近组织的细菌感染扩展引起。

2. 炎性假瘤:属于眼眶非特异性炎症的范畴,基本病理改变是炎症细胞轻度浸润,纤维组织增生、变性。因其临床症状类似肿瘤,因此称为炎性假瘤。

三、问答题

1. 甲状腺相关性眼病的临床表现有:①眼睑退缩征,表现为睑裂开大、角膜上缘和上部巩膜暴露。当眼球向下运动时,上睑不随眼球向下移动,称眼睑迟落。②眼球突出、复视及眼球运动受限,以及由此导致的暴露性角膜炎、角膜溃疡也严重威胁视力。眶压增高、眼外肌压迫视神经增加继发视神经改变,出现视力减退、视野减小或病理性暗点,眼底可见视盘水肿或者苍白,视网膜水肿或渗出。

2. 眼眶蜂窝织炎确诊后,尽早全身采用足量的广谱抗生素,争取做细菌培养和药敏试验,及时应用有效抗生素。根据病情适当使用糖皮质激素治疗。眼局部同时使用抗感染滴眼液,涂眼膏保护暴露的角膜。如炎症已化脓局限,形成眶内脓肿,可在波动最明显处切开引流,但忌过早手术。若并发海绵窦血栓,应按败血症的治疗原则进行抢救。

(赵桂秋　林　静)

第十七章

防盲与治盲

学习要点

本章对防盲治盲进行了阐述。需要掌握低视力与盲目的分级标准。熟悉几种主要致盲疾病的防治,了解防盲治盲的现状。

重点与难点解析

一、盲和视力损伤的标准

世界卫生组织于 19 世纪 70 年代提出了盲和视力损伤的分类标准,这一标准将盲和视力损伤分为 5 级。

实际工作中,又将盲和低视力分为双眼盲、单眼盲、双眼低视力和单眼低视力。如果一个人双眼最好矫正视力均 <0.05,则为双眼盲;如果一个人双眼最好矫正视力均 <0.3、但 >0.05 时,则为双眼低视力。这与 WHO 标准一致。如果一个人只有一眼最好矫正视力 <0.05,另眼 >0.05 时,则称为单眼盲。如果一个人只有一眼最好矫正视力 <0.3、但 >0.05 时,另眼 >0.3 时则称为单眼低视力。按这种规定,有些人同时符合单眼盲和单眼低视力的标准。在实际统计中,这些人将归于单眼盲中,而不归入单眼低视力中。

二、"视觉 2020"行动

1999 年 2 月 17 日,世界卫生组织、一些国际非政府组织联合在日内瓦发起"视觉 2020,享有看见的权利"行动,目标是在全球范围内加强合作,于 2020 年前根治可避免盲。

"视觉 2020"的行动内容是:①2020 年前根治可避免盲的共同目标将使全球所有的防盲治盲合作伙伴共同工作。联合开展的宣传活动将有助于在全球范围内提高对于盲的认识,动员各方面的资源防治可避免盲。②在已经取得的国际和各国防盲工作经验的基础上,"视觉 2020"行动将进一步加强和发展初级健康保健和眼保健,来解决可避免盲的问题。③这一行动将寻求更广泛的区域合作,最终建立全球的伙伴关系来解决眼保健问题。

三、我国防盲治盲工作的现状

我国采取多种形式开展防盲治盲工作。建立县、乡、村三级初级眼病防治网络是一种最常见的形式,它将防盲治盲工作纳入了我国初级卫生保健,可以发挥各级眼病防治人员的作用。组织眼科手术医疗队、手术车到农村和边远地区巡回开展白内障复明手术,也是防盲治盲的一种有效形式。近年来,我国大规模地开展防盲治盲工作,也为我国锻炼和培养了一支防盲治盲队伍。

四、河盲

河盲即盘尾丝虫病。该疾病在非洲 30 多个国家及部分拉美国家流行,是这些国家的主要的致盲眼病之一。约 30 万患者因该病而失明。该病是由沿河流繁殖的黑蝇叮咬而传播,人被叮咬后,微丝蚴随血流进入眼动脉而大量繁殖,引起眼部感染。造成眼部损害包括:角膜新生血管、角膜瘢痕、钙化,另外可引发虹睫炎,脉络膜视网膜炎,视神经萎缩等而致失明。

提高防盲治盲的工作质量也是当务之急。人员培训是开展防盲治盲的核心问题。合理地调整眼科力量的布局也是一个重要问题。此外,我们应当在积极开发我国防盲治盲资源的前提下,加强与世界卫生组织和国际非政府防盲组织的合作,争取更多的资源,努力创造防盲治盲工作的新局面。

习　题

一、选择题

A1 型题

1. 全球最主要的致盲性疾病是
　　A. 白内障　　　　　　　　B. 青光眼　　　　　　　　C. 年龄相关性黄斑病变
　　D. 糖尿病视网膜病变　　E. 角膜混浊

2. 世界卫生组织将盲和视力损伤分为
　　A. 1 级　　　　B. 2 级　　　　C. 3 级　　　　D. 4 级　　　　E. 5 级

3. 较好眼的最好矫正视力低于多少为盲人
　　A. 0.3　　　B. 0.2　　　C. 0.15　　　D. 0.1　　　E. 0.05

4. 较好眼的最好矫正视力 >0.05,低于多少时为低视力者
　　A. 0.3　　　B. 0.2　　　C. 0.15　　　D. 0.1　　　E. 0.05

5. "视觉 2020,享有看见的权利"行动的重点不包括
　　A. 白内障　　　　　　　　B. 沙眼　　　　　　　　C. 儿童盲
　　D. 屈光不正和低视力　　E. 以上均不对

6. 眼底病在致盲原因中排在首位的是
　　A. 年龄相关性黄斑变性　　B. 糖尿病视网膜病变　　C. 儿童盲
　　D. 角膜混浊　　　　　　　E. 视网膜色素变性

7. 估计我国积存的急需手术治疗的白内障盲人有
　　A. 100 多万人　　　　　　B. 200 多万人　　　　　　C. 300 多万人
　　D. 400 多万人　　　　　　E. 500 多万人

8. 关于青光眼的描述不正确的是
　　A. 引起的视功能损伤可逆转　　　　　　B. 普及青光眼防治知识
　　C. 合理治疗确诊患者　　　　　　　　　D. 早期筛查患者
　　E. 以上均不对

9. 估计目前全世界有多少人因白内障而失明

    A. 1 千万   B. 2 千万   C. 2.5 千万   D. 3 千万   E. 3.5 千万

10. 我国每年新增白内障盲人约为

    A. 10 万   B. 20 万   C. 30 万   D. 40 万   E. 50 万

二、名词解释

1. "视觉 2020,享有看见的权利"行动

2. 白内障手术率

三、问答题

1. 1973 年 WHO 的盲和低视力标准是什么?

2. 简述我国防盲治盲工作的现状。

参 考 答 案

一、选择题

1. A   2. E   3. E   4. A   5. D   6. A   7. C   8. A   9. C   10. D

二、名词解释

1. "视觉 2020,享有看见的权利"行动,目标是在 2020 年全球根治可避免盲。这次行动已确定白内障、沙眼、河盲、儿童盲、屈光不正和低视力等 5 方面作为"视觉 2020"行动的重点。

2. 每年每百万人群中所做的白内障手术数称为白内障手术率。

三、问答题

1. 1973 年 WHO 盲和低视力标准是:将盲分为 5 级,即一个人较好眼最佳矫正视力在 0.1~0.3 为 1 级;0.05(数指/3m)~0.1 为 2 级;0.02(数指/1m)~0.05 为 3 级;光感~0.02 为 4 级;无光感为 5 级。其中,1~2 级属于低视力,3~5 级属于盲。如好眼最佳矫正视力优于 0.05,但视野小于 10°者亦为盲。

2. 我国采取多种形式开展防盲治盲工作。建立县、乡、村三级初级眼病防治网络是一种最常见的形式,它将防盲治盲工作纳入了我国初级卫生保健,可以发挥各级眼病防治人员的作用。组织眼科手术医疗队、手术车到农村和边远地区巡回开展白内障复明手术,也是防盲治盲的一种有效形式。近年来,我国大规模地开展防盲治盲工作,也为我国锻炼和培养了一支防盲治盲队伍。

（张　勇）

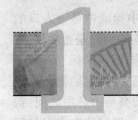

第二篇 耳鼻咽喉-头颈外科学

第一章

耳鼻咽喉-头颈外科应用解剖与生理

第一节 鼻的应用解剖与生理

学 习 要 点

1. 掌握面部危险三角区静脉回流特点,外鼻解剖标志的名词。

2. 掌握鼻前庭、固有鼻腔的分区,固有鼻腔各壁的解剖结构。掌握窦口鼻道复合体(ostiomeatal complex,OMC)的概念。

3. 了解外鼻支架,鼻腔黏膜的分区,嗅区和呼吸区,前颅底与各鼻窦毗邻关系,鼻的主要生理功能。

重点与难点解析

鼻部解剖与鼻内镜手术参考标志

内镜下可获得放大清晰的图像,但多是一维或二维的图像,缺乏立体感,操作者在熟悉内镜使用的前提下,明确镜下解剖学标志是至关重要的。一些固定或相对固定的标志作为手术中的"路标",是手术顺利进行的重要保证,现就鼻内镜下重要的手术标志性解剖结构做一描述。

一、中鼻甲

是最为重要的标志性结构。其垂直部的上端附着于筛顶与筛板的连接部。筛窦切除手术的操作范围应在中鼻甲的外侧及下方进行。其前端与鼻腔外侧壁附着并形成弓形结构对手术具有指导意义,是确定钩突及上颌窦自然开口的重要标志。术中需认真对无病变的中鼻甲予以保留,如不能完整保留也要对中鼻甲的上端予以保留,以便作为术中标志。中鼻甲的后端向外形成横行的中鼻甲基板,将筛窦分为前组筛窦和后组筛窦,是开放后组筛窦的解剖标志及手术路径。同时,中鼻甲本身的解剖变异,如中鼻甲反张、泡性中鼻甲、中鼻甲息肉样变也是影响中鼻道宽畅程度的重要因素,是开放 OMC 的重要环节。

二、钩突

属筛骨的一部分,它构成筛漏斗的前壁、半月裂的前缘,是 OMC 中构成中鼻道入口的"第一关",因此也是传统 Messerklinger 手术中首先切除的解剖结构。钩突切除是否顺利,直接影响整个手术的顺利进行。同时,钩突也是开放上颌窦及额窦的重要解剖学标志。通常切除钩突尾端后即可暴露上颌窦自然开口,而钩突上端的附着点及方式是判定额窦开口的重要解剖学标志,如钩突上端附着于纸样板,对应的额窦开口则位于钩突与中鼻甲之间;钩突的上端附着于中鼻甲或颅顶,额窦的开口则位于纸样板与钩突之间。同时钩突本身的解剖变异,如钩突肥大、钩突反偏等,也是影响筛漏斗引流的重要因素,是引起中鼻道通气及引流不畅的因素之一。

三、筛泡

属前组筛窦中最大的气房,是鼻内镜手术切除钩突后首先要处理的筛窦气房,其外界为纸样板,下壁为筛窦的底,从而构成中鼻道的标志性结构,后界为中鼻甲基板,内侧壁与中鼻甲相邻,上界因发育的差异而呈多种形状。

四、筛窦气房的发育状态

因筛窦的发育状态不同,将筛窦分为:①空泡型筛窦:筛房分化极佳,表现为气房大而数量少,间隔骨壁极薄,术中易于开放、切除;②蜂窝型筛窦:筛房气化良好,表现为气房较大,间隔骨壁清晰;③增生型筛窦:筛房气化差,气房数量少,间隔骨壁厚,术中出血多,切除较困难。

五、纸样板

属筛骨的结构,构成筛窦的外侧壁与眼眶的内侧壁,菲薄如纸而得名,易在术中受损。其前界为泪骨,邻近泪囊;后界为视神经管眶口;上界为额骨眶板和额筛缝;下界为上颌骨上壁;内侧是筛窦气房;其外界与眶骨膜、内直肌和上斜肌相邻,术中损伤纸样板可出现眶内出血,进一步损伤内直肌,则出现难治性复视等症状。

六、鼻丘气房与鼻丘

鼻丘气房属前组筛窦的一组气房,鼻丘气房向鼻腔外侧壁隆起,其部位恰在中鼻甲前端和钩突的前上方。鼻丘气房发育异常,可引起筛漏斗的狭窄,从而影响额窦、上颌窦及筛窦的引流,而成为前组鼻窦发病的病因之一。同时,鼻丘气房位置隐蔽,局部切除有一定的难度。

七、额隐窝与额窦开口

额隐窝位于筛泡之前,额窦之后,筛漏斗之上,也属前组筛窦气房。其毗邻关系前方是额窦后壁和额窦口,后界即筛泡,内侧是中鼻甲垂直板,外侧为纸样板,顶即筛顶。开放额隐窝,才能保证额窦的引流,故有"额窦手术就是额隐窝手术"之说。

八、上鼻甲及上鼻道

也是鼻内镜手术的重要解剖学标志。上鼻甲后方为蝶筛隐窝,为蝶窦自然开口所在部位,上鼻甲是术中判定蝶窦开口的重要标志,同时,上鼻甲附近区域解剖位置复杂,术中易出现并发症。

九、蝶窦

蝶窦的发育形成多种形态,临床有不同的分类方法。其前壁的外侧是最后筛房之后壁,即蝶筛板,解剖变异大,医源性视神经的损伤常发生于此处。其外侧壁与视神经及颈内动脉相邻,骨质较薄,个别病例可发生骨质缺损,而使视神经及颈内动脉暴露于窦腔之内,增加了损伤的可能性。判定蝶窦开口的部位现多以上鼻甲、中鼻甲、后组筛窦与后鼻孔为解剖学标志。

十、下鼻甲及下鼻道

上颌窦自然开口的下缘为下鼻甲在鼻腔外侧壁的附着部,可根据下鼻甲辅助定位上颌窦开口,尤其是中鼻道相关结构紊乱不清的情况。

第二节　咽的应用解剖与生理

学 习 要 点

1. 掌握咽鼓管咽口、咽隐窝、咽峡、会厌谷、梨状窝的解剖部位,明确咽淋巴内环的概念。
2. 掌握腭扁桃体及腺样体的解剖部位及毗邻关系。
3. 了解导致咽腔狭窄的因素、咽部的重要筋膜间隙。

重点与难点解析

一、咽鼓管咽口和咽隐窝

鼻咽部呈穹隆状,顶部有腺样体,又称咽扁桃体,左右两侧壁有咽鼓管咽口及咽隐窝。咽鼓管咽口位于下鼻甲平面后端后方 1.0～1.5cm 处,咽口周围有咽鼓管扁桃体,其上方有咽鼓管圆枕,咽鼓管圆枕后上方即为咽隐窝,是鼻咽癌的好发部位。咽隐窝上方与颅底破裂孔接近,鼻咽癌易经此处侵及颅内。

二、咽峡

所谓咽峡是由上方的腭垂和软腭游离缘、下方的舌根、两侧的腭舌弓和腭咽弓所围成的环形狭窄部分。

三、会厌谷、梨状窝

喉口由会厌、杓会厌襞和杓状软骨所围成。在喉口两侧各有一个梨状窝,两侧梨状窝之间,环状软骨板之后为环后区。在会厌与舌根之间有会厌谷,会厌谷与梨状窝均是异物存留的好发部位。

四、咽的淋巴组织

咽的淋巴组织丰富,较大的淋巴组织团块呈环状排列,构成咽淋巴环。

1. 腺样体 又称咽扁桃体,位于鼻咽顶后壁,表面不平,有 5~6 条纵形沟隙,居中的沟隙最深,其下端有时可见胚胎期残余的咽囊。腺样体出生后即存在,6~7 岁时最显著,10 岁后逐渐萎缩。

2. 腭扁桃体 可分为内外侧面及上下极。内侧面由鳞状上皮覆盖,有 6~20 个深浅不一的扁桃体隐窝,是易形成感染"病灶"的部位。外侧与咽腱膜和咽上缩肌毗邻,咽腱膜与扁桃体被膜间形成扁桃体周围隙。

第三节 喉的应用解剖与生理

学 习 要 点

1. 掌握喉部软骨支架,喉内肌的功能、神经支配,喉的分区。
2. 掌握喉返神经的解剖,小儿喉部的解剖特点。
3. 掌握环甲膜的概念及部位。
4. 了解喉的淋巴回流,筋膜间隙。

重点与难点解析

喉的解剖

喉是位于颈前正中,由软骨、肌肉、韧带、纤维组织与黏膜构成的锥形腔状器官。上通喉咽、下连气管,上端为会厌软骨的游离缘,下端为环状软骨下缘。

(一)软骨

1. 会厌软骨 形如叶片,位于喉上部,上缘游离,面向后方呈弧形,成人宽而硬,小儿柔软、卷曲呈"∩"形。

2. 甲状软骨 形似一本打开的书,由左右对称的四边形软骨板构成,于前方相交,形成角度。成年男性呈一锐角,于颈前可见一隆突,称为喉结,即甲状软骨"V"形切迹。

3. 环状软骨 形如戒指,位于甲状软骨下方,是喉部唯一外形完整的软骨环。损伤环状软骨易出现喉狭窄。

4. 杓状软骨 左右各一,呈三棱锥体形,位于环状软骨后上部,底部与环状软骨板构成环杓关节。喉内肌的牵引下,杓状软骨借助于环杓关节运动,带动声带,形成声门的开关闭合。

连接主要有甲状舌骨膜、环甲膜与环气管韧带。

（二）喉肌

分为内、外两组，喉外肌主要指舌骨上、下肌群，起上升或下降喉体，并起固定喉体的作用。

喉内肌有声带内收肌：环杓侧肌与杓肌；声带外展肌：环杓后肌；声带紧张与松弛肌：甲杓肌与环甲肌；会厌活动肌：杓会厌肌和甲状会厌肌。

（三）喉腔

1. 声门上区　声带以上的部位，包括会厌、杓会厌皱襞、室带与喉室。

2. 声门区　位于两声带之间的区域。包括声带、前连合、杓状软骨、后连合。

3. 声门下区　声带下方与环状软骨下缘以上的部分。

（四）喉的血管与淋巴

喉的血供源于甲状腺上动脉的分支喉上动脉与甲状腺下动脉的分支喉下动脉；静脉随动脉伴行继而汇入甲状腺上、中、下静脉。

喉的淋巴分声门上与声门下两组，声门上组汇入颈总动脉分叉处与颈内静脉附近的颈深上淋巴结群。声门下组一部分穿过环甲膜汇入喉前与气管前淋巴结，另一部分注入颈深下淋巴结群与气管食管淋巴结群。声门区淋巴组织分布少。

（五）喉的间隙

1. 会厌前间隙　声门上型喉癌易侵犯此间隙，对于声门上型喉癌术中要求完整切除此间隙。

2. 声门旁间隙　跨声门型喉癌易沿此间隙生长，因此跨声门型喉癌的切除范围要足够大。

（六）喉的神经

1. 喉上神经　为迷走神经在颈部的分支，于舌骨大角平面从迷走神经分出，分两支，外支支配环甲肌，内支穿入甲舌膜入喉，司喉上部的感觉。

2. 喉返神经　为迷走神经入胸后的分支。右侧喉返神经在锁骨下动脉之前分出后，由前向后绕过锁骨下动脉；左侧喉返神经则在主动脉弓平面时分出，由前向后绕过主动脉弓，最后均沿气管食管旁沟上行经环甲关节的后方入喉，支配除环甲肌以外的所有喉内肌以及声门下方喉黏膜的感觉。

第四节　颈部应用解剖

学习要点

掌握颈部分区、各三角区的主要解剖结构，了解颈部的筋膜及筋膜间隙、颈部的淋巴组织。

重点与难点解析

（一）颈部的分区

传统的颈部是指固有颈部，而不包括项部。固有颈部的分区分为颈前区、胸锁乳突肌区及颈外侧区三部分,其中颈前区以舌骨为界,分为舌骨上区、舌骨下区。舌骨上区又以二腹肌为界,分为颏下三角区、下颌下三角区;舌骨下区则以肩胛舌骨肌上腹为界,分为颈动脉三角区及肌三角区。

颈外侧区以肩胛舌骨肌下腹为界,分为枕三角区与锁骨上三角区。

胸锁乳突肌区:即该肌所在部位。

(二)颈动脉三角区的主要内容物

包括颈内静脉、颈总动脉、颈内动脉、颈外动脉、颈动脉窦、颈动脉小体以及迷走神经、舌咽及舌下神经,其中颈总动脉、颈内动脉、颈内静脉、迷走神经是构成颈鞘的内容。

(三)颈部的筋膜及筋膜间隙

颈部的筋膜分浅、深两层,其中浅层筋膜即皮下结缔组织。颈部深筋膜又称颈部固有筋膜,由致密的结缔组织构成,位于浅筋膜及颈阔肌的深面,分浅、中、深3层。

(1)浅层:围绕整个颈部形成一总鞘,称封套筋膜。

(2)中层:又称内脏筋膜,位于舌骨下肌群的深面,包绕颈部脏器。此层筋膜在气管和甲状腺前方形成气管前筋膜和甲状腺假被膜囊。两侧形成颈动脉鞘,后上部形成颊咽筋膜。

(3)深层:即椎前筋膜,覆盖在椎前肌和椎体的前面。向上附于颅底,向下在第3胸椎平面与前纵韧带相融合。两侧覆盖前、中斜角肌和肩胛提肌等,构成颈后三角的底。向后与颈后部肌膜相续。臂丛神经干和锁骨下动脉穿出斜角肌间隙时,携带此层筋膜延伸至腋窝,形成腋鞘,又名颈腋管。

(四)颈部的淋巴

颈部淋巴由淋巴结及淋巴管连成网链,收纳头、颈、部分胸及上肢淋巴。分为浅及深淋巴结,以深层淋巴结最有意义。又分为以下3组。

(1)颈内静脉淋巴结:上起颅底,下达颈根部,沿颈内静脉全长排列,以舌骨及肩胛舌骨肌跨越颈内静脉处为界,分为颈内静脉上组、中组及下组淋巴结,接纳不同解剖部位的淋巴引流,汇入右淋巴导管、胸导管(左侧),或直接汇入静脉角。

(2)锁骨上淋巴结:沿颈横动、静脉排列,为颈部淋巴集中回流处,收纳副神经淋巴结、胸上部、乳房及上肢引流区的淋巴,汇入颈深下淋巴结,或直接汇入胸导管、右淋巴导管。左锁骨上淋巴结是胃及食管下部常累及的颈淋巴结。

(3)副神经淋巴结:沿副神经全程排列,多位于神经下内方,收纳枕部、耳后及肩胛上的淋巴,汇入颈深上淋巴结及锁骨上淋巴结。

第五节　气管、支气管、食管的应用解剖与生理

学 习 要 点

1. 掌握气管、食管解剖位置及毗邻关系,掌握气管隆嵴和左、右主支气管的解剖特点,掌握食管的4个狭窄。

2. 了解食管的组织学结构。

重点与难点解析

气管、支气管、食管的应用解剖

（一）气管

气管是呼吸系统的重要组成部分,由马蹄型软骨作为支架,其中软骨部占管腔的前2/3,后1/3为膜部。

气管上起于环状软骨的下缘,相当于第6颈椎水平,下至气管隆嵴处,相当于第5胸椎水平,共16～20个气管环,分为颈段气管与胸段气管,成人气管长10～12cm,左右径略大于前后径,其中左右径为2～2.5cm,前后径为1.5～2cm。

颈段气管上起于环状软骨下缘,下至胸骨上窝,有7～8个气管环,其位置表浅,在第2～4气管环的前面,有甲状腺的峡部跨越。胸段气管有9～12个气管环,位于上纵隔内,两侧胸膜囊之间,前方有胸腺、左头臂静脉、主动脉弓,后方紧贴食管。

气管下端分支形成左、右主支气管,气管隆嵴是左、右主支气管的分界,是支气管镜检查时的重要解剖标志。

（二）支气管

支气管连接气管与肺部,其结构与气管相似。

右侧主支气管具有粗、短、直的解剖特点,而左侧主支气管则有细、长、斜的解剖学特点,临床右侧支气管异物较为多见。

（三）食管

食管是上消化道的组成部分之一。成人约第6颈椎平面与喉咽下端相延续,下行于颈、胸部,穿过横膈食管裂孔,进入腹部约平第8胸椎,与贲门相连。

食管自上而下有4处生理性狭窄:第一狭窄即食管入口处,成人距离上切牙的距离约16cm,由环咽肌收缩而致,是食管最狭窄的部位,异物最易嵌顿于此处。食管入口的后壁环咽肌上下有两个三角形肌肉薄弱区,上三角位于喉咽部,两边为咽下缩肌,底为环咽肌,称为环咽肌上三角区,是食管入口后壁最薄弱及易受损伤的部位。第二狭窄为主动脉弓压迫食管左侧壁所致,距上切牙的距离约23cm。第三狭窄相当于第5胸椎平面,为左主支气管压迫食管前壁而成,距上切牙的距离约25cm,距第二狭窄2～3cm,由于第二、三狭窄位置邻近,临床上常合称为第二狭窄。第四狭窄平第10胸椎,距上切牙的距离约40cm,为食管穿过横膈裂孔所致。

食管壁厚3～4mm,从内到外由黏膜层、黏膜下层、肌层与纤维层构成。

第六节　耳部的应用解剖与生理

学　习　要　点

1. 了解颞骨的分部,外耳与内耳的解剖。
2. 掌握中耳解剖,中耳鼓室六壁的重要结构。
3. 了解听觉生理、平衡生理的形成机制。

重点与难点解析

一、耳部的应用解剖

耳由外耳、中耳和内耳三部分组成。中耳及内耳深居颞骨内。颞骨为一块复合骨,由鳞部、鼓部、乳突部、岩部及茎突五部分组成。

(一)外耳

外耳包括耳郭及外耳道。

1. 耳郭　由软骨外覆软骨膜及皮肤构成,耳郭血供由耳后动脉及颞浅动脉供给。局部抗感染能力较差,局部炎症不易控制。耳郭神经由多组脑神经及颈丛的耳大神经及枕小神经分布。

2. 外耳道　呈"S"形,起自外耳道口,止于鼓膜,全长 2.5~3.5cm,外 1/3 为软骨部,内 2/3 为骨部。骨性外耳道后上壁由颞骨鳞部构成。前壁、下壁和大部分后壁由颞骨鼓部构成。

(二)中耳

中耳分为鼓室、咽鼓管、鼓窦及乳突四部分。

1. 鼓室　颞骨内最大的不规则含气腔,由颞骨岩部、鳞部、鼓部及鼓膜围绕而成。其前方经咽鼓管与鼻咽部相通,向后经鼓窦入口通向鼓窦和乳突气房。

鼓室为一形似火柴盒样的六面体小匣,有顶、底、前、后、内、外 6 个壁。

(1)外壁:由膜部及骨部两部分组成。膜部即鼓膜,为鼓室外侧壁的主要组成部分。骨部由上鼓室的外壁和骨性鼓环组成。

鼓膜为椭圆形半透明薄膜。成人总面积约 $85mm^2$,分紧张部与松弛部两部分。

(2)前壁:即颈动脉壁。

(3)后壁:即乳突壁,上宽下窄,面神经垂直段通过此壁的内侧。

(4)上壁:即鼓室盖。由颞骨前面的薄骨板构成。

(5)下壁:即颈静脉球壁。借一薄骨板与颈静脉球相隔,有时可有先天性缺损,颈静脉球突入下鼓室。

(6)内壁:即内耳外壁(迷路壁)。

鼓室的内容物:包括听小骨、肌肉、韧带及神经。

2. 咽鼓管　沟通鼓室与鼻咽部的通道,成人咽鼓管长 31~38mm,由骨部(外 1/3)和软骨部(内 2/3)构成。咽鼓管鼓室端称鼓室口,位于鼓室前壁,鼻咽端开口位于鼻咽侧壁、咽隐窝之前,距下鼻甲后端 1.0~1.5cm 处。两开口不在同一水平面。小儿咽鼓管在解剖学上与成人相比具有粗、短、直特点,因此婴幼儿易因鼻咽部炎症经咽鼓管侵入鼓室而引起中耳炎。咽鼓管在吞咽、张口及捏鼻鼓气时开放,使鼓室与外界气压保持平衡,咽鼓管功能异常,通气功能下降是形成卡他性中耳炎的主要原因。

3. 鼓窦　鼓室后上方一个较大骨气腔,介于上鼓室与乳突气房之间,是鼓室与乳突气房相通要道,也是中耳乳突手术重要的解剖标志及入路。鼓窦形状不规则,与乳突气化有直接关系。在鼓窦前壁有一近似三角形开口,称鼓窦入口,向前与上鼓室相通,在其前下方为外耳道后壁及面神经垂直段起始部,有重要临床意义。

4. 乳突 位于颞骨后下部,内含有许多相互交通、有黏膜被覆、大小不等的气腔,即乳突气房。根据气房发育情况,可将乳突分为4型,即气化型、板障型、硬化型、混合型,以气化型最为多见。

（三）内耳

内耳又称迷路,深居颞骨岩部。

内耳可分为耳蜗、前庭和半规管三部分,由骨迷路、膜迷路和淋巴液组成。骨迷路是内耳骨性包裹,膜迷路包含在骨迷路之中,骨迷路与膜迷路之间的间隙称之为外淋巴隙,内含外淋巴液,膜迷路内含有内淋巴液,两种淋巴系统互不相通。

1. 骨迷路 由人体最致密骨质构成。分为前庭、耳蜗和半规管三部分。

（1）前庭:居骨迷路中部,耳蜗与半规管之间,为一不规则椭圆形腔,容纳椭圆囊和球囊。前庭向前与耳蜗的前庭阶相通,向后经5个小孔与骨半规管相通。

（2）耳蜗:位于前庭前部,为一蜗牛壳形螺旋骨管,内含膜迷路,全长31～33mm,螺旋状,旋绕蜗轴 $2\frac{1}{2}$～$2\frac{3}{4}$ 周,底部突出于鼓室内壁,形成鼓岬,蜗顶朝向前外下方,接近鼓膜张肌半管和咽鼓管鼓室口。围绕蜗轴突入管腔的螺旋状骨板,称骨螺旋板,与基底膜一同将骨蜗管分为上、下两腔,上腔又被前庭膜一分为二,故骨蜗管共有3个管腔,即前庭阶、中阶和鼓阶。其中前庭阶起自前庭窗,鼓阶起自蜗窗,中阶位于前庭阶内,属膜迷路。

（3）半规管:每侧共3个半规管,均位于前庭后上方。3个半规管互相垂直,当头位垂直时,外半规管与地面成30°角。

2. 膜迷路 膜迷路包含在骨迷路内,由椭圆囊、球囊、3个膜半规管、膜蜗管（中阶）、内淋巴管和内淋巴囊构成。

椭圆囊位于前庭后上部,内有椭圆囊斑;球囊略成球形,位于前庭前下方,内含有球囊斑,两者均称为位觉斑。在骨半规管壶腹部,膜半规管相应膨大,称膜壶腹,内含壶腹嵴。前庭神经末梢感受器分布于椭圆囊斑、球囊斑及壶腹嵴。

膜蜗管为一螺旋形膜性盲管,内含内淋巴,膜蜗管切面呈三角形,分外壁、上壁及下壁3个壁。外侧壁为螺旋韧带,顶壁为前庭膜,底壁为基底膜。基底膜上有由支柱细胞,内、外毛细胞和胶状盖膜组成的Corti器（螺旋器）,是位听觉感受器。

3. 内耳的血供 内耳血供主要来自小脑前下动脉或基底动脉分出的迷路动脉,少数来自耳后动脉的茎乳动脉的分支。

4. 位听神经及传导径路 位听神经分蜗神经和前庭神经二支。

（1）蜗神经及其传导径路:螺旋神经节位于蜗轴与骨螺旋板连接处,由双极神经细胞组成,其周围突分布于螺旋器,中枢突在内耳道底形成蜗神经,其上行传导径路依次为蜗神经背核和腹核、双侧上橄榄核、外侧丘系、外侧丘系核、内侧膝状体,经内囊到达大脑皮质的听区。

（2）前庭神经及其传导径路:前庭神经节位于内耳道底部,亦由双极神经细胞组成,其周围突分布于膜半规管的壶腹嵴、椭圆囊斑和球囊斑,中枢突形成前庭神经,于蜗神经上方进入脑桥和延髓,大部分神经纤维止于前庭神经核,小部分达小脑。前庭核发出的二级神经元,分别达于小脑、第Ⅲ、Ⅳ、Ⅵ脑神经核等。

二、耳部的生理学

（一）听觉

声波在介质内以机械能形式传播,最终将能量传至内耳Corti器,换能后以生物电形式传导而产生听觉。声波具有波长、振幅和频率特性,人耳听觉声波频率为 20～20 000Hz,但对 1000～3000Hz 的声波最敏感。声音的强度称声强,声强级以分贝(dB)为单位。引起人耳听觉某一最小声强值称听阈,人耳听阈随声波频率不同而各异。

声波传入内耳有两种途径:空气传导与骨传导。

咽鼓管调节及维护正常的鼓室腔压力。

鼓室内鼓膜张肌和镫骨肌有保护内耳结构免受强声损伤的作用。

(二)平衡

人体维持平衡,主要依靠前庭系、视觉系及本体感觉系相互协调来完成。

习　题

一、选择题

A1 型题

1. 上颌窦穿刺冲洗的最佳进针位置是
   A. 下鼻道外侧壁后段近下鼻甲附着处　　　B. 下鼻道外侧壁中段近下鼻甲附着处
   C. 下鼻道外侧壁前段近下鼻甲附着处　　　D. 下鼻道外侧壁前段
   E. 以上都不对

2. 鼻呼吸区黏膜纤毛摆动的方向主要是
   A. 从前向后　　　　　B. 从后向前　　　　　　C. 从下向上
   D. 从上向下　　　　　E. 以上都不是

3. 下列不是咽壁的构成的是
   A. 黏膜层　　　B. 黏膜下层　　　C. 肌肉层　　　　D. 纤维层　　　　E. 外膜层

4. 会厌谷位于
   A. 咽鼓管咽口与软腭之间　　　　　　B. 舌与扁桃体之间
   C. 咽扁桃体与舌扁桃体之间　　　　　D. 舌根与会厌之间
   E. 增殖体与软腭之间

5. 不属于喉软骨的是
   A. 甲状软骨　　B. 环状软骨　　C. 大翼软骨　　D. 杓状软骨　　E. 小角软骨

6. 使声门关闭的肌肉是
   A. 环杓后肌　　B. 环杓侧肌　　C. 杓肌　　　　D. 环甲肌　　　E. 甲杓肌

7. 食管异物最好发的部位是
   A. 食管入口　　　　　B. 主动脉弓处狭窄　　　　C. 左支气管处狭窄
   D. 横膈处狭窄　　　　E. 上述均不是

8. 正常声门裂的形态是
   A. 梭形　　　　B. 等腰三角形　　C. 直角三角形　　D. 圆形　　　　E. 椭圆形

9. 面静脉的解剖特点是
   A. 直接与海绵窦相通　　B. 静脉较粗　　　　　　C. 静脉较多
   D. 静脉较细　　　　　E. 无瓣膜

10. 咽淋巴环内环不包括
    A. 腺样体　　　　　　B. 腭扁桃体　　　　　　C. 舌扁桃体

D. 咽鼓管扁桃体　　　　　E. 锤骨体

11. 咽隐窝位于
　　A. 下鼻甲后方　　　　　B. 中鼻甲后方　　　　　C. 咽鼓管圆枕后方
　　D. 会厌前方　　　　　　E. 会厌两侧

12. 声门上区黏膜感觉神经是下列哪项
　　A. 喉上神经外支　　　　B. 喉上神经内支　　　　C. 咽丛分支
　　D. 喉返神经分支　　　　E. 迷走神经

13. 咽淋巴环内环最大的淋巴腺是
　　A. 甲状腺　　　B. 腮腺　　　C. 舌下腺　　　D. 腭扁桃体　　　E. 舌扁桃体

二、名词解释

1. 听阈
2. 螺旋器
3. 窦口鼻道复合体
4. 鼻周期
5. 咽的生理功能
6. Waldeyer 咽淋巴环
7. 咽峡
8. 利特尔动脉丛

三、问答题

1. 为什么左侧喉返神经易损伤? 试述左侧喉返神经的走行。
2. 鼻窦有哪几对,其开口如何?

参 考 答 案

一、选择题

1. C　　2. A　　3. B　　4. D　　5. C　　6. B　　7. A　　8. B　　9. E　　10. E
11. C　　12. B　　13. D

二、名词解释

1. 听阈:能引起人耳听觉的最小声音强度叫做人耳的听阈。

2. 螺旋器:位于耳蜗基底膜上,由内、外毛细胞,支柱细胞和盖膜等组成,是听觉感受器的主要部分。

3. 窦口鼻道复合体(ostiomeatal complex,OMC):以筛漏斗为中心的一组解剖结构,包括中鼻甲、钩突、筛泡、半月裂、筛漏斗及额窦、前组筛窦和上颌窦的自然开口。如此区发生解剖变异和病理改变,将直接影响鼻窦的通气引流,导致鼻窦炎。

4. 鼻周期(nasal cycle):正常人体鼻阻力呈现昼夜及左右规律性和交替性变化,这种变化主要受双侧下鼻甲充血状态的影响,间隔 2~7 小时出现一个周期,称为生理性鼻甲周期或鼻周期。鼻周期促使睡眠时反复翻身,有助于解除疲劳。

5. 咽的生理功能:呼吸功能、言语形成、吞咽功能、防御保护功能、调节中耳气压功能、扁桃体的免疫功能。

6. Waldeyer 咽淋巴环:咽黏膜淋巴组织丰富,较大淋巴组织团块环状排列,称为咽淋巴环(Waldeyer 咽淋巴环),主要由咽扁桃体(腺样体)、咽鼓管扁桃体、腭扁桃体、咽侧索、咽后壁淋巴滤泡及舌扁桃体构成内环。

7. 咽峡:是由上方的腭垂(又称悬雍垂)和软腭游离缘、下方舌背、两侧腭舌弓和腭咽弓,以及两弓之间的扁桃体所围成的狭窄部分。

8. 利特尔动脉丛:鼻腭动脉、筛前动脉、筛后动脉、上唇动脉和腭大动脉在鼻中隔前下部黏膜下相互吻合,形成动脉丛,称为利特尔动脉丛(Little plexus),是鼻出血的最常见部位。

三、问答题

1. 左侧喉返神经是迷走神经进入胸腔后发出,向下经过主动脉弓后离开迷走神经,绕主动脉弓后上行,沿气管食管沟,直到环甲关节的后上方进入喉内。因左侧喉返神经径路长,因此临床上易损伤。

2. 鼻窦共分为4对。上颌窦,开口于中鼻道。筛窦,分为前组筛窦和后组筛窦,前者开口于中鼻道,后者开口于上鼻道。额窦,开口于中鼻道。蝶窦,开口于蝶筛隐窝。

(高 伟)

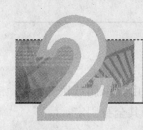

第二章

耳鼻咽喉检查法

第一节　检查设备

学　习　要　点

1. 掌握额镜的使用方法和受检者的体位。
2. 熟悉耳鼻咽喉科常用的检查设备和基本器械的名称、用途。
3. 了解耳鼻咽喉科常用的检查设备和基本器械的使用方法。

重点与难点解析

一、耳鼻咽喉的解剖特点与检查方法的关系

耳鼻咽喉及相关头颈部区域诸器官在解剖学上具有腔小洞深、不易直视和观察,需使用专门的检查器械和良好的照明才能进行检查的特点。

二、耳鼻咽喉科常用的检查器械和设备

常用的专科器械有:额镜、枪状镊、膝状镊、压舌板、前鼻镜、后鼻镜、间接喉镜、喷壶、耳镜、电耳镜、鼓气耳镜、音叉、耵聍钩、卷棉子等。

目前各种内镜如鼻内镜、耳内镜、纤维和电子耳鼻咽喉镜、动态喉镜等在临床的广泛应用,大大改善了检查的广度和深度以及精确度和清晰度,同时可以具备图像显示、处理和保存的功能。诊疗综合工作台也已成为常用的耳鼻咽喉科设备。

三、额镜的使用方法

额镜为中央有一小孔的凹面反射聚光镜,焦距为 25cm,借额带固定于头部额前。检查时,光源置于额镜同侧,定位在被检患者耳后上方约 15cm 处。调整镜面使之贴近左眼或右眼,并将投射于额镜面上的光线经反射后聚集于受检部位。检查时,先健侧后患侧,保持瞳孔、镜孔、反光焦点和检查部位成一条直线;保持检查姿势端正,不可弯腰、扭颈而迁就光源;单目检查时另眼不闭。

四、检查体位

受检者与检查者相对而坐,受检者上身稍前倾。不合作的儿童须由其家属或医务人员抱持,采用双腿夹住双下肢、右手固定额头部于胸前,左手环抱两臂,将其全身固定。

第二节 鼻部检查法

学 习 要 点

1. 掌握外鼻检查法、鼻前庭检查法、前鼻镜检查法和简易嗅觉检查法。
2. 熟悉鼻窦一般检查法、后鼻镜检查法、鼻窦体位引流法、上颌窦穿刺冲洗法。
3. 了解鼻腔及鼻窦的内镜检查法、鼻功能检查法和嗅觉检查法。
4. 了解鼻腔及鼻窦的影像学检查法。

重点与难点解析

一、前鼻镜检查

左手持鼻镜,右手扶持受检者面颊部,调整头位。将鼻镜两叶合拢,使之与鼻底平行,缓缓置入鼻前庭,不能超越鼻阈,将前鼻镜两叶上下张开以扩张鼻孔。按 3 个头位由底往上依次进行检查:受检者头稍低(第一位置),观察鼻腔底部、下鼻甲、下鼻道及鼻中隔前下部;使头后仰至 30°(第二位置),检查鼻中隔中段、中鼻甲、中鼻道和嗅裂中后部;使头进一步后仰至 60°(第三位置),查看鼻中隔上部、中鼻甲前端、鼻丘、嗅裂与中鼻道的前部。

二、鼻窦体位引流法

1%麻黄碱液充分收缩中鼻道与嗅裂附近黏膜后,上颌窦取头前倾 90°,患侧居上;前组筛窦取头位稍向后倾;后组筛窦取头位稍向前倾;额窦取正坐位,头位直立;蝶窦取低头位。保持原位 10 分钟,然后检查鼻腔,观察有无分泌物排出。

三、上颌窦穿刺冲洗术

用 1%丁卡因棉片行下鼻道前段黏膜表面麻醉,在下鼻道内的下鼻甲附着缘下、距下鼻甲前端约 1.5cm 处进针,针尖朝向眼外眦方向,将针头穿通上颌窦内侧壁,回抽出空气表明已进入窦腔内。冲洗后还可注入适当的药物。拔针后将棉片填压于鼻底部。

四、鼻内镜检查

受检者取坐位或仰卧位,1%丁卡因加少量肾上腺素棉片麻醉鼻腔黏膜表面后,选用不同角度的鼻内镜进行检查。0°镜可观察鼻腔大部分解剖部位,如下鼻甲、下鼻道、鼻中隔、中鼻甲、中鼻道、钩突、筛泡、后鼻孔、咽鼓管咽口等;30°或 70°镜可观察中鼻道、额窦、前组筛窦、上颌窦的开口以及蝶筛隐窝和后组筛窦的开口;90°镜可观察嗅裂、上鼻甲及上鼻道。

五、鼻功能检查

1. 鼻通气功能检查　采用鼻测压计法、声反射鼻量计法等,了解鼻通气程度、鼻气道阻力、鼻气道狭窄部位、鼻气道有效横截面积等,判定病情和决定治疗方案。

2. 鼻自洁功能检查　常用方法是糖精试验,通过观察糖精从鼻腔排到咽部的时间,了解鼻黏膜纤毛传输系统对鼻的自洁功能状况。

3. 嗅觉功能检查　包括嗅瓶试验、嗅阈检查和嗅觉诱发电位。嗅瓶试验是最常用的定性法。

六、鼻部的影像学检查

常用的 X 线摄片体位有鼻颏位(Water 位)和鼻额位(Caldwell 位)。CT 扫描是鼻腔鼻窦疾病诊断和鼻内镜手术前最常用和首选的影像学检查方法,常采用冠状位和轴位拍摄。如鼻及鼻窦与颅内或眶内有相关联病变时,MRI 检查更有利于显示相互间的病变。

第三节　咽部检查法

学 习 要 点

1. 掌握口咽部检查法。
2. 熟悉鼻咽部检查法。
3. 了解咽部的影像学检查法和多导睡眠描记术(polysomnography,PSG)。

重点与难点解析

一、口咽部检查

受检者端坐,张口平静呼吸。检查者用压舌板置于舌前 2/3 处,将舌压向口底,观察腭舌弓、腭咽弓、腭扁桃体及咽侧索、咽后壁等处有无病变。嘱受检者发"啊"音,观察软腭的位置和运动。

二、间接鼻咽镜检查

嘱受检者端坐,张口用鼻平静呼吸。咽反射敏感者,用 1% 丁卡因喷雾黏膜表面麻醉后再进行检查。检查者左手持压舌板压住舌前 2/3 处,右手持鼻咽镜伸至软腭与咽后壁之间,避免触及咽后壁或舌根。借助额镜照明,逐渐转动镜面,通过反光镜面观察软腭背面、鼻中隔后缘、后鼻孔、咽鼓管咽口、圆枕、咽隐窝、鼻咽顶后壁及腺样体。

三、咽部影像学检查

X 线检查最常用的是鼻咽侧位片,主要用于腺样体肥大的检查,根据鼻咽顶后壁黏膜增厚的程度及气道的宽窄,判断有无腺样体的肥大。CT 及 MRI 检查适合于鼻咽部的占位性病变,可提示病变的范围及与周围结构的关系。

四、多导睡眠描记术

多导睡眠描记术(polysomnography,PSG)是在全夜睡眠中,连续并同步地记录和监测口鼻气流、血氧饱和度、心电图、胸腹呼吸运动、脑电图、眼动电图、颏下肌群肌电图、胫前肌肌电图、体位、鼾声、睡眠时间等 10 余项指标,根据监测的结果分析睡眠结构、脑电反应、肌电反应、呼吸功能和心血管功能等,为阻塞性睡眠呼吸暂停低通气综合征的诊断提供"金标准"。

第四节 喉部检查法

学 习 要 点

1. 掌握间接喉镜检查法和常见标志。
2. 熟悉喉外视诊和触诊法。
3. 了解直接喉镜检查法、纤维(电子)喉镜检查法、喉部的影像学检查法。

重点与难点解析

一、间接喉镜检查

受检者张口伸舌,检查者以消毒纱布包裹受检者舌前部,左手拇、中指挟持并向前牵拉舌体,右手持间接喉镜,镜面稍加热,在检查者手背试温后,将间接喉镜经左侧口角放入口咽部。镜面朝前下方,镜背将腭垂和软腭推向后上方,嘱患者发"衣"音,使会厌上举,依次检查舌面、舌根、会厌、会厌谷、双侧室带和声带、梨状窝、环后区等部位。注意有无病变以及声带的运动情况。

二、直接喉镜检查

适应证、禁忌证、检查前准备、麻醉方法、注意事项等详见教材。

检查方法:受检者仰卧,头颈部置于手术台外,肩部靠近手术台边缘,并高出手术台约 15cm。助手固定受检者头颈部,并根据具体情况调整头位。检查者以纱布保护受检者上列牙齿及上唇,左手持镜沿舌背正中或右侧导入咽部,见会厌后再深入 1cm 左右,挑起会厌,用力向上抬起喉镜,暴露喉腔,即可进行检查和手术。

三、纤维(电子)喉镜检查法

经鼻或经口进行检查,受检者取坐位或仰卧位,鼻腔及口腔黏膜表面麻醉后,将喉镜经鼻腔或口腔导入,对鼻、鼻咽、口咽及喉咽、喉等解剖部位进行检查,还可进行活检、息肉摘除及个别异物的取出等。

四、喉的影像学检查法

常规 X 线检查有喉正位片、侧位片及正位体层片,有助于发现喉肿瘤的部位、范围及喉狭窄的程度。CT 检查是临床最为常用的影像学检查,对喉部外伤、肿瘤的诊断有指导意义,可显示肿瘤的范围、颈部淋巴结的转移等。MRI 能更好地显示喉部软组织的病变,如肿瘤有无侵及会厌前间隙、声门旁间隙及舌根、梨状窝等有帮助。

第五节　颈部检查法

学 习 要 点

1. 掌握颈部的视诊、触诊、听诊的检查方法。
2. 了解颈部影像学检查方法和临床意义。

重点与难点解析

一、颈部的一般检查

(一)视诊
观察颈的位置和头位、体表标志、各三角区的正常标志和界线,有无肿块以及肿块的性质,胸骨上窝有无随呼吸的凹陷,颈部静脉有无充盈、怒张,动脉有无异常搏动。

(二)触诊
自上而下依次对颈部各分区进行触诊,观察正常标志和结构是否清楚,局部有无压痛、肿胀、硬结、肌紧张感、动脉的异常搏动等,注意肿物的分布、数目及其他性质等。

(三)听诊
甲状腺和颈动脉区有无血管杂音,气管区域有无气管内拍击音等。

二、颈部的影像学检查

(一)超声检查
主要用于颈部涎腺、甲状腺腺瘤和淋巴结等的诊断。

(二)X 线检查
颈部正位片、侧位片、体层片等用于颈部疾病的诊断。

(三)CT 及 MRI 检查
CT 和 MRI 可显示肿块的大小、位置、形状及与周围组织的关系。CT 有助于判断有无骨组织破坏,MRI 则对软组织的分辨率较高,二者还可通过增强技术诊断血管性疾病及占位性疾病与血管的关系。

(四)DSA
用于判定颈部肿块与血管的关系、血供来源。还可经血管内导管将栓塞物注入肿瘤血管内。

（五）放射性核素检查

主要用于甲状腺疾病的诊断以及颈部可疑为甲状腺病变的鉴别诊断。最常用的是甲状腺核素显影,根据放射性核素在甲状腺的分布规律,判断病变的性质。

第六节　气管、支气管与食管检查法

学 习 要 点

1. 熟悉软、硬支气管镜检查的适应证、禁忌证、基本操作方法、并发症及注意事项。
2. 熟悉食管镜检查的适应证、禁忌证、基本操作方法、并发症及注意事项。

重点与难点解析

一、支气管镜检查

（一）支气管镜检的适应证

1. 原因不明的咯血、咳嗽,久治不愈的肺炎、肺不张、肺气肿、肺脓肿,下呼吸道阻塞性呼吸困难等,需查明原因者。
2. 气管切开术后呼吸困难未解除或拔管困难者。
3. 气管、支气管狭窄,气管食管瘘,明确病变部位。
4. 收集下呼吸道分泌物做细菌培养和组织标本。
5. 支气管造影时导入药液。
6. 吸出下呼吸道潴留的分泌物、血液,或取出干痂及假膜。
7. 取出气管、支气管异物。
8. 气管、支气管病变的局部治疗,如切除小的良性肿瘤或肉芽组织、止血、滴药和灌洗。

（二）支气管镜插入的方法

间接法和直接法。

二、食管镜检查

（一）适应证

1. 明确食管异物的诊断,并取出食管异物。
2. 检查食管狭窄及行食管镜扩张术。
3. 检查食管占位病变及活检。

（二）禁忌证

1. 食管腐蚀伤的急性期。
2. 严重的全身性疾病者,需在情况改善后再手术。
3. 严重的食管静脉曲张。
4. 明显的脊柱前凸,严重的颈椎病变或张口困难。

（三）术前准备

1. 根据病史,术前需行食管钡剂造影,怀疑食管损伤严重者需行食管碘油造影,以避免因食管穿孔而致钡剂溢入纵隔。

2. 术前禁饮食 4~6 小时。

3. 术前 30 分钟可给予阿托品及镇静药。

4. 根据年龄及发育情况选择合适的食管镜及异物钳。

第七节 耳部检查法

学习要点

1. 掌握耳郭及耳周的望诊和触诊检查、外耳的徒手和耳镜检查法。

2. 熟悉咽鼓管功能检查法中的吞咽法、导管吹张法；了解咽鼓管功能检查法中的鼓室滴药法、咽鼓管造影法和声导抗仪检查法。

3. 掌握音叉试验和纯音听阈测试和临床意义；熟悉言语测试、声导抗测试的基本方法和临床意义；了解耳声发射测试、电反应测听的基本方法和临床意义。

4. 掌握常用的静平衡和动平衡功能检查；熟悉眼动检查中眼震的基本生理特征和观察方法及其临床意义；了解自发性眼震检查、视眼动检查和前庭眼动检查的基本方法和临床意义。

重点与难点解析

一、外耳道及鼓膜检查法

徒手检查法：包括双手法和单手法。依次检查外耳道和鼓膜。必要时可借助电耳镜和鼓气耳镜等器械进行检查。注意外耳道是否通畅、充血、糜烂及分泌物的性质。观察鼓膜的各个标志及色泽、活动度、有无充血、内陷、积液征、穿孔及穿孔的部位和大小、鼓室内有无分泌物、肉芽及胆脂瘤等。

二、咽鼓管功能检查法

1. 吞咽法 使用前端为橄榄头的听诊器，注意受试者作吞咽动作时有无轻柔的"嘘嘘"样气流声。

2. 吹张法 主要有捏鼻鼓气法、波氏球吹张法和咽鼓管导管法。

3. 声导抗仪检查法 利用声导抗仪进行咽鼓管平衡中耳正负压力的功能性客观检查法。

4. 鼓膜穿孔者，可采用鼓室滴药法、咽鼓管造影法或声导抗仪等方法。

三、听觉功能检查

(一)音叉试验

常用 C 调倍频程频率音叉，最常用的为 C256 和 C512。检查时，将振动的叉臂末端置于与距受试耳外耳道口在一平面的 1cm 处进行气导听力检查，或将叉柄末端的底部压置于颅面中线上或鼓窦区进行骨导听力检查,以初步鉴别耳聋的性质。检查的项目有:林纳试验(Rinne test,RT)、韦伯试验(Weber test,WT)和施瓦巴赫试验(Schwabach test,ST),盖莱试验(Gelle test,GT)用于检测鼓膜完整者的镫骨活动情况。

（二）纯音听力计检查法

1. 纯音听阈测试 通过纯音听力计测试不同频率听觉的最小声强值,并绘制纯音听力曲线。

2. 言语测听法 通过收录机或 CD 机将编制的标准测听词汇传入听力计并输送至耳机进行测试,主要的测试项目有言语接受阈和言语识别率。言语接受阈为能听懂 50% 测试词汇时的声强级(dB)。言语识别率是能够正确听懂所测词汇表中的百分率(%),将在不同声强级时所听懂词汇的百分数绘制成曲线,即得到言语听力图。

（三）声导抗检测法

是利用声导抗仪进行的一种可以评价中耳传音系统、内耳、听神经和脑干听觉通路功能及咽鼓管功能的客观听力检查方法。主要的测试项目有鼓室导抗测量和镫骨肌声反射。

（四）耳声发射检测法

耳声发射是耳蜗外毛细胞主动收缩过程中所产生的向外耳道发射的声能,因此从外耳道记录这种能量的特性可用于检测耳蜗功能,具有客观、简便、省时、无创、灵敏等特点。瞬态诱发性耳声发射和畸变产物耳声发射是临床上常用的检测项目,是新生儿听力筛查的首选方法,对蜗病变和蜗后病变聋的鉴别诊断也有帮助。

（五）听性诱发电位检测法

听性诱发电位是声波从耳蜗的毛细胞起,沿听觉通路传入大脑过程中所产生的神经冲动而形成的各种生物电反应。记录这些诱发电位并用于评估听觉通路各部分功能的方法称之为电反应测听法,包括耳蜗电图和听性脑干反应等。

四、前庭功能检查

（一）平衡及协调功能检查

1. 静态平衡功能检查法

(1)闭目直立检查法:迷路或小脑病变者出现自发性倾倒。

(2)静态姿势描记法:采用静态平衡仪获得客观而精确的检查结果。

2. 动态平衡功能检查法

(1)星形足迹行走试验:偏差角大于 90°者示两侧前庭功能有显著差异。

(2)动态姿势描记法:采用动态姿势仪记录受检者在跨步运动中的重心平衡状态,或通过改变受检者视野罩内容或角度,以及改变受检者站立平台或改变其角度来检测受检者的平衡功能。

3. 肢体试验

(1)过指试验:迷路及小脑病变时出现过指现象。

(2)书写试验:偏斜不超过 5°为正常,超过 10°为两侧前庭功能有差异。

4. 协调功能检查 方法有指鼻试验、指-鼻-指试验、跟-膝-胫试验、轮替运动及对指运动等,用于检测小脑功能。

（二）眼动检查

通过观察眼球运动(包括眼球震颤)来检测前庭眼反射径路、视眼反射径路与视前庭联系的功能状态。

1. 眼球震颤　眼球的一种不随意的节律性往返运动,简称眼震。

(1)前庭性眼震的特点:①有节律,疾病早期朝向患侧,晚期转向健侧;②一般为中频、小幅,强度多为Ⅰ～Ⅱ度;③多为水平旋转性的混合性眼震,偶也可有单纯水平性或旋转性眼震,但无垂直及对角性眼震;④持续时间短,多伴有眩晕、耳鸣、耳聋。

(2)观察方法:①裸眼检查法;②Frenzel 眼镜检查法;③眼震电图描记法;④红外线电视眼震电图描记法等。

2. 眼动检测方法　包括自发性眼震检查法、视眼动检查法和前庭眼动检查法,常采用眼震电图描记仪进行检查。

习　　题

一、选择题

A1 型题

1. 关于额镜不正确的叙述是

　　A. 为中央有一小孔的凹面反射聚光镜

　　B. 焦距为 25cm

　　C. 检查时,光源一般置于额镜同侧,略高于受检者耳部,相距约 15cm 左右

　　D. 戴额镜时,应保持瞳孔、额镜中央孔和光源处于同一条直线上

　　E. 应两眼同时睁开进行检查

2. 关于耳鼻咽喉科检查,以下正确说法是

　　A. 常需使用专门的检查器械和良好的照明

　　B. 可选用相应的内镜进行检查

　　C. 1% 丁卡因是最常用的表面麻醉剂

　　D. 受检者与检查者应相对而坐,受检者上身稍前倾

　　E. 以上都是正确的

3. 以下哪项不属于耳鼻咽喉科常用的专科检查器械

　　A. 听诊器、体温计、血压计　　　　　　　B. 音叉、压舌板、卷棉子

　　C. 后鼻镜、前鼻镜、间接喉镜　　　　　　D. 耳镜、电耳镜、鼓气耳镜

　　E. 膝状镊、枪状镊、耵聍钩

4. 关于嗅瓶试验错误的描述是

　　A. 是一种嗅觉检查的定性方法

　　B. 一般用醋、香油、煤油、香精等作为嗅觉检查剂

　　C. 气味剂应分别装入颜色、大小、式样完全相同的有色小瓶内备用

　　D. 检查时应双鼻同时进行

　　E. 如全部气味检查剂都不能嗅出则为嗅觉丧失

5. 前鼻镜检查时,关于患者的体位不正确的描述是

　　A. 第一位置时头稍低

　　B. 第二位置时头后仰至 30°

　　C. 第三位置时后仰至 60°

D. 第一位置是查看鼻中隔上部、中鼻甲前端、鼻丘、嗅裂与中鼻道的前部

E. 第一位置是观察鼻腔底部、下鼻甲、下鼻道及鼻中隔前下部

6. 前鼻镜检查第二体位正确的描述是

    A. 患者头稍向后仰 20°

    B. 患者头稍向后仰 40°

    C. 患者头稍向后仰 30°

    D. 患者头位在第一头位基础上继续后仰 30°

    E. 患者头部稍低或头面部呈垂直位

7. 怀疑为鼻窦炎时,检查采用的不正确引流体位是

    A. 疑为上颌窦炎者,取侧卧低头位,患侧居上

    B. 疑为额窦或筛窦炎时,取正坐位,头位直立

    C. 疑为前组筛窦炎,头位稍向后倾

    D. 疑为蝶窦炎,取低头位

    E. 以上都正确

8. 不正确的上颌窦穿刺冲洗术方法是

    A. 用于上颌窦内病变的活检和分泌物的冲洗

    B. 穿刺前先用1%丁卡因棉片行中鼻道前段黏膜表面麻醉

    C. 穿刺点在下鼻道内的下鼻甲附着缘下,在距下鼻甲前端约1.5cm处

    D. 穿刺时针尖朝向眼外眦方向

    E. 进入上颌窦后,应拔出针芯,用空针如可抽出空气表明已进入窦腔内

9. 检查咽部时,压舌板按压的位置正确的是

    A. 舌前 1/3 处   B. 舌前 2/3 处   C. 舌后 2/3 处

    D. 舌尖部   E. 舌根部

10. 口咽部检查时错误的是

    A. 受检者端坐,放松,自然张口

    B. 用压舌板轻压舌前 1/3 处,观察口咽黏膜

    C. 咽部触诊可以了解咽后、咽旁肿块的质地

    D. 咽部反射过度敏感者,可喷 1%丁卡因

    E. 咽部检查需观察软腭的活动

11. 鼻咽部检查法时错误的是

    A. 鼻咽镜尽量不触及周围组织,以免引起恶心而妨碍检查

    B. 咽反射敏感者可喷 1%丁卡因

    C. 鼻咽部触诊主要用于成人

    D. 检查时要转动镜面角度,依次观察鼻咽各壁

    E. 鼻咽内镜检查可全面观察鼻咽部

12. 喉阻塞者颈部听诊能听到

    A. 气过水声   B. 血管收缩期杂音   C. 喉鸣音

    D. 喘鸣音   E. 血管舒张期杂音

13. 显示喉肿瘤大小及颈部淋巴结转移情况的最好检查方法是

    A. 喉正侧位片   B. 喉 CT   C. 喉 MRI

D. 颈部 B 超　　　　　　　　　E. 纤维喉镜

14. 判断喉软骨有无破坏的最好检查方法是
    A. 喉正侧位片　　　　　　　B. 喉 CT　　　　　　　C. 喉 MRI
    D. 纤维喉镜　　　　　　　　E. 间接喉镜

15. 颈部 CT 扫描难以判断
    A. 肿块的位置　　　　　　　B. 肿块的血供　　　　　C. 肿块的性质
    D. 肿块与周围组织的关系　　E. 肿块的大小

16. 颈部肿块的诊断最终有赖于
    A. CT 检查　　　　　　　　　B. DSA 检查　　　　　　C. 细胞学及组织学检查
    D. ECT 检查　　　　　　　　E. MRI 检查

17. 以下哪种情况应该行支气管镜检查
    A. 急性支气管肺炎　　　　　B. 大咯血　　　　　　　C. 不明原因的肺不张
    D. 胸腔积液　　　　　　　　E. 纵隔肿瘤

18. 食管镜检查的错误操作是
    A. 受检者取仰卧垂头位
    B. 头后仰并高出手术台面约 15cm
    C. 食管镜最容易通过的部位是食管入口
    D. 有严重的颈椎病变者不宜检查
    E. 如有新生物则需观察病变范围和性质,并留取组织送病检

19. 硬食管镜检查适应证不包括
    A. 食管异物　　　　　　　　B. 食管瘢痕狭窄　　　　C. 食管腐蚀伤的急性期
    D. 不明原因的吞咽困难　　　E. 食管静脉曲张

20. 硬管支气管镜检查,受检者取仰卧位,肩部与手术台前沿平齐,助手固定受检者头部,开始进镜时应将头后仰并高出手术台平面约
    A. 5cm　　　　B. 10cm　　　　C. 15cm　　　　D. 20cm　　　　E. 25cm

21. 支气管镜检查的禁忌证不包括
    A. 严重高血压、心脏病
    B. 活动性肺结核
    C. 近期曾严重咯血
    D. 颈椎疾病、张口困难及全身情况较差
    E. 原因不明、久治不愈的肺不张

22. 音叉试验最常用的音叉频率是
    A. 128Hz 和 256Hz　　　　　B. 256Hz 和 512Hz　　　C. 512Hz 和 1024Hz
    D. 512Hz 和 2048Hz　　　　E. 256Hz 和 2048Hz

23. 声导抗检查中,鼓室负压的鼓室压图是
    A. A 型　　　　B. As 型　　　　C. Ad 型　　　　D. B 型　　　　E. C 型

24. 纯音测听的检查结果提示:骨气导一致性下降,气骨导无差距,高频听力损失较重,低频听力呈渐进性下降,最可能的诊断是
    A. 传导性聋　　　　　　　　B. 感音神经性聋　　　　C. 伪聋
    D. 混合性聋　　　　　　　　E. 非器质性聋

25. 有关声导抗测试的错误描述是

    A. 鼓膜平面的静态顺值,代表中耳传音系统的活动度

    B. 鼓室导抗图又称声顺图或鼓室功能曲线

    C. 声顺图可反映鼓室内各种病变的情况

    D. 鼓膜与听骨链复合病变时,曲线可不典型

    E. 仅测试鼓膜被正压压紧时的等效容积毫升数

26. 有关眼震的论述,哪一项是错误的

    A. 为眼球的一种不随意的节律性运动

    B. 快相所指的方向为眼震方向

    C. 眼震可分为三度

    D. 快相朝向前庭兴奋性较低的一侧

    E. 前庭系的周围性病变、中枢性病变以及某些眼病均可引起眼震

27. 以下哪项不属于行为测听的检查

    A. 表试验　　　　　　B. 电反应测听　　　　　　C. 音叉试验

    D. 纯音测听　　　　　E. 言语测听

28. 检查气导听力,振动的音叉叉臂距外耳道口的距离是

    A. 0.5cm　　　　　　B. 1cm　　　　　　C. 1.5cm

    D. 2cm　　　　　　　E. 上述都不是

二、名词解释

1. 额镜

2. 多导睡眠监测

3. 林纳试验(Rinne test,RT)

4. 韦伯试验(Weber test,WT)

5. 施瓦巴赫试验(Schwabach test,ST)

6. 盖莱试验(Gelle test,GT)

7. 纯音听阈测试

8. 言语测听法

9. 声阻抗

10. Hennebert 征

11. 鼓室导抗图

12. 镫骨肌声反射

13. 耳声发射

14. Tullio 现象

15. 听性诱发电位

16. 电反应测听法

17. 听性脑干反应

18. 瘘管征

三、填空题

1. 戴额镜检查时,光源应略高于受检者耳部,相距约_____ cm。

2. 耳鼻咽喉科检查时最常用的表面麻醉剂是_____。

3. 上颌窦穿刺主要用于_____病变的诊断和治疗。

4. 鼻功能检查的方法有_____、_____和_____。

5. 鼻咽部指诊主要用于_____。

6. 外耳道及鼓膜的徒手检查法包括_____和_____两种。

7. 鼓气耳镜检查可通过挤压橡皮球囊改变外耳道的压力后观察_____的活动情况。

8. 言语测听的主要测试项目有_____和_____。

四、问答题

1. 额镜有哪些基本特点？如何正确使用？

2. 前鼻镜检查时主要有哪几个头位,各头位主要观察鼻腔的哪些结构？

3. 作鼻部体位引流时可采取哪些体位？有何临床意义？

4. 如何进行间接鼻咽镜检查？

5. 简述间接喉镜检查的基本操作方法。

6. 直接喉镜检查的适应证和相对禁忌证有哪些？

7. 支气管镜检的适应证有哪些？

8. 食管镜检查的适应证和禁忌证有哪些？

9. 咽鼓管功能检查的常用方法有哪些？

10. 传导性聋、感音神经性聋和混合性聋的纯音听阈图各有什么特点？

11. 鼓室导抗图有哪几种类型？各类型曲线有何临床意义？

12. 镫骨肌声发射有哪些临床意义？

13. 眼震的观察方法有哪些？

14. 前庭性眼震有哪些特点？

参 考 答 案

一、选择题

1. D　2. E　3. A　4. D　5. D　6. C　7. C　8. B　9. B　10. B
11. C　12. C　13. C　14. B　15. B　16. C　17. C　18. C　19. C　20. C
21. E　22. B　23. E　24. B　25. E　26. D　27. B　28. B

二、名词解释

1. 为中央有一小孔的凹面反射聚光镜,焦距为25cm,借额带固定于头部额前,镜面可灵活转动,用于耳鼻咽喉科检查的器械。

2. 在全夜睡眠中,通过对与睡眠呼吸相关的10余项指标进行连续和同步的记录和监测,为阻塞性睡眠呼吸暂停低通气综合征的诊断提供"金标准"的检查方法。

3. 用于比较受试耳气导和骨导长短的音叉试验。

4. 用于比较受试者两耳的骨导听力的音叉试验。

5. 用于比较受试者与正常人的骨导听力的音叉试验。

6. 用于检测鼓膜完整者的镫骨活动情况的音叉试验。

7. 采用能发出125~10 000Hz频率和-20~100dB HL强度纯音的纯音听力计所进行的主观测听的听力学检查方法。

8. 通过收录机或CD机将编制的标准测听词汇传入听力计并输送至耳机,进行言语接受阈和言语识别率的听力学检查方法。

9. 声波在介质中传播时所遇到的阻力。

10. 有膜迷路积水、球囊与镫骨板粘连者,当向外耳道加、减压力时可引起眩晕的现象。

11. 记录鼓膜在 +200 ~ -200mmH$_2$O 连续逐渐调节外耳道气压时,由内向外移动所产生的声顺动态变化所得到的记录结果。

12. 当人耳受到一定强度的声刺激后所引起镫骨肌的反射性收缩。

13. 是耳蜗外毛细胞主动收缩过程中所产生的向外耳道发射的声能。

14. 外淋巴瘘者或一些正常人在遇强声刺激时引起头晕或眩晕者的现象。

15. 声波从耳蜗的毛细胞起,沿听觉通路传入大脑过程中产生的神经冲动可以形成各种生物电反应。

16. 通过记录听性诱发电位来评估听觉通路各部分功能的方法。

17. 受声刺激后在脑干产生的一系列听觉电反应。

18. 因化脓性中耳炎等病变导致骨迷路瘘管形成,而出现眩晕、眼震等表现。

三、填空题

1. 15

2. 1%丁卡因

3. 上颌窦

4. 鼻通气功能检查法　　鼻自洁功能检查法　　嗅觉功能

5. 儿童

6. 单手法　　双手法

7. 鼓膜

8. 言语接受阈　　言语识别率

四、问答题

1. 额镜的基本特点和正确使用方法:

额镜的基本特点:中央有一小孔的凹面反射聚光镜,焦距为 25cm,借额带固定于头部额前,镜面可灵活转动。

使用方法:光源置于额镜同侧,略高于受检者耳部,相距约 15cm。调整镜面使之贴近左眼或右眼,并使投射于额镜面上的光线经反射后聚集于受检部位,保持瞳孔、额镜中央孔和受检部位处于同一条直线上。两眼同时睁开进行检查。

2. 前鼻镜检查的头位以及各头位所能观察的结构:①第一位置:受检者头稍低,观察鼻腔底部、下鼻甲、下鼻道及鼻中隔前下部;②第二位置:头后仰至30°,检查鼻中隔中段、中鼻甲、中鼻道和嗅裂中后部;③第三位置:头进一步后仰至60°,查看鼻中隔上部、中鼻甲前端、鼻丘、嗅裂与中鼻道的前部。

3. 鼻体位引流时采取的体位和临床意义:疑为上颌窦炎者,取头前倾90°,患侧居上;疑为额窦炎,取正坐位,头位直立;疑为前组筛窦炎时,头位稍向后倾;疑为后组筛窦炎,头位稍向前倾;疑为蝶窦炎,取低头位。检查时应保持原位10分钟,然后检查鼻腔,观察有无分泌物排出。亦可取坐位,下肢自然分开,屈身,头垂抵膝,10分钟后坐正检查,观察中鼻道、嗅裂处有无脓性分泌物出现。

4. 间接鼻咽镜检查方法:受检者端坐,张口用鼻平静呼吸。如遇咽反射敏感者,可先用1%丁卡因进行口咽腔喷雾黏膜表面麻醉后再进行检查。检查者左手持压舌板压住舌前2/3

处,右手持鼻咽镜伸至软腭与咽后壁之间,避免触及咽后壁或舌根,以免引起恶心。借助于额镜照明,逐渐转动镜面,通过反光镜面观察软腭背面、鼻中隔后缘、后鼻孔、咽鼓管咽口、圆枕、咽隐窝、鼻咽顶后壁及腺样体。

5. 间接喉镜检查的基本操作方法:受检者张口伸舌,全身放松,检查者以消毒纱布包裹受检者舌前部,左手拇、中指挟持并向前牵拉舌体,右手持间接喉镜,镜面稍加热,在检查者手背试温后,将间接喉镜经左侧口角放入口咽部。镜面朝前下方,镜背将腭垂和软腭推向后上方,嘱患者发"衣"音,使会厌上举,依次检查舌面、舌根、会厌、会厌谷、双侧室带和声带、梨状窝、环后区等部位,也可大致观察声门下区及上段的气管软骨环。

6. 直接喉镜检查的适应证和相对禁忌证:

(1)适应证:①喉腔检查:因会厌短而后倾不能暴露喉腔或不合作的小儿,无法用间接喉镜查清病变者;②喉腔手术:喉部活检、摘除息肉和小肿瘤、取出异物、切除瘢痕组织、扩张喉腔等;③导入支气管镜:作小儿支气管镜时,一般先用直接喉镜暴露声门后再插入支气管镜;④气管内插管:用于抢救喉阻塞患者和作麻醉插管;⑤作气管内吸引:用于清除呼吸道积液及给氧。

(2)禁忌证:无绝对的禁忌证。如有严重的全身性疾病,可推迟手术;对必须作检查者,应与相关科室共同做好术前准备和术中、术后的抢救。对喉阻塞者,应做好气管切开术的准备。有严重颈椎病变者,不宜施行硬管直接喉镜检查。

7. 支气管镜检的适应证:①原因不明的咯血、咳嗽,久治不愈的肺炎、肺不张、肺气肿、肺脓肿,下呼吸道阻塞性呼吸困难等,需查明原因者;②气管切开术后呼吸困难未解除或拔管困难;③气管、支气管狭窄,气管食管瘘,明确病变部位;④收集下呼吸道分泌物做细菌培养和组织标本;⑤支气管造影时将药液导入;⑥吸出下呼吸道潴留的分泌物、血液,或取出干痂及假膜;⑦取出气管、支气管异物;⑧气管、支气管病变的局部治疗,如激光切除小的良性肿瘤或肉芽组织,止血、滴药和灌洗。

8. 食管镜检查的适应证和禁忌证:

(1)适应证:①明确食管异物的诊断,并取出食管异物;②检查食管狭窄的情况,并可行食管镜扩张术;③了解食管占位病变,并可行活检。

(2)禁忌证:①食管腐蚀伤的急性期;②严重的心血管疾患,如重度脱水、全身衰竭,需在情况改善后手术;③严重的食管静脉曲张;④明显的脊柱前凸,严重的颈椎病变或张口困难。

9. 咽鼓管功能检查的常用方法:①吞咽法;②吹张法:包括捏鼻鼓气法、波氏球(Politzer bag)吹张法和咽鼓管导管法;③声导抗仪检查法;④鼓膜穿孔者,可采用鼓室滴药法、咽鼓管造影法或声导抗仪等。

10. 传导性聋、感音神经性聋和混合性聋的纯音听阈图的特点:①传导性聋:骨导正常或接近正常,气导听阈提高;气骨导间有间距(气骨导差),一般不大于60dB HL;气导曲线平坦,或低频听力损失较重使曲线呈上升型。②感音神经性聋:气、骨导曲线呈一致性下降,无气骨导差,一般高频听力损失较重,故听力曲线呈渐降型或陡降型。严重的感音神经性聋曲线呈岛状。少数感音神经性聋亦可以低频听力损失为主。③混合性聋:兼有传导性聋与感音神经性聋的听力曲线特点。气、骨导曲线皆下降,但存在一定的气骨导差值。

11. 鼓室导抗图的类型和临床意义:A 型为正常曲线;As 型见于耳硬化、听骨固定或鼓膜明显增厚等;Ad 型见于听骨链中断、鼓膜萎缩、愈合性穿孔以及咽鼓管异常开放;B 型曲线多见于鼓室积液和中耳明显粘连;C 型曲线表示咽鼓管功能障碍、鼓室负压。

12. 镫骨肌声发射的临床意义：估计听敏度、判别耳聋性质、确定响度重振与病理性适应、鉴别非器质性聋、为判断耳聋病变部位提供诊断参考、对周围性面瘫进行定位诊断、对重症肌无力作辅助诊断及疗效评估等。

13. 眼震的观察方法：①裸眼检查法：检查者直接观察受检者的眼震特征。②Frenzel 眼镜检查法：受试者戴上配有小灯泡、+15D ~ +20D 凸透镜的 Frenzel 眼镜后，可避免裸眼时因受检者的固视而使眼震减弱或消失，该镜还有放大作用，更便于观察。③眼震电图描记法：采用眼震电图描记仪记录眶周电极间的电位差，可以更精确地观察眼震，并提供幅度、频率及慢相角速度等各种参数，并通过计算机进行分析处理，提高诊断的价值。④红外线电视眼震电图描记法：受检者佩戴装有红外线摄像头的 Frenzel 眼镜，将眼动情况记录后传送至显示器及计算机，使观察更为直观。

14. 前庭性眼震的特点：①有节律，快相在疾病早期朝向患侧，晚期转向健侧；②一般为中频、小幅，强度多为 Ⅰ~Ⅱ度；③大多表现为水平旋转性的混合性眼震，偶尔也可有单纯水平性或旋转性眼震，但无垂直及对角性眼震；④持续时间短，多伴有眩晕、耳鸣、耳聋。

（王斌全 高 伟）

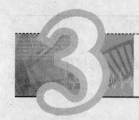

第三章

鼻 部 疾 病

第一节 鼻前庭炎与鼻疖

学 习 要 点

1. 掌握鼻前庭炎和鼻前庭湿疹的鉴别,鼻疖并发症的表现和处理原则。
2. 了解鼻前庭炎和鼻疖的病因、临床表现,鼻疖处理原则。

重点与难点解析

一、鼻前庭炎

(一)病因

多因鼻腔分泌物的刺激所致,也可由于长期接触有害粉尘、挖鼻等不良的生活习惯刺激鼻前庭局部引起。

(二)临床表现

急性:局部疼痛,触痛明显。查体,鼻前庭皮肤充血、肿胀、浅表糜烂。

慢性:局部痒、干燥、结痂。查体,鼻毛稀少,皮肤增厚、结痂或皲裂等。

(三)诊断与鉴别诊断

鼻前庭湿疹是有明显渗出倾向的皮肤炎症反应,多伴外鼻、口唇等处皮肤的湿疹,常与过敏因素相关。

二、鼻疖

(一)病因

挖鼻、拔鼻毛等不良的生活习惯或外伤导致金黄色葡萄球菌感染是其主要原因,也可继发于鼻前庭炎,在机体抵抗力下降的情况下易发病。

(二)并发症

炎症进一步发展,可引起上唇及面颊部蜂窝织炎。严重者可引起颅内并发症如海绵窦血栓性静脉炎,若不及时正确治疗,可迅速发展至对侧,严重情况可危及生命或遗留脑和眼部后遗症。

（三）治疗

怀疑或合并海绵窦血栓性静脉炎者,应及时使用大剂量能透过血脑屏障的抗生素,并和眼科及神经科医师共同诊治。

第二节 急性鼻炎

学 习 要 点

1. 掌握急性鼻炎的并发症。
2. 了解急性鼻炎的病因、鉴别诊断。

重点与难点解析

（一）病因

病毒感染引起,可合并细菌感染,以鼻病毒最为常见,其次是流感和副流感病毒、腺病毒、冠状病毒、柯萨奇病毒等引起,病毒经呼吸道侵入机体。

（二）并发症

可并发有急性鼻窦炎,其中以上颌窦及筛窦最为常见,炎症通过咽鼓管可导致急性中耳炎。若炎症向下蔓延可引发咽炎、喉炎、气管及支气管炎等,小儿或老年患者可合并肺炎。

（三）诊断及鉴别诊断

1. 流感 短期内同一地区可出现有较大人群发病的特点。
2. 变应性鼻炎 无全身症状,表现为阵发性喷嚏、清水样涕和鼻塞及眼部瘙痒。
3. 某些急性传染病。

第三节 慢性鼻炎

学 习 要 点

1. 掌握慢性鼻炎的治疗原则。
2. 了解两种类型慢性鼻炎的区别及"空鼻综合征"。

重点与难点解析

（一）病理表现

1. 慢性单纯性鼻炎 为鼻腔黏膜组织血管慢性扩张,尤其是下鼻甲海绵状血窦的扩张,通透性增加,伴局部的淋巴细胞及浆细胞为主的炎症细胞浸润,腺体的分泌功能活跃。

2. 慢性肥厚性鼻炎 在慢性单纯性鼻炎的基础上进一步演变,引起纤维组织增生,表现为黏膜、黏膜下层甚至骨膜和骨的局限性或弥漫性纤维组织增生、肥厚,以下鼻甲最为明显,肉眼可呈结节状、桑葚状或分叶状,中鼻甲前端和鼻中隔也可发生。

（二）治疗

1. 慢性单纯性鼻炎　间断使用减充血药物滴喷鼻,常用0.5%～1%麻黄碱生理盐水缓解局部症状,中药和局部定期热敷及针刺迎香穴等均有一定的疗效。近年来,鼻用类固醇激素对慢性单纯性鼻炎的治疗作用提到非常重要的地位,可减轻鼻塞症状,恢复鼻腔通气功能。

2. 慢性肥厚性鼻炎　下鼻甲黏膜下切除结合下鼻甲骨折外移,更符合鼻腔生理功能的要求。如果下鼻甲切除过多可引起"空鼻综合征",如患者表现为鼻塞和鼻腔、鼻咽、咽部干燥,严重的有窒息感、烦躁、焦虑、抑郁、无法集中注意力等。查体:鼻腔过度宽敞,可直接窥及鼻咽部,下鼻甲萎缩或缺如,鼻腔可有脓涕、脓痂、血痂等。临床上易引起医疗纠纷。

第四节　萎缩性鼻炎

学 习 要 点

1. 掌握萎缩性鼻炎的治疗原则。
2. 了解萎缩性鼻炎的病因。

重点与难点解析

（一）病因

分为原发性及继发性两种。其中原发性萎缩性鼻炎病因不清楚,相关研究提示为一种自身免疫性疾病。而继发性萎缩性鼻炎病因较明确,认为与以下情况有关:①鼻腔、鼻窦脓性分泌物、有害粉尘、化学气体的刺激;②不适当的手术所致鼻黏膜的广泛损伤;③局部大剂量放射治疗后;④鼻部的某些特殊性疾病,如结核、梅毒和麻风等对鼻黏膜的损害。

（二）治疗

现无针对性疗法,多为对症治疗,改善症状。

1. 局部治疗　鼻腔冲洗,严重者可定期清理脓痂。使用1%链霉素石蜡油、1%复方薄荷樟脑石蜡油改善黏膜血液循环、软化脓痂,使之易擤出。

2. 手术治疗　缩窄鼻腔的空间,减少鼻通气量,减少鼻黏膜水分散失。

3. 全身治疗　加强营养,改善环境及个人卫生。

第五节　变应性鼻炎

学 习 要 点

1. 掌握变应性鼻炎的诊断和治疗原则。
2. 了解变应性鼻炎的分类。

重点与难点解析

（一）定义及分类

变应性鼻炎是特异性个体接触致敏原后由 IgE 介导的介质（主要是组胺）释放，并有多种免疫活性细胞和细胞因子等参与的鼻黏膜慢性炎症反应性疾病。以鼻痒、喷嚏、大量清水样涕及鼻塞为其主要的临床特点。

传统分类是依患者发病有无季节性，分为常年性变应性鼻炎和季节性变应性鼻炎两种，其中后者又称"花粉症"（pollinosis）。世界卫生组织"变应性鼻炎及其对哮喘的影响"（ARIA）工作小组根据患者发病情况、病程和对患者生活质量的影响，将变应性鼻炎分为：轻度间歇性、中-重度间歇性、轻度持续性、中-重度持续性 4 种类型。如图 2-3-1 所示。

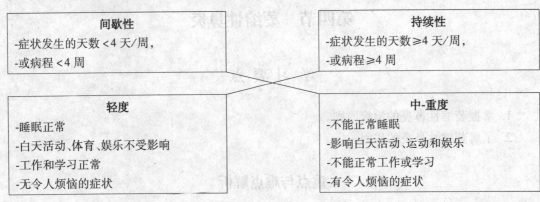

图 2-3-1　变应性鼻炎的分类

（二）变应性鼻炎发病机制

本病属 IgE 介导的 I 型变态反应，也与细胞因子、细胞间黏附分子（intercellular adhesion molecule，ICAM）及部分神经肽的相互作用密切相关。当特异性抗原进入机体后，鼻黏膜局部 CD4$^+$ T 淋巴细胞受细胞因子（IL-4）的刺激，分化成为 T$_H$2 细胞，释放多种细胞因子，进而激活血管内皮细胞表达 ICAM-1 等黏附分子，促进多种淋巴细胞（嗜酸性粒细胞、肥大细胞、嗜碱性粒细胞及 T 淋巴细胞）向鼻黏膜局部的迁移、黏附及定位。变应原刺激机体产生的特异性 IgE 抗体结合在鼻黏膜局部的肥大细胞及嗜碱性粒细胞的细胞膜上，此时机体处于致敏状态。当该变应原再次进入机体时，变应原与 IgE 发生"桥连"，进而激发细胞膜一系列的生化反应，最终释放以组胺为主的多种介质，介质作用于鼻黏膜血管、腺体、神经末梢上的受体，引起相应的组织反应，表现为阻力血管收缩（鼻黏膜苍白），或容量血管扩张（鼻塞、黏膜呈浅蓝色），毛细血管的通透性增高（黏膜水肿），多形核细胞、单核细胞浸润，其中以嗜酸性粒细胞为主。同时副交感神经的兴奋性增高，腺体分泌功能旺盛（大量清水样涕），感觉神经的敏感性增强（连续性喷嚏）。

（三）临床表现

1. 鼻痒　鼻腔黏膜感觉神经受到刺激后引起，可伴有眼痒不适等。

2. 喷嚏　为反射性动作，阵发性喷嚏，可连续几个到数十个不等。

3. 清涕　鼻腺体分泌亢进，产生大量清水样涕。

4. 鼻塞　鼻塞程度不一，季节性鼻炎发作时鼻塞明显。

5. 嗅觉减退　鼻腔黏膜水肿可导致嗅觉有不同程度的减退。

查体：常年性者鼻黏膜可为苍白、充血或浅蓝色，季节性者在发作期鼻黏膜水肿明显。以上变化下鼻甲最为明显，总鼻道可见清涕。

（四）诊断

1. 详细采集病史　过敏性疾病史，发作期典型症状、症状持续时间，对于诊断必不可少。

2. 特异性抗原检查　分体内法及体外法。

（1）体内法：包括皮肤试验及黏膜激发试验，其中皮内试验最为常见。该试验一般以 1:100 浓度的变应原溶液 0.01ml 于患者上臂外侧作皮内注射，以生理盐水作为对照，观察皮肤局部的反应结果，出现风团及红晕阳性反应。极个别高度敏感病例可在皮试时出现过敏性休克，故在做体内试验时应备有抢救措施。

（2）体外法：通过 UniCAP 系统等方法，直接检测血清中特异性 IgE 的浓度。此法的抗原-抗体反应在体外进行，机体不会出现过敏反应，且其灵敏度及特异性均高于传统方法。

（五）治疗

包括对症治疗和对因治疗。前者主要是指药物治疗及手术治疗，后者主要是避免接触变应原及免疫治疗。药物治疗应该是按阶梯治疗方案治疗。药物主要包括抗组胺药、鼻用激素、细胞膜稳定剂、血管减充血剂等。

第六节　鼻　息　肉

学 习 要 点

1. 掌握鼻息肉鉴别诊断、并发症和治疗原则。
2. 了解鼻息肉病的临床特点。

重点与难点解析

（一）定义

鼻息肉是以极度水肿的鼻黏膜在中鼻道形成息肉为临床特征，为鼻黏膜的慢性炎症。好发于前筛区，其中来源于上颌窦并发展到后鼻孔的单发息肉，称为上颌窦-后鼻孔息肉。

（二）临床表现

多为双侧持续性渐进性的鼻塞，鼻腔黏脓性分泌物。多伴有嗅觉的下降，闭塞性鼻音。后鼻孔息肉阻塞咽鼓管可引起分泌性中耳炎症状。鼻镜检查：典型鼻息肉表面光滑，半透明，呈灰白色或淡黄色，如荔枝肉样肿物。可为单蒂、多蒂或广基，基底多位于中鼻道、筛窦，巨大鼻息肉可引起外鼻变形，形成"蛙鼻"。

（三）并发症

1. 鼻窦炎　息肉引起窦口的阻塞，鼻腔黏膜的肿胀，息肉样变等均可影响窦腔的引流，继发感染可形成鼻窦炎。

2. 分泌性中耳炎　息肉的堵塞或鼻窦炎等可引起咽鼓管功能障碍，导致鼓室积液及听力下降。

3. 支气管哮喘　鼻息肉患者中有较高的支气管哮喘发病率,发病机制尚不清楚。

(四)鉴别诊断

1. 鼻腔内翻性乳头状瘤　多为单侧,呈多发性,分叶状,表面粗糙,淡红色,术中出血倾向明显,多次复发者有一定的恶性倾向。

2. 鼻咽纤维血管瘤　多见于青春期男性,多因鼻塞、鼻出血就诊。好发于鼻咽部,基底广泛,表面粗糙不平,色红,触之较硬。

3. 鼻内脑膜-脑膨出　发生于新生儿或幼儿,肿物多来自于鼻腔顶部,表面光滑,单一肿物,不能移动,无蒂,影像学检查可帮助诊断。不可贸然活检,以免脑脊液鼻漏和颅内感染。

(五)治疗

1. 手术治疗　采用鼻内镜手术,在切除病变的同时,尽可能保留鼻腔鼻窦黏膜组织。

2. 糖皮质激素治疗　分局部及全身用药两种方法,对于体积较小,初次发病的息肉可行单纯药物治疗;对于体积较大或复发病例,可作为术前及术后的重要辅助治疗。

第七节　急性鼻-鼻窦炎

学 习 要 点

1. 掌握急性鼻-鼻窦炎症不同类型的临床特征和诊断。
2. 了解急性鼻-鼻窦炎治疗原则。

重点与难点解析

(一)临床表现

1. 全身症状　多继发于急性鼻炎,原有症状加重,出现畏寒、发热、周身不适等症状。小儿可出现呕吐、腹泻、咳嗽等消化道和呼吸道的症状。

2. 局部症状

(1)鼻塞。

(2)脓涕。

(3)头痛或鼻局部疼痛。

3. 体征

(1)多有急性鼻炎的体征。

(2)上颌窦炎可有下睑和颌面压痛。额窦炎可有额窦前壁叩击痛、额部皮肤红肿及眶内上角压痛。筛窦炎可有鼻根部和内眦皮肤红肿及压痛。

(3)鼻腔局部:除急性鼻炎体征外,前鼻镜下可见鼻腔黏膜充血、肿胀,以中、下鼻甲变化明显,鼻腔内可见大量脓性或黏脓性鼻涕。

4. 辅助检查　瓦氏位片、柯氏位片有助于诊断,鼻窦CT对诊断具有重要指导意义,儿童宜少用。

(二)治疗

1. 全身治疗　一般治疗同急性鼻炎治疗,但需使用有效、足量的抗生素。

2. 局部治疗 可使用1%麻黄碱滴鼻,收缩鼻腔黏膜,保持鼻腔良好通气,上颌窦穿刺可有效引流脓涕,儿童可采用鼻窦负压置换法。

第八节 慢性鼻-鼻窦炎

学 习 要 点

1. 掌握慢性鼻窦炎的诊断标准和治疗原则。
2. 了解慢性鼻窦炎病因。

重点与难点解析

(一)定义

慢性鼻-鼻窦炎多为鼻腔及鼻窦急性炎症未彻底治愈,反复发作迁延所致。根据鼻窦炎症范围可分为前组鼻窦炎、后组鼻窦炎及全组鼻窦炎。根据鼻腔是否有息肉,分为伴有或不伴鼻息肉的慢性鼻-鼻窦炎。

(二)临床表现

1. 全身症状 轻重不一,有时可无。常见全身症状有精神不振、头晕、记忆力减退等。
2. 局部症状 以鼻塞、脓涕为主要症状,次要症状包括头痛、嗅觉减退、视力减退或失明等。
3. 体征 前鼻镜检查可见鼻黏膜呈慢性充血、肿胀、肥厚,中鼻甲肥大或息肉样变,中鼻道狭窄,黏膜水肿或息肉形成。前组鼻窦炎时,中鼻道可见有脓性分泌物引流,后组鼻窦炎脓液可位于嗅裂或积蓄于鼻腔后端流入鼻咽部。1%麻黄碱收缩鼻腔后再行体位引流,有助于诊断。
4. 辅助检查 鼻内镜检查能清楚、准确地看清病变部位及其他解剖学异常,对诊断有重要的意义。CT检查为确诊的"金标准"。上颌窦穿刺可起到诊断及治疗的作用。

(三)治疗

1. 鼻用糖皮质激素。
2. 抗生素使用。
3. 黏液促排剂。
4. 血管收缩剂。
5. 鼻腔冲洗。
6. 上颌窦穿刺冲洗及鼻窦负压置换。
7. 鼻内镜手术。

第九节 鼻中隔偏曲

学 习 要 点

1. 掌握鼻中隔偏曲的定义。
2. 鼻中隔偏曲的临床表现和手术指征。

重点与难点解析

（一）定义

鼻中隔偏曲是指鼻中隔偏离中线,向单侧或双侧弯曲,或形成突起,并引起鼻腔通气功能障碍或产生临床症状者。

对于无临床症状、轻度偏曲者,不可视为鼻中隔偏曲。

（二）临床表现

1. 鼻塞。

2. 鼻出血。

3. 反射性头痛。

4. 体征　可见有各种形状的偏曲,严重者可伴有外鼻的畸形。

（三）治疗

对于临床症状明显者,可在鼻内镜下行鼻中隔手术,如鼻中隔黏膜下矫正术、鼻中隔重建术及单纯的棘突切除等。

第十节　鼻　出　血

学 习 要 点

1. 掌握鼻出血治疗方法及原则,方法尤其要掌握鼻腔前、后鼻孔堵塞。

2. 了解鼻出血特点。

重点与难点解析

（一）临床特点

多由鼻腔、鼻窦疾病引起,少数是全身疾病引起;多数为单侧鼻腔出血,少数为双侧鼻腔的出血;多数为间歇性少量出血,少数为持续性大量出血;多数为鼻腔易出血区出血(儿童及青壮年多见),少数为后鼻孔吴氏鼻-鼻咽静脉丛的出血(老年患者多见)。

（二）治疗

了解病史,明确出血侧鼻腔、出血诱因、出血量的多少、既往病史。

1. 一般处理。

2. 常用止血方法　首先要估计出血部位,采用不同的止血方法。

(1)简易止血法:双侧鼻翼压迫。

(2)烧灼法:化学及物理方法。

(3)填塞法:对于出血点不明确,烧灼法治疗无效或无相应条件者,可选用鼻腔填塞法。

1)前鼻孔填塞法:多使用凡士林油纱条填塞鼻腔。另外,还可使用抗生素油纱条、止血纱布、明胶海绵作为填塞物,对于少量弥漫性渗血情况,可首选可吸收性填塞物,避免对黏膜的损伤。

2)后鼻孔填塞法:对于出血部位在鼻腔后部、前鼻孔填塞无效者,可使用后鼻孔填塞法。

3)新型材料堵塞:膨胀海绵、气囊或水囊可用于鼻腔止血。

(4)血管结扎法:对于堵塞无效,出血严重者使用。对于肿瘤引起或者不明原因大出血,可采用血管介入方法止血。

3. 全身治疗　止血药物治疗,可辅以广谱抗生素治疗,严重出血者应注意观察血压变化,有无休克倾向。

第十一节　鼻　外　伤

学　习　要　点

1. 掌握鼻骨骨折诊断及处理原则。
2. 掌握鼻窦骨折处理原则。
3. 了解鼻窦骨折的临床表现。

重点与难点解析

一、鼻骨骨折

(一)诊断

根据外伤史和临床体征,多易于诊断,常规应行 X 线检查,鼻骨侧位片可明确诊断及骨折类型,复杂病例需结合头颅 CT 进行诊断。

(二)治疗

鼻骨骨折可在外伤后 2～3 小时复位,如鼻部皮肤已肿胀,则暂不复位,待肿胀消退后,根据局部畸形的程度及鼻部症状决定是否需行鼻骨复位术,复位时间宜外伤后 7～10 天进行。对于合并鼻中隔血肿者需及时予以穿刺引流。合并有颅底骨折,脑脊液鼻漏者禁止鼻腔填塞,防止逆行颅内感染的发生。

二、鼻窦骨折

(一)临床表现

额窦前壁骨折可致面部畸形等,后壁骨折可致脑脊液鼻漏及颅内损伤。

筛窦骨折伤及筛板或筛顶时,出现有脑脊液鼻漏等症状;若筛窦、额窦及眼眶同时受累,称为额筛眶复合体骨折。

蝶窦骨折较为少见,临床多表现为病情危重,可出现致死性出血、脑脊液鼻漏、创伤性尿崩症等相应症状。

(二)治疗

鼻窦骨折需根据具体情况,分清主次、先后,分别进行治疗。

第十二节　鼻　真　菌　病

学　习　要　点

1. 掌握真菌性鼻窦炎的影像学特征、真菌性鼻窦炎治疗原则。

2. 了解真菌性鼻窦炎分型。

重点与难点解析

(一)定义

鼻真菌病是真菌感染鼻部引起的常见疾病。常见的致病真菌有曲霉菌、念珠菌、毛霉菌等,其中以鼻曲霉菌感染最为多见。真菌是条件致病菌,只有机体的抵抗力下降及有局部诱因时才发病。

(二)根据病理特征分型

根据病理特征,分为非侵袭型和侵袭型。

1. 非侵袭型　包括以下两种。

(1)变应性真菌性鼻窦炎。

(2)真菌球:致病真菌主要是曲霉菌。

2. 侵袭型　包括以下两种。

(1)急性暴发型:多由毛霉菌属真菌引起,真菌侵入黏膜内,侵袭血管壁,淋巴管也可受累。产生血栓、缺血性梗死和坏死,导致黏膜坏死和骨质破坏。

(2)慢性侵袭型:是以肉芽组织反应为病理组织学特征的慢性进行性疾病。

(三)临床表现

1. 变应性真菌性鼻窦炎　CT检查与鼻窦炎相似。

2. 真菌球　其影像学特征为单窦发病、骨质破坏和病变内有钙化灶。

3. 急性暴发型　病程较短,发展较快,有多个鼻窦受累。影像学检查早期可见黏膜增厚,晚期可见骨质破坏。

4. 慢性侵袭型　病程进展缓慢,鼻窦X线可见病变窦腔密度增高且不均匀,并可有局部的骨质破坏。影像学征象似恶性肿瘤表现。

(四)治疗

1. 早期手术治疗,清除鼻腔及鼻窦的坏死物及不可逆病变,恢复及保持鼻窦的通畅引流。术后需定期复诊及局部鼻腔冲洗。

2. 药物治疗　非侵袭型鼻真菌病无需使用抗真菌药物,对于变应性真菌性鼻窦炎,手术后应用糖皮质激素非常重要。

3. 对于急性暴发型,应在大量使用抗真菌药物的同时,积极抢救生命。

第十三节　鼻　囊　肿

学　习　要　点

1. 掌握鼻前庭囊肿的诊断与治疗原则、上颌窦牙源性囊肿的发生机制和处理原则。

2. 了解黏液性囊肿可能引起的并发症。

重点与难点解析

一、鼻前庭囊肿

1. 诊断　病史、体征结合 X 线检查（CT 检查）可明确诊断。

2. 治疗　囊肿引起面部畸形及影响鼻部功能者或合并感染者应手术治疗，完整切除囊肿，避免术后复发。

二、鼻窦囊肿

鼻窦囊肿（cyst of nasal sinus）系指原发于鼻窦或来源于牙或牙根向上颌窦内发展的囊性肿物。分为鼻窦的黏液囊肿、黏膜囊肿及上颌窦牙源性囊肿。

（一）黏液囊肿

因鼻窦自然开口的阻塞，窦内压力增高，可压迫窦壁，引起骨质的破坏，产生局部隆起畸形，合并感染时为脓囊肿，可引起严重的眶内及颅内并发症。手术不必追求完整切除囊肿，以免损害周围组织，建立经鼻腔的永久性引流即可。

（二）黏膜囊肿

多为黏膜内黏液腺阻塞，腺体分泌物潴留在黏膜下形成囊肿。小的囊肿无症状者可不予治疗，大的囊肿有症状者可经鼻内镜下予以切除。

（三）上颌窦牙源性囊肿

分为含牙囊肿及齿根囊肿两种。含牙囊肿的发生与牙齿发育有关，病理表现为囊肿中未长出的牙齿和增殖的造釉细胞被包围在囊肿内，侵入上颌窦腔。随着囊肿内分泌物逐渐增加，压迫骨壁，使骨壁变薄、萎缩、膨胀，形成面颊隆起。X 线检查囊肿可显示窦腔的增大，内含有牙影。治疗以手术为主。

齿根囊肿则是由于齿根感染造成损害进而形成的囊肿。齿根囊肿 X 线片示病牙根尖部圆形的囊影，治疗以手术治疗为主，术前行病牙的治疗。

第十四节　鼻-前颅底肿瘤

学 习 要 点

1. 掌握鼻腔内翻性乳头状瘤的临床表现。
2. 掌握鼻腔鼻窦恶性肿瘤（上颌窦癌）的临床表现。
3. 了解鼻 NKT 细胞淋巴瘤的临床表现。

重点与难点解析

一、内翻性乳头状瘤

1. 鼻腔及鼻窦的内翻性乳头状瘤具有一定的恶变倾向，可视为良、恶性之间的边缘性肿瘤。

2. 临床表现 40岁以上男性,单侧发病。临床表现为单侧鼻塞、脓涕、脓血涕,反复鼻出血,嗅觉下降至消失,随肿物体积的增加可出现相近器官功能异常症状,如面部的畸形、眼功能障碍等。

3. 治疗 以手术治疗为主,根据肿瘤侵及的范围采用不同的术式,现多可在鼻内镜下完成。对于已有恶变者,术后辅以放疗。

二、鼻腔及鼻窦恶性肿瘤

1. 临床病理以鳞状细胞癌为多见,原发部位及发病率最高均为上颌窦。其次为腺癌,多位于筛窦。

2. 临床表现

(1)鼻腔恶性肿瘤:初期即表现为单侧渐进性鼻塞,涕中带血,脓血涕,嗅觉下降等症状。

(2)鼻窦的恶性肿瘤:早期肿瘤较小,多无明显的临床表现。随着肿瘤体积增大,可出现相应的临床表现。上颌窦恶性肿瘤表现为:①单侧脓血涕;②面颊部疼痛或麻木感,系侵犯眶下神经所致;③鼻腔外侧壁内移出现单侧鼻塞;④肿瘤侵及牙槽骨可出现牙齿的松动、疼痛及脱落;⑤肿瘤向前侵犯可引起面部的隆起、瘘管或溃烂;⑥向上侵犯眼眶出现眼球活动障碍、复视、溢泪等;⑦向下侵及硬腭引起硬腭的下塌、溃烂、变形;⑧向后外侵及翼腭窝及翼内肌出现神经痛及张口受限;⑨晚期可出现颈淋巴结转移,多见于同侧上颈淋巴结的转移。

筛窦的恶性肿瘤可向外、向后、向前、向上侵犯,引起相应临床症状;晚期也可发生颈淋巴结的转移。

3. 治疗 采取综合治疗原则,即手术切除、放疗、化疗相结合。放疗可用于术前或术后,疗效较好。化疗不是首选。

三、鼻NKT细胞淋巴瘤

(一)定义

鼻NKT细胞淋巴瘤是原发于淋巴结外的具有特殊形状学的淋巴瘤。肿瘤细胞表达NK细胞分化抗原和T细胞分化抗原,故称之为NKT细胞淋巴瘤。与EB病毒(Epstein-Barr virus)感染高度相关。

(二)临床表现

可分为3期。①前驱期:可持续4~6周,表现不典型,可有急性鼻炎、鼻窦炎的表现。②活动期:单侧鼻塞加重,涕中带血。鼻黏膜肿胀、糜烂、溃疡,呈肉芽状。病变范围广泛,可出现鼻中隔或腭部穿孔,病变向下可累及咽部,而此时全身一般状况尚可,仅表现为低热、食欲缺乏等,此期可持续数周至数个月。③终末期:中线及邻近部位局部坏死加重,可出现面部毁容,患者全身可表现为高热、肝脾大,肝衰竭及发生弥散性血管内凝血(disseminated intravascular coagulation,DIC),最终死亡。

第十五节　内镜在鼻腔、鼻窦外科手术中的应用

学 习 要 点

1. 掌握鼻内镜手术的基本原理以及 OMC。
2. 了解鼻内镜手术的临床应用。

重点与难点解析

1. 鼻内镜鼻窦手术的基本原理,主要有以下两点:①正常鼻窦生理功能关键在于鼻窦的通气及引流,手术的目的应以解除鼻窦自然窦口的阻塞为重点,清除不可逆的病变,纠正解剖学的变异。②恢复鼻窦黏膜的纤毛清除功能。

窦口鼻道复合体(ostiomeatal complex,OMC)是指以筛漏斗为中心的邻近区域结构,包括中鼻甲、钩突、半月裂、鼻丘、筛泡以及上颌窦自然开口及囟门等解剖结构。

2. 鼻内镜可进入鼻腔及鼻窦深部,为手术提供良好的照明,并通过内镜可直视或经显示器获得鼻腔鼻窦内的清晰视野及图像。利用各种配套的手术器械,使术者的视野及手的功能得到延伸,其具有的微创技术、功能性理念和极佳临床效果,大大优于传统手术方式。鼻内镜可进行较多的手术:如慢性鼻窦炎、鼻息肉、鼻中隔矫正、鼻窦囊肿、鼻窦良性肿瘤、鼻咽部纤维血管瘤、翼腭窝肿瘤。鼻内镜还可以涉及颅底外科、眼科领域手术,从而形成新的相关学科,并为这些学科的发展提供广阔的前景。

第十六节　鼻眼及鼻颅底外科简介

学 习 要 点

了解鼻眼、鼻颅底相关外科解剖基础和手术优势。

重点与难点解析

1. 慢性泪囊炎是眼科常见多发病,因泪囊与鼻腔仅相隔骨壁和黏膜两层结构,故在鼻内镜下完成泪囊鼻腔造孔术,手术简捷,避免了面部切开和内眦韧带损伤。视神经在鼻窦外侧壁的投影位于蝶筛交界和蝶窦外侧壁,与鼻窦仅相隔一骨板,故在鼻内镜下行视神经管开放减压,体现了内镜手术明视和精确的优势。

2. 传统的颅底疾病多由神经外科处理,受手术径路的限制,往往需要破坏相邻器官和组织结构。鼻内镜外科技术观察精确,损伤小,使对部位深在病变进行手术治疗成为可能。如巨大颅底、侧颅底囊肿,经鼻咽部鼻内镜下开放,简化了手术径路和操作。脑脊液鼻漏在定位准确的前提下,经鼻内镜肌筋膜修补,精确、安全可靠,已成为脑脊液鼻漏的主要治疗手段。经鼻内镜蝶窦进路行垂体瘤切除术,进入蝶鞍快捷,可大大缩短手术时间。

习　题

一、选择题

A1 型题

1. 前组鼻窦引流到
   A. 上鼻道　　　　B. 中鼻道　　　　C. 下鼻道　　　　D. 鼻咽部　　　　E. 蝶筛隐窝

2. 蝶筛隐窝有哪对鼻窦的开口
   A. 前组筛窦　　　B. 后组筛窦　　　C. 上颌窦　　　　D. 蝶窦　　　　　E. 筛窦

3. 鼻泪管开口于
   A. 上鼻道　　　　B. 中鼻道　　　　C. 下鼻道　　　　D. 鼻咽部　　　　E. 蝶筛隐窝

4. 嗅沟(嗅裂)位于
   A. 各鼻甲与鼻中隔之间　　　　　　　B. 下鼻甲与鼻中隔之间
   C. 上、中鼻甲与鼻中隔之间　　　　　D. 上鼻甲以上鼻腔侧壁与鼻中隔之间
   E. 下鼻道内

5. 后组筛窦开口于
   A. 上鼻道　　　　B. 中鼻道　　　　C. 下鼻道　　　　D. 总鼻道　　　　E. 嗅沟

6. 鼻疖是指
   A. 鼻部皮肤弥漫性炎
   B. 鼻腔黏膜下脓肿
   C. 鼻前庭皮肤湿疹伴感染
   D. 鼻前庭或鼻尖部皮脂腺或毛囊的急性脓性炎症
   E. 鼻软骨发炎

7. 鼻疖红肿范围不大,但疼痛剧烈,是由于
   A. 感染部位感觉神经丰富　　　　　　B. 感染部位深达软骨膜
   C. 鼻前庭的皮肤和软骨膜紧密相连　　D. 鼻前庭的皮肤和软骨膜疏松相连
   E. 脓肿毒素所致

8. 鼻疖最严重的并发症是
   A. 眼眶蜂窝织炎　　　B. 乙状窦血栓性静脉炎　　　C. 鼻尖软骨膜炎
   D. 面颊部蜂窝织炎　　E. 海绵窦血栓性静脉炎

9. 对于鼻疖的治疗,下列措施中何者是错误的
   A. 全身应用足量适当的抗生素　　　　B. 局部涂用10%鱼石脂软膏
   C. 局部热敷和红外线照射　　　　　　D. 早期切开引流
   E. 怀疑颅内并发症者应入院治疗

10. 鼻疖禁忌挤压的主要原因是
    A. 鼻部动静脉血管丰富　　　　　　　B. 鼻部淋巴管丰富
    C. 可经静脉引起颅内感染　　　　　　D. 细菌毒力强
    E. 破损处易形成瘢痕

11. 急性鼻炎最常见的病毒感染是
    A. 流感病毒　　B. 冠状病毒　　C. 腺病毒　　　D. 柯萨奇病毒　　E. 鼻病毒

12. 关于急性鼻炎,下列概念中错误的是
    A. 急性鼻炎即俗称"伤风"、"感冒"
    B. 急性鼻炎与"流行性感冒"不是同一种疾病
    C. 急性鼻炎应及早使用抗生素
    D. 受凉、过度劳累及全身抵抗力差是急性鼻炎的常见诱因
    E. 急性鼻炎的主要病因是病毒感染

13. 急性鼻炎的临床表现不包括
    A. 鼻部干燥,灼热感　　　　　　　　B. 鼻塞、打喷嚏、流清涕
    C. 下鼻甲黏膜肿胀,表面光滑　　　　D. 可伴有呕吐、腹泻
    E. 鼻黏膜苍白、水肿

14. 慢性单纯性鼻炎的主要症状是
    A. 双侧持续性鼻塞　　　　　　　　　B. 双侧交替性或间歇性鼻塞
    C. 阵发性打喷嚏　　　　　　　　　　D. 清水样鼻涕多
    E. 鼻塞伴有经常性头痛

15. 慢性单纯性鼻炎与慢性肥厚性鼻炎临床上主要的鉴别点是
    A. 头痛程度　　　　B. 鼻分泌物性质　　　　C. 有无鼻音
    D. 有无咽痛　　　　E. 对血管收缩剂的反应

16. 有关慢性肥厚性鼻炎,以下哪项是错误的
    A. 持续性鼻塞　　　　　　　　　　　B. 对麻黄碱收缩反应良好
    C. 可行下鼻甲部分切除术　　　　　　D. 下鼻甲黏膜增厚呈桑葚样
    E. 可行下甲硬化剂注射治疗

17. 有关慢性单纯性鼻炎的治疗,以下哪项是错误的
    A. 祛除病因　　　　B. 局部物理理疗　　　　C. 针刺穴位治疗
    D. 局部应用血管收缩剂　　　E. 行下鼻甲切除

18. 慢性鼻炎可能的病因中,不包括
    A. 长期反复吸入有害气体　　　　　　B. 缺乏维生素 A、维生素 C
    C. 长期过度疲劳　　　　　　　　　　D. 如贫血等慢性疾病
    E. 有甲状舌管囊肿病史

19. 萎缩性鼻炎的症状中错误的是
    A. 鼻塞　　　　　　B. 嗅觉丧失　　　　　　C. 流清水样涕
    D. 鼻出血　　　　　E. 呼出气味臭

20. 萎缩性鼻炎时,可用下列哪种药液滴鼻
    A. 3%酚甘油　　　　B. 3%过氧化氢溶液　　　C. 1%麻黄碱
    D. 复方薄荷脑油　　　E. 4%硼酸乙醇

21. 萎缩性鼻炎鼻部恶臭的主要原因是
    A. 蛋白质腐败分解　　　B. 鼻黏膜退行性变　　　C. 细菌感染
    D. 脓性分泌物　　　　　E. 鼻涕多

22. 萎缩性鼻炎典型的病理改变不包括
    A. 黏膜上皮鳞状上皮化　　　　　　　B. 血管壁结缔组织增生肥厚
    C. 血管逐渐发生闭塞性动脉内膜炎　　D. 骨膜和骨质萎缩

E. 毛细血管的通透性增高

23. 引起变应性鼻炎的主要递质是
    A. 乙酰胆碱　　B. 白三烯　　　　C. 尘螨　　　　D. 组胺　　　　E. 真菌

24. 变应性鼻炎的发病机制属
    A. Ⅰ型变态反应　　　　　B. Ⅱ型变态反应　　　　C. Ⅲ型变态反应
    D. Ⅳ型变态反应　　　　　E. 以上都不是

25. 有关变应性鼻炎的主要临床症状,错误的有
    A. 连续打喷嚏　　　　　B. 流脓涕　　　　　　C. 鼻痒
    D. 嗅觉减退　　　　　　E. 鼻塞

26. 用抗组胺药治疗变应性鼻炎是属于
    A. 避免疗法　　　　　　B. 对症治疗　　　　　C. 对因治疗
    D. 免疫疗法　　　　　　E. 以上均不是

27. 变应性鼻炎鼻分泌物涂片检查可见
    A. 较多嗜酸性粒细胞　　B. 较多白细胞　　　　C. 较多嗜碱性粒细胞
    D. 较多淋巴细胞　　　　E. 较多红细胞

28. 下列哪个变应性鼻炎不是按 ARIA 指南分类
    A. 轻度间歇性鼻炎　　　B. 中-重度间歇性鼻炎　　C. 季节性鼻炎
    D. 轻度持续性鼻炎　　　E. 中-重度持续性鼻炎

29. 鼻息肉的检查中,下列哪项是错的
    A. 呈荔枝肉样半透明状　B. 有柔软感　　　　　C. 多为多蒂、广基
    D. 很容易出血　　　　　E. 上颌窦息肉可向鼻咽部脱垂

30. 有关鼻息肉的治疗,下列哪项是错误的
    A. 糖皮质激素治疗
    B. 多数可行鼻内镜手术治疗
    C. 切除病变的同时,保留正常的鼻腔生理结构
    D. 为防止复发,最好将鼻窦黏膜尽可能切除
    E. 较小息肉可先行单纯药物治疗

31. 与鼻息肉相比较,鼻息肉病的特点不包括
    A. 黏膜广泛病变　　　　　　　　B. 新生物呈荔枝肉样半透明状
    C. 易合并有支气管哮喘　　　　　D. 糖皮质激素类药物治疗有效
    E. 术后易复发

32. 检查发现荔枝肉样半透明光滑肿物经后鼻孔向鼻咽部隆起,最有可能的诊断是
    A. 鼻咽囊肿　　　　　　B. 鼻咽癌　　　　　　C. 鼻腔内翻性乳头状瘤
    D. 蝶窦息肉　　　　　　E. 上颌窦后鼻孔息肉

33. 急性额窦炎的头痛时间规律是
    A. 上午轻,午后重　　　　　　　B. 晨起开始逐步加重,午后减轻
    C. 晚上开始,渐加重　　　　　　D. 白天重,夜晚轻
    E. 头痛时间不确定

34. 关于变应性鼻炎正确的是
    A. 间歇性鼻炎是指病程 <4 天　　B. 持续性鼻炎是指病程 >4 天

C. 中-重度鼻炎对正常工作有影响　　　　　D. 轻度鼻炎对学习也有一定影响

E. 间歇性鼻炎症状发作 <4 小时/天

35. 急性鼻窦炎中,发病率最高的是

A. 海绵窦炎　　　　　　　　B. 额窦炎　　　　　　　　　　C. 上颌窦炎

D. 后组筛窦炎　　　　　　　E. 蝶窦炎

36. 急性上颌窦炎头痛的特点是

A. 晨轻,午后重　　　　　　　　　　　　B. 晨重,午后轻

C. 头痛无明显时间性　　　　　　　　　　D. 晨起即头痛,渐加重,午后减轻

E. 头痛无固定的部位

37. 全组鼻窦炎是指

A. 发生于双侧多窦的鼻窦炎　　　　　　　B. 发生于双侧全部筛窦的鼻窦炎

C. 发生于一侧多窦的鼻窦炎　　　　　　　D. 发生于一侧全部鼻窦的鼻窦炎

E. 发生于单侧或双侧全部鼻窦的鼻窦炎

38. 慢性鼻-鼻窦炎最常见的主要症状是指

A. 发热、全身不适　　　　　B. 鼻痒、打喷嚏　　　　　　　C. 鼻塞、头痛

D. 鼻塞、流脓涕　　　　　　E. 嗅觉、视力减退

39. 上颌窦穿刺错误的是

A. 可用于上颌窦炎明确诊断

B. 如果上颌窦炎伴有发热时,可迅速穿刺以帮助控制病情

C. 穿刺部位位于下鼻道

D. 急、慢性蝶窦炎都适用

E. 穿刺不当时可引起面颊部肿胀

40. 药物负压置换法治疗鼻窦炎的主要目的是

A. 改善引流

B. 增加通气

C. 吸出鼻-鼻窦脓涕,同时使药物进入鼻窦

D. 吸出鼻腔脓涕

E. 减少并发症

41. 慢性鼻-鼻窦炎常见的检查不包括

A. 前鼻镜检查　　　　　　　B. 鼻窦 CT　　　　　　　　　C. 鼻内镜检查

D. 鼻窦 X 线片　　　　　　　E. 上颌窦穿刺

42. 鼻中隔偏曲的正确概念是

A. 鼻中隔偏离中线,向一侧或两侧弯曲者

B. 鼻中隔偏离中线,或者形成突起者

C. 出现鼻塞、鼻出血、反射性头痛者

D. 鼻中隔有偏曲,并产生临床症状者

E. 生理性偏曲也就是临床所指的鼻中隔偏曲

43. 鼻中隔偏曲引起头痛的主要原因是

A. 鼻出血　　　　　　　　　B. 黏膜干燥　　　　　　　　　C. 偏曲部位压迫鼻甲

D. 鼻塞　　　　　　　　　　E. 感觉过敏

44. 关于鼻中隔偏曲,下列叙述哪一项是正确的
 A. 绝大多数病例属继发性
 B. 不会引起鼻窦炎
 C. 患者如无任何症状,一般不考虑进行鼻中隔矫正
 D. 手术方法包括鼻中隔黏膜下矫正术以及鼻骨复位术
 E. 儿童时腺样体肥大,成年后一般都出现鼻中隔偏曲

45. 能引起鼻出血的局部病因有
 A. 鼻腔黏膜炎症　　 B. 白血病　　　 C. 尿毒症　　　 D. 流感　　　 E. 高血压

46. 鼻腔的易出血区位于
 A. 鼻中隔后下方　　　　　 B. 下鼻道外侧壁　　　　　 C. 鼻中隔前下方
 D. 中鼻道　　　　　　　　 E. 鼻咽部

47. 鼻出血常用的有效方法首推
 A. 血管栓塞　　　　　　　 B. 鼻腔填塞　　　　　　　 C. 翼腭管注射法
 D. 冷冻　　　　　　　　　 E. 激光

48. 对于鼻出血,以下哪项处理是错误的
 A. 一时找不到出血灶,可先试行前鼻孔填塞
 B. 凡有鼻出血,应立即行后鼻孔填塞
 C. 较轻的出血可用局部止血药
 D. 发现固定的出血点,可用烧灼或冷冻止血
 E. 局部止血的同时,可全身应用止血药

49. 血液病所致的鼻出血宜采用的方法是
 A. 烧灼法　　　　　　　　 B. 鼻腔纱条填塞　　　　　 C. 血管结扎法
 D. 冷冻法　　　　　　　　 E. 鼻腔可吸收性填塞物填塞

50. 中鼻甲水平以上鼻顶部严重出血,填塞未止,首先考虑结扎的动脉是
 A. 颈外部动脉　　　　　　 B. 颈内动脉　　　　　　　 C. 上唇动脉
 D. 筛前动脉或筛后动脉　　 E. 颌内动脉

51. 鼻骨骨折后,鼻骨复位一般不应超过
 A. 1 天　　　　　　　　　 B. 7～10 天　　　　　　　 C. 15～20 天
 D. 3～5 天　　　　　　　　 E. 10～14 天

52. 鼻骨骨折复位时,复位器远端伸入鼻腔的深度不应超过
 A. 两侧眶下缘连线水平　　 B. 两侧内眦连线　　　　　 C. 上鼻甲游离缘
 D. 两侧眶上缘连线水平　　 E. 中鼻甲游离缘

53. 上颌窦上壁外伤性骨折,一般不出现
 A. 脑脊液鼻漏　　　　　　 B. 复视　　　　　　　　　 C. 鼻出血
 D. 眼球移位　　　　　　　 E. 上颌窦积血

54. 脑脊液鼻漏常见于
 A. 鼻骨骨折　　　　　　　 B. 筛板骨折　　　　　　　 C. 额窦前壁骨折
 D. 上颌窦前壁骨折　　　　 E. 喉软骨骨折

55. 鼻骨骨折处理中哪项是错误的
 A. 合并鼻中隔血肿者需及时予以引流

B. 鼻骨骨折可在外伤后 2~3 小时处理

C. 如合并有脑脊液鼻漏时,须立即填塞鼻腔

D. 鼻骨周围肿胀皮肤 24 小时内可冰敷

E. 有出血可给予减充血剂喷鼻

56. 真菌性鼻窦炎最常见的致病菌是

    A. 曲霉菌   B. 鼻孢子菌   C. 毛霉菌

    D. 念珠菌   E. 申科孢子菌

57. 真菌球发病率最高的鼻窦是

    A. 上颌窦   B. 蝶窦   C. 额窦   D. 筛窦   E. 海绵窦

58. 真菌性鼻窦炎中可能导致迅速死亡的是哪种真菌

    A. 曲霉菌   B. 鼻孢子菌   C. 毛霉菌

    D. 念珠菌   E. 申科孢子菌

59. 缓慢侵犯组织常见于

    A. 急性暴发型   B. 真菌球   C. 变应性真菌性鼻窦炎

    D. 鼻-脑真菌病   E. 慢性侵袭型

60. 关于真菌性鼻窦炎治疗不正确的是

    A. 手术治疗   B. 抗真菌药物治疗   C. 停用免疫抑制剂

    D. 抗生素治疗   E. 手术治疗联合抗真菌药物治疗

61. 鼻前庭囊肿多数可穿刺出何种液体

    A. 血性液体   B. 黄色或棕黄色黏液或浆液

    C. 清水样液体   D. 脓性液体

    E. 绿色黏稠液体

62. 鼻前庭囊肿多采用的手术入路是

    A. 唇龈沟进路   B. 鼻前庭进路   C. 鼻侧切开进路

    D. 硬腭进路   E. 鼻内进路

63. 鼻窦黏液囊肿的病因多是

    A. 黏膜腺体分泌过多   B. 鼻窦骨折

    C. 黏膜嗜酸性粒细胞浸润   D. 窦口阻塞、鼻窦黏膜水肿

    E. 鼻窦渗出液潴留于黏膜下层,渐膨大而形成

64. 鼻窦浆液囊肿多见于

    A. 额窦   B. 上颌窦   C. 蝶窦   D. 筛窦   E. 乙状窦

65. 鼻窦黏液囊肿最少见于

    A. 筛窦   B. 蝶窦   C. 后组筛窦   D. 额窦   E. 前组筛窦

66. 眶尖综合征多见于哪组鼻窦囊肿

    A. 额窦黏液囊肿   B. 上颌窦浆液囊肿   C. 蝶窦黏液囊肿

    D. 筛窦   E. 蝶窦浆液囊肿

67. 有关上颌窦牙源性囊肿,下列哪项说法是错误的

    A. 含牙囊肿的发生与牙齿发育的缺陷有关

    B. 齿根囊肿则是由于齿根感染造成损害进而形成的囊肿

    C. 治疗仍以手术治疗为主

D. 牙源性囊肿体积小时多无症状

E. 齿根囊肿术前不需检查病牙

68. 下列哪些不是鼻内翻性乳头状瘤的特性

  A. 多为 40 岁以上男性   B. 一般单侧发病   C. 脓涕中可带血丝

  D. 术后易复发   E. 大多数可恶变为癌

69. 鼻腔鼻窦内翻性乳头状瘤的发生与下列哪种病毒密切相关

  A. 流感病毒   B. 冠状病毒   C. 乳头状瘤病毒

  D. EB 病毒   E. 鼻病毒

70. 有关鼻内翻性乳头状瘤,下列哪项说法不正确

  A. 内翻性乳头状瘤是良性肿瘤,但术后易复发,部分有恶变倾向

  B. 肿瘤具有局部侵袭破坏力

  C. 与人类乳头状瘤病毒感染有关

  D. 常伴有同侧颈深上淋巴结肿大或颌下淋巴结肿大

  E. 鼻内镜下切除鼻内翻性乳头状瘤手术是常用的手术方式

71. 鼻窦恶性肿瘤中,最常见的病理类型是

  A. 腺癌   B. 淋巴上皮癌   C. 基底细胞癌

  D. 鳞癌   E. 表皮样癌

72. 下列有关鼻窦恶性肿瘤错误的说法是

  A. 鳞癌好发于上颌窦   B. 腺癌好发于蝶窦   C. 癌比肉瘤多见

  D. 分化程度高者预后较好   E. 确诊需要依靠病理学检查

73. 上颌窦的恶性肿瘤出现面颊部疼痛或麻木感是因为

  A. 肿瘤侵犯眶下神经   B. 肿瘤压迫前壁   C. 肿瘤侵犯翼腭窝

  D. 肿瘤侵犯三叉神经   E. 肿瘤侵犯牙槽

74. 鼻窦恶性肿瘤行术前放疗的总量宜为

  A. 10 ~ 20Gy   B. 30 ~ 55Gy   C. 60 ~ 75Gy

  D. 20 ~ 35Gy   E. 50 ~ 55Gy

75. 关于鼻 NKT 细胞淋巴瘤错误的是

  A. 多见中青年   B. 男性多于女性   C. 与 EB 病毒感染有关

  D. 原发于淋巴结   E. 是一种特殊类型的淋巴瘤

76. 鼻 NKT 细胞淋巴瘤治疗方法采用

  A. 手术治疗   B. 化学治疗   C. 放射治疗为主

  D. 糖皮质激素治疗为主   E. 手术治疗辅以化学治疗

77. 内镜应用于鼻科检查及治疗,始于

  A. 20 世纪 70 年代   B. 20 世纪 50 年代   C. 20 世纪 80 年代

  D. 19 世纪 20 年代   E. 19 世纪 70 年代

78. 提出功能性鼻内镜鼻窦手术概念的是

  A. Wigand   B. Hirshman   C. Messerklinger

  D. Stammberger   E. Kennedy

79. 下列哪项不是鼻内镜鼻窦手术的优点

  A. 微创   B. 并发症相对较少   C. 手术切除范围大

　　　　D. 视野清晰　　　　　　　　　E. 手术操作精细

80. 下列哪些结构不属于窦口鼻道复合体

　　　A. 中鼻道　　　　B. 半月裂　　　　C. 上颌窦口　　　D. 蝶窦口　　　E. 额窦口

81. 鼻腔黏膜表面麻醉常用的麻醉剂是

　　　A. 利多卡因　　　B. 布比卡因　　　C. 普鲁卡因　　　D. 丁卡因　　　E. 肾上腺素

82. 鼻窦炎发病的关键部位是

　　　A. 中鼻道　　　　　　　　　B. 半月裂　　　　　　　　C. 中鼻甲

　　　D. 钩突　　　　　　　　　　E. 窦口鼻道复合体

二、名词解释

1. 窦口鼻道复合体(OMC)

2. 变应性鼻炎(AR)

3. 免疫疗法

4. 鼻 NKT 细胞淋巴瘤

三、填空题

1. 鼻前庭炎要与鼻前庭湿疹相鉴别,鼻前庭湿疹是有一明显_____的皮肤炎症反应,多伴_____处皮肤的湿疹,常与_____有关。

2. 鼻疖炎症控制不当,可合并上唇及面颊部_____。严重者可引起颅内并发症如_____。

3. 急性鼻炎是由_____感染引起的鼻黏膜的急性炎症性疾病。

4. 急性鼻炎可并发_____,其中以_____及_____最为常见,炎症通过_____可导致_____。若炎症向下蔓延可引发_____、_____、_____,小儿或老年患者可合并_____。

5. 慢性鼻炎可分为_____、_____两种类型。

6. 萎缩性鼻炎的手术治疗的目的在于缩小_____,减少_____,减少_____,从而减少_____的形成。

7. 萎缩性鼻炎检查:鼻腔_____,鼻甲_____,鼻黏膜_____,附着有大量_____充塞,伴有_____。

8. 变应性鼻炎典型症状包括_____、_____、_____、_____。按 ARIA 分类指南,它可分为_____、_____、_____、_____变应性鼻炎。

9. 鼻息肉并发症包括_____、_____、_____。

10. 巨大鼻息肉可引起外鼻变形,形成_____。

11. 急性鼻-鼻窦炎头痛时,前组鼻窦炎的疼痛部位多位于_____,而后组鼻窦炎的疼痛部位多位于_____。

12. 因分泌物引流特点的不同,急性上颌窦炎的疼痛多是_____;急性额窦炎则_____;急性蝶窦炎_____;而前组筛窦的疼痛特点与_____相似,后组筛窦的疼痛特点与_____相似。

13. 急性鼻-鼻窦炎颌面部相应局部有压痛,上颌窦多位于_____压痛,额窦炎多位于_____部压痛,急性筛窦炎多位于_____部压痛。

14. 前组鼻窦炎检查多可见脓性分泌物自_____,黏膜充血、肿胀;后组鼻窦炎则多见脓性分泌物自_____流出。

15. 慢性鼻-鼻窦炎按病变的范围可分为_____、_____及_____鼻窦炎。根据鼻腔是否有息肉,分为_____、_____慢性鼻-鼻窦炎。临床中以上颌窦炎最为多见,其次为筛窦。

16. 慢性鼻-鼻窦炎鼻部的主要临床症状包括_____、_____。次要症状为_____、_____、_____。

17. 慢性鼻-鼻窦炎_____诊断重要的意义。鼻窦 X 线片有助于诊断,而_____为确诊的"金标准"。

18. 鼻中隔偏曲的临床症状包括_____、_____、_____。

19. 鼻出血有以下几个特点:多由_____引起,少数由_____引起;多数为_____出血,少数为_____;多数为_____出血,少数为_____出血;多数为鼻腔_____出血,少数为_____出血。

20. 鼻出血供血动脉结扎术中,鼻甲下缘水平面以下出血者可考虑_____。中鼻甲下缘平面以上出血者,则可考虑结扎或栓塞同侧_____,鼻中隔前部出血可结扎_____。对于肿瘤引起或者不明原因大出血,可采用_____方法止血。

21. 鼻骨骨折处理需解决_____及鼻腔_____两个问题。

22. 鼻骨骨折可在外伤后_____内处理。但临床多数病例就诊时面部肿胀已较为明显,不利于鼻骨复位,故多主张对于明确诊断病例,外伤后_____内局部冷敷,_____局部热敷。待肿胀减轻后,据局部畸形及鼻部症状决定是否需行鼻骨复位术,但复位时间不宜超过外伤后_____天。

23. 额窦前壁骨折可致_____等,后壁骨折因解剖上与前颅窝相邻,可致_____及_____。

24. 鼻真菌病是由真菌感染引起的鼻及鼻窦的疾病,以_____感染最为常见。真菌是_____,当机体的抵抗力下降及有局部诱因时可发病。

25. 鼻真菌病根据病理特征分为_____和_____型。

26. 变应性真菌性鼻窦炎病变累及_____,并易_____。

27. 真菌球的影像学特征为_____、_____和_____。

28. 鼻窦黏液囊肿合并感染时为_____,可引起严重的_____及_____并发症。

29. 含牙囊肿的发生与_____有关,X 线检查囊肿可显示窦腔的增大,内含有_____。

30. 齿根囊肿是由于_____造成损害进而形成的囊肿,X 线片示_____囊影,伴周围组织的吸收现象,术前行_____的治疗。

31. 鼻内翻性乳头状瘤是鼻腔及鼻窦常见的良性肿瘤之一,其术后_____,有一定的_____的生物学特性。

32. 来自上颌窦的恶性肿瘤可侵犯_____,出现_____;因鼻腔外侧壁内移出现_____;因肿瘤侵及牙槽骨而出现_____、_____及_____;肿瘤向_____可引起面部的隆起、瘘管或溃烂;向上侵犯眼眶出现_____、_____等;向下侵及_____引起_____、_____、_____;向后外侵及_____及_____出现_____及_____。

33. 鼻 NKT 细胞淋巴瘤与_____感染高度相关。诊断要根据_____、_____和_____检查方可确认。治疗多采用综合治疗法。局部以_____为主。

34. 正常鼻窦的生理功能关键在于鼻窦的_____及_____,手术的目的应以解除_____为重点,清除不可逆的病变,纠正解剖学的变异。

35. 鼻内镜鼻窦炎手术是以纠正_____为重点,清除_____,_____,达到治愈鼻窦炎的目的。

四、问答题

1. 简述急性鼻炎并发症。

2. 引起慢性鼻炎的局部因素有哪些?

3. 简述单纯性和慢性肥厚性鼻炎临床鉴别。

4. 简述变应性鼻炎临床表现及体征。

5. 简述急性鼻窦炎头痛的特点。

6. 前、后组鼻窦炎脓液引流的部位有何不同?

7. 简述鼻中隔偏曲的临床表现。

8. 简述鼻出血局部病因。

9. 简述鼻出血常用治疗方法。

10. 简述鼻骨骨折复位原则。

11. 简述真菌球的影像学特征。

12. 简述含牙囊肿及齿根囊肿影像学特征。

13. 简述鼻腔鼻窦乳头状瘤临床表现。

14. 简述上颌窦恶性肿瘤临床表现。

15. 简述经鼻内镜鼻眼相关外科解剖学基础及优势。

参 考 答 案

一、选择题

1. B	2. D	3. C	4. C	5. A	6. D	7. C	8. E	9. D	10. C
11. E	12. C	13. E	14. A	15. E	16. B	17. E	18. E	19. C	20. D
21. A	22. E	23. D	24. A	25. B	26. D	27. A	28. C	29. D	30. D
31. B	32. E	33. B	34. C	35. C	36. A	37. E	38. D	39. B	40. C
41. E	42. D	43. C	44. C	45. A	46. D	47. D	48. B	49. E	50. D
51. B	52. B	53. A	54. B	55. C	56. A	57. A	58. C	59. E	60. B
61. B	62. A	63. D	64. B	65. D	66. C	67. D	68. E	69. C	70. B
71. D	72. B	73. A	74. E	75. D	76. C	77. A	78. E	79. C	80. D
81. D	82. E								

二、名词解释

1. 窦口鼻道复合体(OMC):是指以筛漏斗为中心的邻近区域结构,包括中鼻甲、钩突、半月裂、鼻丘、筛泡以及上颌窦自然开口及囟门等解剖结构。鼻窦炎的治疗以纠正窦口鼻道复合体为重点,清除局部病变,恢复鼻窦引流,达到治愈鼻窦炎的目的。

2. 变应性鼻炎(AR):是特异性个体接触致敏原后由 IgE 介导的介质(主要是组胺)释放,并有多种免疫活性细胞和细胞因子等参与的鼻黏膜慢性炎症反应性疾病。以鼻痒、喷嚏、大量清水样涕及鼻塞为其主要的临床特点。

3. 免疫疗法(immunotherapy):主要用于治疗吸入变应原所致的Ⅰ型变态反应。通过注射或舌下含服的方法反复和递增特应性变应原剂量,提高患者致敏变应原的耐受能力,达到再次暴露于致敏原后不再发病或虽发病但其症状却明显减轻的目的。

4. 鼻NKT细胞淋巴瘤:是原发于淋巴结外的具有特殊形状学的淋巴瘤,肿瘤细胞表达NK细胞分化抗原和T细胞分化抗原,故称之为NKT细胞淋巴瘤。与EB病毒(Epstein-Barr virus)感染高度相关。

三、填空

1. 渗出倾向　　外鼻和口唇　　过敏因素

2. 蜂窝织炎　　海绵窦血栓性静脉炎

3. 病毒

4. 急性鼻窦炎　　上颌窦　　筛窦　　咽鼓管　　急性中耳炎　　咽炎　　喉炎　气管或支气管炎　　肺炎

5. 慢性单纯性鼻炎　　慢性肥厚性鼻炎

6. 鼻腔的空间　　鼻通气量　　鼻黏膜水分散失　　结痂

7. 宽大　　缩小　　干燥　　灰绿色脓痂　　恶臭

8. 阵发性喷嚏　　大量清水样涕　　鼻塞　　鼻痒　　轻度间歇性、中-重度间歇性、轻度持续性、中-重度持续性

9. 鼻窦炎　　分泌性中耳炎　　支气管哮喘

10. 蛙鼻

11. 额部及颌面部　　颅底或枕部

12. 晨起轻,午后重　　晨起重,渐加重,午后开始减轻　　晨轻,午后重　　急性额窦炎　　急性蝶窦炎

13. 面部　　额部　　内眦鼻根部和内眦

14. 中鼻道流出　　嗅裂流出

15. 前组鼻窦炎　　后组鼻窦炎　　全组鼻窦炎　　伴有息肉　　不伴有息肉

16. 鼻塞　　脓涕　　头痛　　嗅觉减退或丧失　　视力减退或失明

17. 鼻内镜　　CT

18. 鼻塞　　鼻出血　　头痛

19. 鼻腔、鼻窦疾病　　全身疾病　　单侧鼻腔　　双侧鼻腔的出血　　为间歇性少量　　持续性大量　　易出血区　　后鼻孔吴氏鼻-鼻咽静脉丛

20. 上颌动脉或颈外动脉　　筛前动脉　　上唇动脉　　血管介入

21. 面部美观　　生理功能

22. 2~3小时　　第一个24小时　　第二个24小时后　　7~10天

23. 面部畸形　　脑脊液鼻漏　　颅内损伤

24. 鼻曲霉菌　　条件致病菌

25. 非侵袭型　　侵袭型

26. 多个鼻窦　　反复发作

27. 单窦发病　　骨质破坏　　病变内有钙化灶

28. 脓囊肿　　眶内　　颅内

29. 牙齿发育　　牙影

30. 齿根感染　　病牙根尖部圆形的　　病牙

31. 易复发　　恶变倾向

32. 眶下神经　　面颊部疼痛或麻木感　　单侧鼻塞　　牙齿的松动　　疼痛　　脱落　　前侵犯　　眼球活动障碍　　复视　　溢泪等　　硬腭　　硬腭的下塌　　溃烂变形　　翼腭窝　　翼内肌　　神经痛　　张口受限

33. EB 病毒　　临床表现　　病理　　免疫组化肿瘤细胞标志物　　放射治疗

34. 通气　　引流　　鼻窦自然窦口的阻塞

35. 窦口鼻道复合体　　局部病变　　恢复鼻窦引流

四、问答题

1. 急性鼻炎并发症:急性鼻窦炎,炎症通过咽鼓管可导致急性中耳炎。若炎症向下蔓延可引发咽炎、喉炎、气管及支气管炎等,小儿或老年患者可合并肺炎。

2. 引起慢性鼻炎的局部因素:

(1)急性鼻炎反复发作或未彻底治愈。

(2)慢性鼻窦炎分泌物长期刺激,鼻中隔偏曲影响鼻腔的通气,以及腺样体肥大等,常可诱发慢性鼻炎。

(3)鼻腔长期使用减充血药物,可导致药物性鼻炎。

3. 单纯性和慢性肥厚性鼻炎临床鉴别:

慢性单纯性肥厚性鼻炎:①鼻塞:呈间歇性及交替性;②多涕:多为黏液涕,量较多;③一般无闭塞性鼻音、嗅觉减退、耳鸣及耳闷等症状;④查体:鼻黏膜呈慢性充血,下鼻甲黏膜肿胀,对血管收缩剂敏感。

慢性肥厚性鼻炎:①鼻塞:多为持续性;②涕少:黏液或黏脓性,不易擤出;③一般有闭塞性鼻音、耳鸣及耳闷,伴有头痛、头晕、咽干、咽痛等;④查体:鼻黏膜暗红色、肥厚,表面不光滑,可呈结节状、桑葚状,局部黏膜弹性差,对血管收缩剂不敏感或无反应。

4. 变应性鼻炎的临床表现具有四大主征,即阵发性喷嚏、大量清水样涕、鼻塞及鼻痒。查体:典型变应性鼻炎可见鼻黏膜呈苍白、水肿,总鼻道可见有清涕。

5. 急性鼻窦炎头痛的特点:前组鼻窦炎的疼痛部位多位于额部及颌面部,而后组鼻窦炎的疼痛部位多位于颅底或枕部。急性上颌窦炎的疼痛多是晨起轻,午后重;急性额窦炎则晨起重,渐加重,午后开始减轻;急性蝶窦炎同样为晨轻,午后重;而前组筛窦炎的疼痛特点与急性额窦炎相似,后组筛窦炎的疼痛特点与急性蝶窦炎相似。

6. 前、后组鼻窦炎脓液引流的部位的不同:前组鼻窦炎多可见脓性分泌物自中鼻道流出;后组鼻窦炎则多可见脓性分泌物自嗅裂流出。

7. 鼻中隔偏曲的临床表现:①鼻塞;②鼻出血;③反射性头痛。

8. 鼻出血局部病因:①鼻部外伤;②鼻腔及鼻窦炎症;③鼻中隔病变;④肿瘤。

9. 鼻出血常用的治疗方法:

(1)简易止血法:对于鼻腔易出血区的出血,压迫双侧鼻翼向内、上方,观察出血是否停止,若出血停止,则持续压迫 10～15 分钟。有条件的情况下局部可放置 1% 麻黄碱或 0.1% 肾上腺素棉片,同时压迫鼻翼数分钟可起到很好的止血效果,同时为进一步检查明确出血部位创造条件。

(2)烧灼法:对于有明确出血部位或出血点病例,可使用烧灼法处理出血部位。

(3)填塞法:①前鼻孔填塞法;②后鼻孔填塞法;③鼻腔及后鼻孔区用膨胀海绵、气囊或水囊压迫方法。

（4）血管结扎法：可根据出血部位相应行供血动脉结扎术。对于肿瘤引起或者不明原因大出血，可采用血管介入方法止血。

10. 鼻骨骨折复位原则：鼻骨骨折复位可在外伤后 2 ~ 3 小时处理。若面部肿胀已较为明显，可外伤后第一个 24 小时内局部冷敷，第二个 24 小时局部热敷。待肿胀减轻后，行鼻骨复位术，但复位时间不宜超过外伤后 7 ~ 10 天。对于合并鼻中隔血肿者需及时予以引流，合并有颅底骨折、脑脊液鼻漏者禁止鼻腔填塞，防止逆行颅内感染的发生。

11. 真菌球的影像学特征为单窦发病、骨质破坏和病变内有钙化灶。

12. 含牙囊肿及齿根囊肿影像学特征：含牙囊肿 X 线检查囊肿可显示窦腔的增大，内含有牙影。齿根囊肿 X 线片示病牙根尖部圆形的囊影，伴周围组织的吸收现象。

13. 鼻腔鼻窦乳头状瘤临床表现：单侧渐进性鼻塞、脓涕、脓血涕，反复鼻出血，嗅觉下降至消失，随肿瘤体积的增加可出现相近器官功能异常症状，如面部的畸形、眼功能障碍等。查体：可见淡红色、分叶状、质中等、易出血的肿物，基底多位于鼻腔外侧壁。

14. 上颌窦恶性肿瘤临床表现：上颌窦的恶性肿瘤可侵犯眶下神经，出现面颊部疼痛或麻木感；因鼻腔外侧壁内移而出现单侧鼻塞；因肿瘤侵及牙槽骨而出现牙齿的松动、疼痛及脱落；肿瘤向前侵犯可引起面部的隆起、瘘管或溃烂；向上侵犯眼眶出现眼球活动障碍、复视、溢泪等；向下侵及硬腭引起硬腭的下塌、溃烂、变形；向后外侵及翼腭窝及翼内肌出现神经痛及张口受限；晚期可出现颈淋巴结转移，多见于同侧上颈淋巴结的转移。

15. 经鼻内镜鼻眼相关外科解剖学基础及优势：因泪囊与鼻腔仅相隔骨壁和黏膜两层结构，故在鼻内镜下完成泪囊鼻腔造孔术，手术简捷，避免了面部切开和内眦韧带损伤。视神经在蝶窦外侧壁的投影位于蝶筛交界和蝶窦外侧壁，与蝶窦仅相隔一骨板，故在内镜下行视神经管开放减压，体现了内镜手术明视和精确的优势。

（陈彦球）

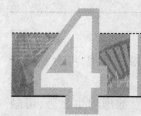

第四章

咽部疾病

第一节 急性咽炎

学 习 要 点

1. 掌握急性咽炎的临床表现及诊断。
2. 了解急性咽炎的治疗方法。

重点与难点解析

（一）病因

病毒感染居多,细菌感染也较常见。高温、粉尘、刺激性气体、烟酒过度、寒冷等可诱发本病。

（二）治疗

1. 全身症状无或轻者,可选择局部用药,复方硼砂溶液含漱,华素片、溶菌酶含片等含服。
2. 全身症状明显者,可应用抗生素,如无药物过敏史,可首选青霉素类。考虑病毒感染时,可使用抗病毒药物。
3. 注意休息,多饮水,清淡饮食。

（三）诊断

需注意某些经呼吸道传播的传染性疾病早期症状与急性咽炎类同。

第二节 慢 性 咽 炎

学 习 要 点

1. 掌握慢性咽炎的诊断依据。
2. 了解慢性咽炎的治疗。

重点与难点解析

（一）临床表现

全身症状多不明显,主要症状包括咽异物感,干痒,烧灼感,微痛,刺激性咳嗽,恶心等。

临床可分 3 型。

1. 慢性单纯性咽炎　黏膜弥漫性充血,血管扩张,咽后壁有少量淋巴滤泡,可有黏稠分泌物附着在黏膜表面。

2. 慢性肥厚性咽炎　黏膜充血,呈暗红色,增厚明显,咽后壁淋巴滤泡增生显著,可融合成块,咽侧索充血肥厚。

3. 慢性萎缩性咽炎　黏膜干燥,萎缩变薄,颜色苍白,多附有黏稠分泌物或黄褐色痂皮,有臭味。

（二）诊断

慢性咽炎必须行相关检查,排除器质性病变后方可确定诊断。

（三）治疗措施

1. 病因治疗　祛除病因是治疗本病的关键。

2. 中医药治疗。

3. 局部治疗　慢性单纯性咽炎常用复方硼砂溶液、呋喃西林溶液含漱;慢性肥厚性咽炎,对增生淋巴滤泡、咽侧索可用激光、微波、冷冻、电凝等治疗;慢性萎缩性咽炎与慢性干燥性咽炎可用 2% 碘甘油涂布,以刺激腺体分泌,改善局部微循环。

第三节　急性扁桃体炎

学 习 要 点

1. 掌握急性扁桃体炎的病因、临床表现及治疗。

2. 了解急性扁桃体炎的并发症。

重点与难点解析

（一）病因

主要致病原为乙型溶血性链球菌,非溶血性链球菌、葡萄球菌、肺炎双球菌以及腺病毒、鼻病毒等均可引起本病。细菌和病毒混合感染也较多见。

（二）临床表现

1. 急性卡他性扁桃体炎　可有低热、头痛、食欲差、乏力等全身症状,局部症状主要为咽痛和吞咽痛。查体:扁桃体及咽部黏膜充血、水肿。

2. 急性化脓性扁桃体炎　起病急,可有畏寒、高热、周身不适、便秘等,咽痛剧烈,吞咽困难,疼痛可放射至耳部。小儿病情严重可出现抽搐、惊厥及呼吸困难等。查体:扁桃体及咽部黏膜充血,隐窝口及扁桃体表面可有脓性苔样物形成。

（三）并发症

局部并发症主要是扁桃体周围脓肿、急性中耳炎、鼻炎、鼻窦炎、喉炎、颈淋巴结炎等;全身并发症较多见的有急性风湿热、急性关节炎、急性肾炎、心肌炎等。全身并发症多与链球菌所致Ⅲ型变态反应有关。

第四节　慢性扁桃体炎

学 习 要 点

1. 掌握慢性扁桃体炎的诊断及扁桃体切除的适应证。
2. 了解慢性扁桃体炎的发病机制。

重点与难点解析

慢性扁桃体炎多为急性扁桃体炎反复发作或扁桃体窝引流不畅,窝内细菌、病毒滋生感染而演变为慢性炎症。

慢性扁桃体炎需与以下疾病相鉴别。

1. 扁桃体角化症　为扁桃体隐窝口上皮过度角化所致,扁桃体表面出现白色砂粒样角化物,触之坚硬,不易擦掉。

2. 扁桃体肿瘤　一侧扁桃体迅速增大或扁桃体肿大而有溃疡,均应考虑肿瘤的可能性。需活检确诊。

扁桃体切除的适应证请参阅主教材相关章节。

第五节　扁桃体周围脓肿

学 习 要 点

掌握扁桃体周围脓肿的诊断与治疗原则。

重点与难点解析

(一)诊断要点

在发生急性扁桃体炎的3～4天仍持续发热,症状加重,一侧咽痛加剧,吞咽时尤甚,言语含糊不清,头偏向患侧,甚至张口受限。检查可见患者呈急性病容,前上型(即脓肿位于扁桃体上极与腭舌弓之间者),腭舌弓及软腭充血、肿胀突出,腭垂水肿并被推向健侧,扁桃体被推向下方。后上型(即脓肿位于扁桃体和腭咽弓之间者)较少见,腭咽弓充血、肿胀,扁桃体被推向内下方。

(二)治疗

脓肿一旦形成,需穿刺抽脓或切开排脓;也可在脓肿期间行扁桃体切除术,同时继续给予抗炎、支持治疗;也可在炎症消退2周后行扁桃体切除术。

第六节　咽后脓肿与咽旁脓肿

学 习 要 点

1. 了解咽后脓肿、咽旁脓肿形成机制。
2. 掌握咽后脓肿、咽旁脓肿的治疗原则。

重点与难点解析

一、咽后脓肿的诊断与治疗

(一)诊断

1. 急性型　起病急,畏寒,发热,拒食,烦躁不安,进而有吞咽困难,流涎,婴幼儿可出现呛奶,甚至呼吸困难。脓肿如破溃可出现窒息。检查可见急性病容,头常偏向患侧,流涎,咽后壁一侧隆起充血。检查操作切忌粗暴,防止脓肿突然破溃。

2. 慢性型　病程较长,可伴有结核病的全身表现,低热、盗汗、咳嗽、乏力等。咽痛不显著,可有阻塞感。检查咽后壁隆起,黏膜无明显充血表现。

颈侧 X 线检查可观察脓肿部位、范围及颈椎骨质破坏情况。

(二)治疗

急性咽后脓肿确诊后尽早行切开排脓。

慢性咽后脓肿由颈椎结核引起者可行抗结核治疗,不可经口切开引流。颈椎病变者,请骨科行相应治疗。

二、咽旁脓肿的临床表现与治疗

(一)临床表现

可有畏寒,高热,食欲差,咽和颈侧疼痛,进食困难,言语不清,张口受限。检查可见急性病容,颈部僵直,患侧颌下区及下颌角后方肿胀、质硬、有触痛,重者肿胀范围可前达颈中线、后至项部、下沿胸锁乳突肌延伸。脓肿形成,局部可变软并有波动感;扁桃体突向咽中线但其本身无病变。

(二)治疗

给予抗炎、支持治疗。脓肿形成后,切开排脓,多选颈外径路。

第七节　腺样体肥大

学 习 要 点

1. 掌握腺样体肥大的临床表现。

2. 了解腺样体肥大的治疗方法。

重点与难点解析

(一)临床表现

肥大的腺样体堵塞咽鼓管咽口,可引起分泌性中耳炎;堵塞后鼻孔引起鼻炎、鼻窦炎;分泌物刺激咽、喉、气管等,引起咽炎、气管炎等;长期张口呼吸致面骨发育受影响,出现上颌骨变长、硬腭高拱、上牙突出、上唇变厚、面容呆板,呈"腺样体面容";全身发育及营养状况较差,反应迟钝,注意力不集中,夜惊,遗尿,可形成自卑等心理障碍。检查可见鼻咽顶后壁淋巴组织团块,呈纵形分叶状,触诊较柔软。X 线鼻咽侧位片及 CT 扫描有助于诊断。

(二)治疗

保守治疗无效且出现影响呼吸等症状者应手术切除。手术常于全麻下施行,多与扁桃体切除术同时完成,扁桃体若无手术指征,可单独行腺样体手术。

第八节 咽部肿瘤

学 习 要 点

一、鼻咽纤维血管瘤

1. 掌握鼻咽纤维血管瘤的病理特点与临床表现。
2. 了解鼻咽纤维血管瘤的治疗方法。

二、鼻咽癌

1. 掌握鼻咽癌的临床表现及治疗原则。
2. 了解鼻咽癌的发病机制、特点及病理。

三、扁桃体恶性肿瘤

了解扁桃体恶性肿瘤的常见病理类型、临床表现及治疗。

四、下咽癌

了解下咽癌的病理特点、临床表现、治疗及预后。

重点与难点解析

一、鼻咽纤维血管瘤

鼻咽纤维血管瘤是鼻咽部常见良性肿瘤,好发于 10～25 岁男性,又称"男性青春期出血性鼻咽血管纤维瘤",病因不明。

（一）临床表现

主要表现为反复鼻出血，进行性鼻塞，压迫周围组织器官出现相应症状，如耳鸣、听力减退、眼球突出、视力下降、头痛等。间接鼻咽镜下可见淡红色光滑肿物，可呈分叶状。

（二）治疗

采取手术治疗，术前行血管数字减影，可进一步明确诊断及供血动脉，栓塞供血动脉以减少术中出血，手术多在鼻内镜下完成，部分侵犯广泛病例可行开放式手术。

二、鼻咽癌

（一）临床表现

1. 鼻部症状　可有涕中带血，鼻塞，始为单侧，可发展为双侧。

2. 耳部症状　肿物堵塞压迫咽鼓管咽口，可出现耳鸣、耳闷、听力下降、鼓室积液等。

3. 颈淋巴结肿大　半数以上患者以此为首发症状就诊，首先发生于颈深淋巴结上群，无痛性包块，质硬，迅速增大，固定。晚期可出现全颈淋巴结转移。

4. 脑神经症状　肿物由咽隐窝经破裂孔侵入颅内，累及Ⅴ、Ⅵ脑神经，进一步使Ⅳ、Ⅲ、Ⅱ脑神经受侵犯，可有头痛，面麻、复视、上睑下垂等表现。瘤体直接侵犯或颈部转移淋巴结压迫Ⅸ、Ⅹ、Ⅻ脑神经，会出现软腭瘫痪、吞咽困难、声嘶、伸舌偏斜等。

5. 远处转移　晚期可出现肺、肝、骨转移，而出现相应症状。

（二）鉴别诊断

1. 颈淋巴结结核　见于青年，颈部肿物质软，多可活动，可形成脓肿、破溃，结核抗体可呈阳性。

2. 鼻咽纤维血管瘤　青年男性多见，肿物光滑，多呈红色。

3. 恶性淋巴瘤　颈部及全身可及肿大淋巴结，肿块活检可确定。

（三）治疗

首选放射治疗，手术治疗的适应证较窄。

三、扁桃体恶性肿瘤

（一）病理类型

鳞癌发生率较高，恶性淋巴瘤次之。

（二）临床表现

早期咽部不适、咽痛，晚期疼痛加重，可影响吞咽和呼吸。查体见单侧扁桃体肿大，表面溃烂，质地较硬，不活动，同侧下颌角下方淋巴结肿大，质硬，活动度差，活检可确诊。

（三）治疗

治疗依病变范围和病理类型不同，可采取放疗、手术、化疗等综合治疗。

四、下咽癌

（一）病理特点

95%为鳞状细胞癌，且分化差。

（二）临床表现

早期仅有异物感和吞咽不适感，进而可有吞咽疼痛，吞咽困难，咳痰带血，侵及喉腔可有声嘶及呼吸困难。检查可见喉咽黏膜水肿，梨状窝饱满、积液。进一步可行 CT、MRI 检查，并应行活组织病理检查。

（三）治疗

治疗应采取综合治疗，多为术前放疗与手术治疗相结合。累及喉应行喉部手术，颈部转移可行颈廓清术，可使用多种组织材料进行下咽及（或）食管重建，本病预后差。

第九节 咽 异 感 症

学 习 要 点

1. 掌握咽感觉异常的诊断。
2. 了解咽感觉异常的治疗原则。

重点与难点解析

（一）诊断

患者于咽部有异物感、烧灼感、痒感、紧迫感、黏着感等，吞咽饮食正常，常伴有焦虑、急躁、抑郁、紧张等精神症状，其中以恐癌症多见。检查咽、喉及食管无器质性病变，颈部无肿大的淋巴结。X线摄片无茎突过长。

（二）治疗

1. 有局部和全身病变者，进行相应治疗。
2. 心理治疗　对有恐癌症等精神因素者，耐心解释，找出证据，解除心理负担。
3. 对症治疗。

第十节 阻塞性睡眠呼吸暂停低通气综合征的病因与治疗

学 习 要 点

1. 掌握阻塞性睡眠呼吸暂停低通气综合征（obstructive sleep apnea hypopnea syndrome，OSAHS）的诊断依据与治疗原则。
2. 了解 OSAHS 的病因。

重点与难点解析

（一）诊断依据

OSAHS 是指睡眠时上气道塌陷阻塞引起的呼吸暂停和低通气，伴有打鼾、睡眠结构紊乱、频繁发生血氧饱和度下降、白天嗜睡等症状，成人定义为 7 小时夜间睡眠时间内，发生至少 30 次呼吸暂停或低通气。呼吸暂停指每次发作时，口、鼻气流停止至少 10 秒以上；低通气为睡眠中呼吸气流强度较基础水平降低 50% 以上，并伴有动脉血氧饱和度下降≥4%。

多导睡眠描记术(PSG)检查可明确诊断。

(二)治疗

1. 保守治疗

(1)调整睡姿、控制饮食减肥。

(2)持续正压通气(continous positive airway pressure, CPAP)治疗。

2. 手术治疗 常采用术式为腭咽成形术,但有多种术式,如正颌手术、舌的手术均可对适宜患者采用。对重症患者,气管切开是一种确实有效的方法。

(三)病因

1. 上呼吸道狭窄或阻塞 喉以上有3个部位相对容易出现狭窄和阻塞,包括鼻和鼻咽、口咽和软腭以及舌根部和喉部。

2. 上气道扩张肌肌力异常。

3. 全身性因素,如肥胖、甲状腺功能低下、糖尿病等在 OSAHS 的发病中起重要作用。

本 章 难 点

OSAHS 综合治疗概念的形成

(一) OSAHS 外科手术的开展

随着睡眠医学的发展,OSAHS 概念在医生及患者心目中的形成,一度时期较多的患者接受了手术治疗,包括腭咽成形术、气管切开术等术式,但腭咽成形术仅是针对腭部平面的一种基本术式,而非上气道重建手术的全部。事实上 OSAHS 患者可存在有多个阻塞部位,即使是同一患者也可以同时有多个阻塞部位。人们为解决这些问题,相应地又提出多种术式,在耳鼻咽喉-头颈外科、口腔颌面外科医师的共同努力下,临床开展了鼻部手术,包括鼻中隔矫正、下鼻甲等离子消融等常规鼻部手术,以及改良的 UPPP、腭垂软腭瓣折叠术、舌根悬吊术、低温等离子射频消融术、pillar 式小柱植入、颌骨前徙术等多项新的工作,并完成了较大量的病例。然而,术后疗效的观察却不尽如人意:对于轻、中度或单纯鼾症患者,手术疗效较为满意;而对于重度阻塞性睡眠呼吸暂停低通气综合征患者,其临床疗效与人们对手术的期盼相距较远,使人们对于手术的意义提出质疑,对于这一部分患者的临床治疗应如何进行,成为临床的一大热点。

(二) OSAHS 的治疗应该是一综合治疗的理念

事实上,问题的症结在于我们对 OSAHS 发病机制仍不完全了解,或在多个环节上我们还不清楚。中枢因素、全身机体状况、肥胖引起的一系列病理改变,并不是手术所能完全解决的问题。尤其是当经鼻正压持续通气(nasal continuous airway pressure, NCPAP)在临床使用,更多的内科医生提出,保守治疗应该是 OSAHS 的主要治疗手段,而非手术治疗。但在临床查体过程中所见提示 OSAHS 患者气道的阻塞部位,有许多确实是可以通过手术矫正的,而且有明显气道狭窄的患者单纯 CPAP 治疗疗效也是不满意的,有些病例因为气道的阻塞,CPAP 无法使用,必须采用手术治疗。在这些情况下,对于 OSAHS 患者,尤其重度 OSAHS 的治疗方案,临床上逐渐形成了综合治疗的概念,其中主要包括:①减肥;②CPAP;③手术;④治疗原发病;⑤药物治疗等。手术是 OSAHS 治疗方案的重要组成部分。对于重度 OSAHS 患者,术前及术后均要使用 CPAP 辅助手术,改善患者的全身状况,也可减少并发症的出现,降低手术的风险度。对个别重度 OSAHS 患者,气管切开术仍是一重要的治疗手段。同时也提出了手术禁忌证的相关认识。

综合治疗概念的提出,使 OSAHS 患者的临床疗效有了极大的提高,同时也减少了手术并发症的发生。OSAHS 现已被看作一全身性疾病予以对待,在发达的国家以及在我国部分大的医疗机构均建立了鼾症治疗中心,在神经内科医师、耳鼻咽喉-头颈外科医师、口腔颌面外科医师、呼吸科医师的共同努力下,已经取得了好的成绩。

案 例 分 析

病案 1:患者,男性,26 岁,主诉:反复发作咽痛、发热 20 年。现病史:患者于 20 年前开始,出现咽痛、发热,在当地医院检查诊断为急性扁桃体炎,经静脉滴注青霉素数天后好转。以后,于"感冒"、"着凉"等诱因下,反复发作,间隔时间不定,数个月发作一次,每年 3~4 次,影响患者的正常生活。不伴有其他症状,间歇期患者感咽部不适,有口臭,消化不良。检查:体质消瘦,咽黏膜无充血,扁桃体Ⅱ度肿大,表面光滑,隐窝口可见黄白色腐败物堵塞,用压舌板压迫扁桃体时,可见有豆渣样物自隐窝口流出。双侧颌下淋巴结均可触及肿大及压痛。请写出疾病诊断名称、治疗方法。

(1)诊断:慢性扁桃体炎。

(2)治疗方法:该患者病程长,发作较频繁,以手术治疗为主,可根据患者的情况选择麻醉方法。

病案 2:患者,男性,52 岁,主诉:涕中带血 7 个月,耳闷、鼻塞,伴左颈部包块 2 个月。现病史:患者于 7 个月前无明显诱因出现涕中带血,以清晨回吸涕中带血较明显,未予治疗。于 2 个月前感左耳闷,左侧鼻塞,左上颈包块渐增大,曾在当地医院检查,诊断为颈淋巴结炎,经抗炎治疗无好转,症状渐加重而就诊。检查:鼻腔黏膜无充血,下鼻甲较肥大,经收缩鼻黏膜后,可见后鼻孔淡红色新生物堵塞,纤维喉镜下鼻咽部淡红色表面不光滑,新生物基底位于左侧咽隐窝,约 2.5cm×2.0cm 大小,出血倾向明显。经活组织检查,病理报告为低分化鳞癌。请写出疾病诊断名称、诊断依据和治疗方法。

(1)诊断:鼻咽癌。

(2)诊断依据:①患者男性,52 岁,是鼻咽癌好发年龄;②有鼻咽癌的症状:涕中带血、耳闷、鼻塞、颈淋巴结肿大;③鼻咽部检查有新生物;④病理检查证实为低分化鳞癌。

(3)治疗方法:治疗方案首选放射治疗,鼻咽癌对放疗较敏感,其放射野包括鼻咽部、咽后淋巴结和颈部淋巴结。对于放疗残留病灶可通过手术治疗。

病案 3:患者,男性,32 岁,主诉:打鼾 7 年,伴睡眠憋气 2 年余。现病史:患者于 7 年前起出现打鼾,逐渐加重,鼾声如雷,影响他人休息。近 2 年余,出现睡眠时憋气,最长憋气时间长达 30 余秒,并伴有血压增高,用降压药物效果不佳。白天困倦,注意力不集中,工作效率低下。检查:BP:140/110mmHg,体型肥胖,咽黏膜肥厚,扁桃体Ⅱ度肿大,腭垂肥大并与舌后根接触,咽腔狭小。鼻、下咽及喉部检查未见异常。多导睡眠监测检查显示,7 小时睡眠中呼吸暂停 41 次,暂停最短时间为 13 秒,暂停最长时间为 50 秒。呼吸紊乱指数 AHI:85.7,请写出疾病诊断名称、治疗方法。

(1)诊断:睡眠呼吸暂停低通气综合征(OSAHS)。

(2)治疗方法:①保守治疗:减肥和睡眠时侧卧能显著减轻呼吸暂停症状;鼻面罩正压持续通气等;②手术治疗:该患者咽腔狭窄,通过手术腭垂腭咽成形术(UPPP),可以加宽咽腔,是治疗的重要环节。

习 题

一、选择题

A1 型题

1. 咽隐窝是_____的好发部位
    A. 扁桃体癌   B. 鼻咽纤维血管瘤   C. 鼻咽癌
    D. 咽乳头状瘤   E. 喉咽癌

2. 鼻咽癌常经_____侵犯颅内
    A. 圆孔   B. 卵圆孔   C. 破裂孔   D. 枕骨大孔   E. 棘孔

3. 急性扁桃体炎的主要致病菌是
    A. 乙型溶血性链球菌   B. 铜绿假单胞菌   C. 肺炎双球菌
    D. 葡萄球菌   E. 腺病毒

4. 有关咽痛的症状,以下哪项是错误的
    A. 是咽部疾患中最常见的症状之一   B. 可因咽部邻近器官疾病引起
    C. 可分为自发性咽痛和激发性咽痛   D. 不会是全身疾病的伴随症状
    E. 咽痛可放射至耳部

5. 急性化脓性扁桃体炎常见的并发症有
    A. 食管周围脓肿   B. 扁桃体周围脓肿   C. 咽旁脓肿
    D. 急性中耳炎   E. 咽后脓肿

6. 急性扁桃体炎的主要局部症状有
    A. 下颌淋巴结肿大   B. 吞咽困难   C. 咽痛
    D. 放射性耳痛   E. 呼吸困难

7. 急性扁桃体炎可引起急性肾炎、风湿热等全身并发症,一般认为其属于_____型变态反应
    A. Ⅰ型   B. Ⅱ型   C. Ⅲ型   D. Ⅳ型   E. Ⅰ型与Ⅲ型

8. 下列疾病能引起呼吸困难的是
    A. 舌咽神经痛   B. 咽后脓肿   C. 急性咽炎
    D. 隐匿型扁桃体炎   E. 慢性咽炎

9. 腺样体开始退化的时间是
    A. 6~7 岁以后   B. 10 岁以后   C. 成人以后
    D. 出生后半年   E. 出生后 1 年

10. 疑有咽后脓肿进行检查或治疗时,患儿的体位应当是
    A. 坐位   B. 侧卧   C. 仰卧垂头位   D. 平卧   E. 半卧位

11. 慢性扁桃体炎作为全身疾患,病灶的主要依据是
    A. 慢性扁桃体炎反复发作
    B. 扁桃体炎反复发作,并与全身疾病关系密切
    C. 扁桃体肥大
    D. 扁桃体隐窝内能挤出干酪样分泌物
    E. 扁桃体表面不光滑、有瘢痕

12. 鼻咽纤维血管瘤的诊断依据哪项是错误的

  A. 鼻塞和反复鼻出血   B. 临床诊断依据组织活检

  C. 动脉造影及 X 线摄片   D. 肿瘤有蒂或无蒂

  E. 颈部淋巴结有无转移

13. 鼻咽癌最常见的病理类型

  A. 高分化鳞癌   B. 腺癌   C. 低分化鳞癌

  D. 泡状核细胞癌   E. 中分化鳞癌

14. 急性化脓性扁桃体炎治疗过程中症状加剧,咽痛集中一侧,语言含糊,张口受限,最可能的诊断是

  A. 扁桃体实质化脓 B. 扁桃体周围脓肿 C. 咽后脓肿

  D. 急性会厌炎   E. 咽旁脓肿

15. 扁桃体摘除术前应用阿托品的目的是

  A. 抑制胃肠蠕动   B. 减少腺体分泌 C. 对抗麻药副作用

  D. 增强麻醉作用   E. 解除面肌痉挛

16. 鼻咽癌首发症状最常见的是

  A. 耳部症状   B. 脑神经症状   C. 涕中带血

  D. 颈深上群淋巴结肿大 E. 远处转移

17. 咽后脓肿检查时,压舌板不能用力过大,以防产生

  A. 败血症   B. 纵隔炎   C. 吞咽困难

  D. 窒息   E. 并发咽旁脓肿

18. 扁桃体术的术后护理哪项是错误的

  A. 半坐位 24 小时   B. 注意术后出血

  C. 即时漱口   D. 无出血时鼓励患者进流食

  E. 必要时做颈部冷敷

19. 鼻咽癌治疗首选

  A. 化学治疗 B. 放射治疗 C. 手术治疗 D. 中药治疗 E. 生物治疗

20. 扁桃体手术禁忌证为

  A. 扁桃体萎缩   B. 关节痛

  C. 扁桃体与周围组织粘连   D. 扁桃体周围脓肿

  E. 血友病

21. 扁桃体鳞癌的最佳治疗方案是

  A. 局部切除 B. 激光   C. 冷冻疗法 D. 放射治疗 E. 介入治疗

22. OSAHS 保守治疗中哪项是错误的

  A. 减肥、侧卧睡眠能显著减轻呼吸暂停 B. 应用镇静药及催眠药

  C. 避免酗酒   D. 鼻面罩正压持续通气

  E. 人工通气道

23. OSAHS 常见手术并发症中哪项是错误的

  A. 术后出血   B. 不会发生急性上呼吸道梗阻

  C. 发声障碍   D. 鼻咽狭窄

  E. 进食反呛

A2 型题

24. 患者,女性,34 岁,半小时前误服盐酸后即来院就诊,以下哪项处理是不当的
    A. 足量补液　　　　　　　　　　　B. 立即口服碱性物质碳酸氢钠溶液
    C. 注意呼吸,必要时行气管切开　　　D. 应用激素、抗生素
    E. 鼻饲饮食

25. 患者,女性,42 岁,间断性痰中带血丝,伴有右耳鸣、耳聋、右侧眼球外展受限,可能是
    A. 结核病　　　　　　B. 上消化道出血　　　　　C. 鼻腔血管瘤
    D. 鼻咽纤维血管瘤　　E. 鼻咽部恶性肿瘤

X 型题

26. 急性咽炎的临床表现有
    A. 可有咽部疼痛感　　B. 咽部干燥感　　　　　C. 全身症状一般较重
    D. 咽痛可放射到耳部　E. 可引起鼻窦炎等并发症

27. 慢性肥厚性咽炎的表现是
    A. 咽黏膜充血、色暗红　　　　　　B. 咽后壁有淋巴滤泡增生
    C. 扁桃体充血、肿大　　　　　　　D. 咽部有异物感、痒感、痰多
    E. 进食困难

28. 慢性咽炎的治疗以下哪些是不恰当的
    A. 祛除病因　　　　　B. 广谱抗生素静脉滴注　　C. 局部药物治疗
    D. 手术治疗　　　　　E. 局部药物封闭

29. 急性扁桃体炎一般分为以下几型
    A. 急性溃疡性扁桃体炎　　　　　　B. 急性卡他性扁桃体炎
    C. 急性滤泡性扁桃体炎　　　　　　D. 急性隐窝性扁桃体炎
    E. 急性假膜性扁桃体炎

30. 扁桃体手术的禁忌证有
    A. 年老体弱者、婴幼儿
    B. 血液病患者
    C. 高血压、活动性结核和未控制的糖尿病患者
    D. 妇女月经期
    E. 急性扁桃体炎发作期

31. 扁桃体术后伤口白膜生长不良的原因是
    A. 创面出血　　　　　　　　　　　B. 创面感染
    C. 全身慢性疾病如结核病　　　　　D. 扁桃体残留
    E. 术后漱口

32. 扁桃体手术的适应证有
    A. 慢性扁桃体炎反复发作　　　　　B. 扁桃体肥大影响呼吸及吞咽
    C. 扁桃体恶性肿瘤　　　　　　　　D. 扁桃体角化症
    E. 疑扁桃体为病灶

33. 咽旁脓肿常见病因有
    A. 邻近组织的急性炎症　　　　　　B. 扁桃体周围脓肿溃入咽旁隙

C. 咽后脓肿溃入咽旁隙　　　　　　　　　　D. 咽部外伤

E. 咽部异物

34. 扁桃体手术前应做哪些准备

A. 检查出凝血时间　　　　　　　　　　　　B. 测血压

C. 检查尿常规,必要时做肾功能　　　　　　D. 做心电图检查

E. 术前应用阿托品、镇静药

35. 扁桃体周围脓肿可分为

A. 前上型　　　B. 前下型　　　C. 后上型　　　D. 后下型　　　E. 混合型

36. 诊断扁桃体周围脓肿的主要依据是

A. 急性扁桃体炎 5～7 天后症状仍显著　　　B. 一侧扁桃体周围红肿

C. 颌下淋巴结肿痛　　　　　　　　　　　　D. 局部穿刺抽出脓液

E. 咽黏膜红肿

37. 慢性扁桃体炎一般分为以下几型

A. 滤泡型　　　B. 增生型　　　C. 卡他型　　　D. 纤维型　　　E. 隐窝型

38. 增殖体肥大的主要症状有

A. 鼻阻塞　　　　　　　B. 张口呼吸　　　　　　　　C. 咽鼓管阻塞

D. 增殖体面容　　　　　E. 鼻出血

39. 扁桃体手术后常见的并发症有

A. 出血　　　B. 伤口感染　　　C. 呼吸困难　　　D. 肺部感染　　　E. 咽旁脓肿

40. 扁桃体手术后出血,止血方法有

A. 棉球压迫　　　　　　　B. 止血钳夹持　　　　　　　C. 涂布药物

D. 缝合结扎　　　　　　　E. 电凝止血

41. 鼻咽纤维血管瘤的确诊主要依据

A. 鼻塞、反复多量鼻出血　　　　　　　　　B. 鼻咽部肿物表面光滑、富有血管

C. 鼻咽部肿物活检　　　　　　　　　　　　D. 血管造影

E. 男性、10～25 岁青少年

42. 咽后脓肿好发于婴幼儿的原因是

A. 婴幼儿抵抗力低　　　　B. 咽后隙富有淋巴结　　　C. 神经系统不健全

D. 颈椎结核性骨脓肿　　　E. 咽腔软组织丰富

43. 咽后脓肿可引起以下哪些并发症

A. 出血　　　　　　　　　B. 颈动脉鞘感染　　　　　　C. 咽旁脓肿

D. 窒息　　　　　　　　　E. 肺部感染

44. 鼻咽癌的常见病因有

A. 内分泌因素　　B. 环境因素　　C. 外伤引起　　　D. 遗传因素　　　E. EB 病毒

45. 鼻咽癌的早期症状有

A. 回吸涕中带血　　　　　　　　　　　　　B. 颈上深部淋巴结肿大

C. 出现分泌性中耳炎症状　　　　　　　　　D. 剧烈头痛

E. 眼球固定或视力丧失

46. 有关鼻咽纤维血管瘤,正确的说法有

A. 可以活检确诊

    B. 又称为男性青春期出血性鼻咽纤维血管瘤

    C. 临床表现的重要症状是出血

    D. 多见于 10～25 岁青年男性

    E. 主要应用手术治疗

47. 有关喉咽部恶性肿瘤的正确项目是

    A. 吞咽障碍明显,可提示早期诊断　　　　B. 病变多局限于喉咽部

    C. 易早期发生淋巴结转移　　　　　　　　D. 喉咽癌手术不能保留喉功能

    E. 确诊需活组织检查

48. 关于口咽部的良性肿瘤,下列哪些说法正确

    A. 较小的肿瘤可用激光、冷冻治疗

    B. 常见的有乳头状瘤、纤维瘤、潴留囊肿

    C. 乳头状瘤发生于腭垂、扁桃体、腭弓等处,表面呈颗粒状

    D. 肿瘤较大时,可有咽异物感症

    E. 肿瘤较大时,采用手术治疗

49. 以呼吸性喘鸣、吞咽困难为主诉的婴幼儿应考虑为

    A. 咽异物　　　　　　B. 咽后脓肿　　　　　　　　C. 咽白喉

    D. 急性扁桃体炎　　　E. 咽旁脓肿

50. 有关鼻咽恶性肿瘤的错误项目是

    A. 是人类特有的肿瘤　　　　　　　　　　B. 病理组织以恶性淋巴瘤占大部分

    C. 很少有淋巴结转移　　　　　　　　　　D. 脑神经症状中以视神经损伤为多见

    E. 早期放疗效果较佳

51. 咽异感症应做哪些必要的检查

    A. 细菌、真菌检查　　　　　　　　　　　B. 鼻窦与茎突 X 线检查

    C. 颈椎 X 线检查　　　　　　　　　　　　D. 喉镜、后鼻镜检查

    E. 活组织检查

52. 咽部异物可引起以下哪些症状

    A. 痰中带血　　　　　B. 咽部有异物刺痛感　　　C. 吞咽困难

    D. 呼吸困难　　　　　E. 引发感染时可引起发热、乏力等全身症状

53. 有关鼻咽纤维血管瘤的错误项目是

    A. 取活检观察是否恶性变　　　　　　　　B. 可出现多个脑神经麻痹症状

    C. 好发于男性青春期　　　　　　　　　　D. 以鼻塞、鼻出血为特征

    E. 与咽扁桃体肥大鉴别有困难

54. 有关咽白喉哪些是错误的

    A. 成年人易患　　　　B. 预后不良　　　　　　　C. 易发生于小儿

    D. 颌下淋巴结肿大　　E. 假膜易剥离

55. 下列哪些疾病可出现吞咽障碍及呼吸困难

    A. 急性咽后脓肿　　　B. 急性化学性食管烧伤　　C. 急性会厌炎

    D. 扁桃体周围脓肿　　E. 急性扁桃体炎

56. 睡眠呼吸暂停综合征分为哪几型

    A. 阻塞型　　　B. 限制型　　　C. 混合型　　　D. 肥胖型　　　E. 中枢型

57. 鼻咽纤维血管瘤手术可选用
    A. 经硬腭径路舌形切开　　　　B. 经软腭正中切开　　　　C. 经鼻侧切开
    D. 经舌骨上切开　　　　　　　E. 鼻内镜下摘除肿瘤

58. UPPP 包括
    A. 摘除扁桃体　　　　　　　　　　B. 切除部分肥大的腭垂和软腭
    C. 舌腭弓和咽腭弓　　　　　　　　D. 切除部分咽后壁黏膜
    E. 切除腭帆间隙的脂肪组织

59. 增殖体肥大的手术适应证有
    A. 增殖体肥大引起咽鼓管阻塞,影响听力者
    B. 增殖体肥大并发鼻窦炎,药物治疗无效
    C. 增殖体肥大引起张口呼吸,甚至引起 OSAHS
    D. 出现增殖体面容
    E. 讲话有口吃者

60. OSAHS 病因包括
    A. 脑干呼吸中枢的控制能力降低　　　B. 各种原因引起的鼻阻塞
    C. 增殖体、扁桃体肥大　　　　　　　D. 喉狭窄
    E. 舌体肥厚、小颌畸形

61. OSAHS 保守治疗方法有
    A. 鼻面罩正压持续通气　　　　　　　B. 减肥
    C. 避免应用镇静药和酗酒　　　　　　D. 人工装置,如人工鼻气道
    E. UPPP

62. 与咽扁桃体肥大有关的症状,正确的是
    A. 鼾声　　　B. 张口呼吸　　　C. 传音性聋　　　D. 开放性鼻音　　　E. 声嘶

二、名词解释

1. 腺样体面容
2. OSAHS
3. 扁桃体周围脓肿
4. 呼吸紊乱指数
5. 多导睡眠监测

三、填空题

1. 鼻咽纤维血管瘤好发于_____岁,_____性多见,其临床特点是_____。
2. 鼻咽癌的发病可能与_____、_____和_____有关。
3. 慢性咽炎分 3 种类型,分别为_____、_____和_____。
4. 扁桃体周围脓肿有_____和_____两种类型,其中以_____多见。
5. 急性扁桃体炎在病理上分_____和_____两种类型。
6. 慢性扁桃体炎在病理上分_____、_____和_____ 3 种类型。
7. 在无用药禁忌的前提下,急性扁桃体炎治疗首选的药物为_____。
8. 急性扁桃体炎的主要致病原是_____。
9. 急性咽后壁脓肿的主要治疗措施为_____。
10. 鼻咽癌半数以上以颈淋巴结肿大为首发症状,早期即有_____。

11. 鼻咽癌以_____治疗为主。

12. 扁桃体摘除术后常见的并发症有_____、_____、_____。

13. 咽旁脓肿切开径路有_____、_____,临床多采用_____。

14. OSAHS 的主要临床表现是_____、_____、_____、_____。

15. 下咽癌病理多为_____,治疗困难,生存率_____,需采用_____的方法。

四、问答题

1. 简述急性咽炎的病因及治疗方法。

2. 简述慢性咽炎的临床分型。

3. 慢性扁桃体炎诊断及治疗方法是什么?

4. 扁桃体切除术后的常见并发症有哪些?

5. 简述腺样体肥大的临床表现。

6. 简述咽后脓肿的诊断及治疗方法。

7. 简述咽异感症的诊断及治疗。

8. 简述扁桃体周脓肿的临床表现。

9. 鼻咽癌的临床表现是什么?

10. 鼻咽癌需要与哪些疾病鉴别?

11. 何谓 OSAHS? 其病因是什么?

12. OSAHS 的诊断方法是什么?

参 考 答 案

一、选择题

1. C	2. C	3. A	4. D	5. B	6. C
7. C	8. B	9. B	10. C	11. B	12. E
13. C	14. B	15. B	16. D	17. D	18. C
19. B	20. E	21. D	22. B	23. B	24. B
25. E	26. ABDE	27. ABD	28. BD	29. BCD	30. ABCDE
31. ABC	32. ABE	33. ABCDE	34. ABCDE	35. AC	36. ABCDE
37. BDE	38. ABCD	39. ABD	40. ABCDE	41. ABDE	42. AB
43. ACDE	44. BDE	45. ABC	46. BCDE	47. ACE	48. ABCDE
49. ABCDE	50. BCD	51. BCD	52. ABCDE	53. AE	54. ABE
55. ABCDE	56. ACE	57. ACE	58. ABE	59. ABCD	60. ABCDE
61. ABCD	62. ABC				

二、名词解释

1. 腺样体肥大时,患儿长期张口呼吸致面骨发育受影响,出现上颌骨变长、硬腭高拱、上牙突出、上唇变厚、面容呆板,呈"腺样体面容"。

2. 即阻塞性睡眠呼吸暂停低通气综合征。指睡眠时上气道塌陷阻塞引起的呼吸暂停和低通气,伴有打鼾、睡眠结构紊乱、频繁发生血氧饱和度下降、白天嗜睡等症状。成人定义为 7 小时夜间睡眠时间内,发生至少 30 次呼吸暂停或低通气。呼吸暂停指每次发作时,口、鼻气流停止至少 10 秒以上;低通气为睡眠中呼吸气流强度较基础水平降低 50% 以上,并伴有动脉血氧饱和度下降≥4%。

3. 扁桃体周围隙内的化脓性炎症。早期形成蜂窝织炎(称扁桃体周围炎),继之形成脓肿。

4. 即呼吸暂停低通气指数(AHI),指平均每小时睡眠中呼吸暂停和低通气的次数。

5. 即 PSG,是诊断睡眠呼吸紊乱疾患最重要的技术手段,可对 OSAHS 患者进行整夜连续的睡眠观察和监测,可监测脑电、眼动、肌电、心电、肺容积变化、气流变化、血氧饱和度等,通过分析,可以了解患者睡眠期机体的变化,确定睡眠呼吸暂停的性质(分型)和程度等。

三、填空题

1. 10~25　　男　　　反复鼻出血

2. 遗传因素　　病毒感染　　　环境因素

3. 单纯性　　肥厚性　　萎缩性

4. 前上型　　后上型　　　前上型

5. 急性卡他性　　急性化脓性

6. 增生型　　纤维型　　隐窝型

7. 青霉素

8. 乙型溶血性链球菌

9. 脓肿切开引流

10. 颈深上淋巴结肿大

11. 放射

12. 出血　　伤口感染　　肺部并发症

13. 颈外径路　　经口径路　　颈外径路

14. 睡眠中打鼾伴觉醒　　白天嗜睡　　咽部不适　　全身多系统症状

15. 鳞状细胞癌　　低　　综合治疗

四、问答题

1. 病因:病毒感染居多,细菌感染也较常见。高温、粉尘、刺激性气体、烟酒过度、寒冷等可诱发本病。

治疗:①全身症状无或轻者,可选择局部用药,复方硼砂溶液含漱,华素片、溶菌酶含片等含服;②全身症状明显,可应用抗生素,多首选青霉素类。考虑病毒感染时,可用抗病毒药物;③注意休息,多饮水,饮食宜清淡。

2. (1)慢性单纯性咽炎:黏膜弥漫性充血,血管扩张,咽后壁有少量淋巴滤泡,可有黏稠分泌物附着在黏膜表面。

(2)慢性肥厚性咽炎:黏膜充血,呈暗红色,增厚明显,咽后壁淋巴滤泡增生显著,可融合成块,咽侧索充血肥厚。

(3)慢性萎缩性咽炎与慢性干燥性咽炎:黏膜干燥,萎缩变薄,颜色苍白,多附有黏稠分泌物或黄褐色痂皮,有臭味。

3. 诊断主要依据患者反复发作急性扁桃体炎病史,扁桃体表面不光滑,隐窝内有脓栓,与周围组织粘连,舌腭弓慢性充血,颌下淋巴结肿大。治疗以手术为主,保守治疗效果不佳。

4. 并发症:出血、伤口感染、肺部并发症。

5. 肥大的腺样体堵塞咽鼓管咽口,可引起分泌性中耳炎;堵塞后鼻孔引起鼻炎、鼻窦炎;咽、喉、下呼吸道受分泌物刺激,引起咽炎、气管炎,出现阵咳;长期张口呼吸致面骨发育受影响,出现上颌骨变长、硬腭高拱、上牙突出、上唇变厚、面容呆板,呈"腺样体面容";全身发育及营养状况较差,反应迟钝,注意力不集中,夜惊,遗尿,可形成自卑等心理障碍。

6. 诊断:①急性型:起病急,畏寒,发热,拒食,烦躁不安,进而有咽下困难,流涎,呛奶,甚至呼吸困难。患者可出现脱水衰竭现象,脓肿如破溃可出现窒息。检查可见急性病容,头后仰,略偏向患侧,张口流涎,咽后壁一侧隆起充血。②慢性型:病程较长,可有结核病之全身表现,低热、盗汗、咳嗽、乏力等。咽痛不显著,可有阻塞感。检查咽后壁隆起,黏膜无明显充血表现。颈侧 X 线、CT 检查可观察脓肿部位、范围及颈椎骨质破坏情况。

治疗:急性咽后脓肿确诊后尽早行切开排脓,术后予抗炎、支持治疗,如有必要,每日扩张切口吸脓;慢性咽后脓肿予抗结核治疗,可穿刺抽脓,并可注入抗结核药,颈椎有病变者,请骨科行相应治疗。

7. 诊断:患者有咽部异物感、烧灼感、痒感、紧迫感、黏着感等,吞咽饮食正常,常伴有焦虑、急躁、抑郁、紧张等精神症状,其中以恐癌症多见。检查咽、喉及食管无器质性病变,颈部无肿大的淋巴结。X 线摄片无茎突过长。

治疗:(1)有局部和全身病变者,进行相应治疗。

(2)心理治疗:对有恐癌症等精神因素者,耐心解释,找出证据,解除心理负担。

(3)对症治疗:可用镇静药,还可用疏肝行气开郁中药及针刺廉泉、天突、人迎、阿是等穴进行治疗。

8. 发病初期同急性化脓性扁桃体炎表现,3~4 日后仍持续发热,甚或加重,一侧咽痛加剧,并向同侧耳部放射,吞咽困难,饮水向鼻腔反流,流涎,言语含糊不清,头偏向患侧,严重者可表现张口受限。

9. (1)鼻部症状:可有涕中带血,鼻塞,始为单侧,可发展为双侧。

(2)耳部症状:肿物堵塞压迫咽鼓管口,可出现耳鸣、耳闷、听力下降、鼓室积液。

(3)颈淋巴结肿大:半数以上患者以此为首发症状就诊,首先发生于颈深淋巴结上群,无痛性包块,质硬,迅速增大,固定。

(4)脑神经症状:肿物由咽隐窝经破裂孔侵入颅内,累及 Ⅴ、Ⅵ脑神经,进一步可使 Ⅱ、Ⅲ、Ⅳ脑神经受侵犯,可有头痛,面麻、复视、上睑下垂等表现。瘤体直接侵犯或颈部转移淋巴结压迫 Ⅸ、Ⅹ、Ⅻ脑神经,会出现软腭瘫痪、吞咽困难、声嘶、伸舌偏斜等。

(5)远处转移:晚期可出现肺、肝、骨转移,并有相应症状。

10. 鼻咽癌需要与下列疾病鉴别:

(1)腺样体增生:腺样体位于鼻咽部顶壁或顶后壁,其表面黏膜光滑、完整、颜色正常,常有纵沟,在腺样体增生时体积增大,但仍可见纵沟,应注意鉴别。

(2)鼻咽结核:好发于 20~40 岁,临床不多见,但有时难以与肿瘤相鉴别,特别是伴有颈部淋巴结肿大时。明确诊断需要组织学证实。

(3)鼻咽纤维血管瘤:多见于 10~25 岁青少年,男性多见,临床常有反复出血,严重者可出现贫血。肿物位于鼻咽顶壁或后鼻孔处,富有血管,可侵及脑神经,出现相应的症状。无淋巴结转移,不宜轻易取活检。

(4)脊索瘤:好发于颅底的中线部位,病变可突入鼻咽腔,并可向周围发展,患者常有明显头痛,伴有多组脑神经损伤,淋巴结转移少见。CT 及 MRI 有助于诊断。确诊仍需依靠组织学检查。

(5)颅咽管瘤:青少年多发,部位以鞍上居多,亦可侵及鞍下,破坏颅底骨质至鼻咽。临床检查所见为鼻咽黏膜下肿物,根据肿瘤发生的部位和侵及范围不同,出现不同的临床症状和体征。CT 或 MRI 可见肿物有钙化。

(6)恶性淋巴瘤:原发于鼻咽的恶性淋巴瘤临床症状与鼻咽癌极为相似,最终诊断需取病理证实。

(7)颈淋巴结炎:急性淋巴结炎患者,常有局部红、肿、热、痛,伴发热等全身感染中毒症状,白细胞计数增高。经积极抗炎治疗后,症状及体征迅速缓解,易与转移癌相鉴别;但慢性淋巴结炎则不易与转移性淋巴结区别,穿刺细胞学检查或淋巴结活检可帮助诊断。

(8)颈淋巴结结核:早期同时侵及颈深浅各组淋巴结,容易干酪化,常伴有淋巴结周围炎症。有波动感者,穿刺可抽出干酪样物。

(9)颈部原发性肿瘤:如腮源性、恶性淋巴瘤及良性肿瘤如神经鞘瘤、淋巴管瘤和血管瘤。

11. 即阻塞性睡眠呼吸暂停低通气综合征,是指睡眠时上气道塌陷阻塞引起的呼吸暂停和低通气,伴有打鼾、睡眠结构紊乱、频繁发生血氧饱和度下降、白天嗜睡等症状。成人定义为 7 小时夜间睡眠时间内,发生至少 30 次呼吸暂停或低通气。呼吸暂停指每次发作时,口、鼻气流停止至少 10 秒以上;低通气为睡眠中呼吸气流强度较基础水平降低 50% 以上,并伴有动脉血氧饱和度下降≥4%。

病因:①上呼吸道狭窄或阻塞。喉以上有 3 个部位相对容易出现狭窄和阻塞,包括鼻和鼻咽,口咽和喉部。常见因素有鼻中隔偏曲,鼻息肉,肥厚性鼻炎,鼻腔及鼻咽肿瘤,腺样体和扁桃体肥大,颌骨畸形,喉软骨软化,喉蹼,软腭松弛、肥厚,咽侧壁肥厚,舌根肥厚、后缩及喉占位等。②上气道扩张肌肌力异常。主要表现为颏舌肌、咽壁肌肉及软腭肌肉张力异常。③全身性因素及疾病。如肥胖、甲状腺功能低下、糖尿病等,可影响上述两种因素而诱发本病。某些因素如饮酒、吸烟等可加重病情。

12. 根据病史症状、临床检查和实验室特殊检查作出诊断。其中多导睡眠监测仪是对 OSAHS 进行诊断并分类定性的特异性检查。诊断标准:呼吸睡眠紊乱指数(AHI)>5(老年人 AHI >10)或 7 小时睡眠呼吸暂停超过 30 次,诊断为呼吸暂停综合征。其中发生呼吸暂停时口鼻无气流,胸腹部仍有运动的为阻塞性呼吸暂停综合征。

病情程度判定:根据睡眠时最低血氧饱和度,将阻塞性呼吸暂停综合征患者分为轻、中、重 3 种。轻度:最低血氧饱和度为 90% ~80%;中度:最低血氧饱和度为 79% ~70%;重度:最低血氧饱和度 <70%。

病源定位检查:纤维鼻咽喉镜检查,可确定气道狭窄部位;影像学检查,可测量气道后间隙、骨位置、颅颈角;咽腔食管内压力测定,明确狭窄部位;咽腔测量及解剖关系指数计算,包括:腭咽指数 = 软腭/长腭咽距,腭垂长宽指数 = 腭垂长/腭垂宽,前后弓指数 = 前弓距/后弓距,舌咽指数 = 舌体厚/舌咽距。正常人应保持在一定范围。咽部解剖关系指数异常表示咽部解剖结构比例关系失调,必然出现生理功能紊乱。

(皇甫辉 李育军)

213

第五章

喉 部 疾 病

第一节 喉 创 伤

学 习 要 点

1. 掌握闭合性喉创伤、开放性喉创伤、喉烫伤及烧灼伤的临床表现及治疗原则。
2. 了解各种喉损伤的辅助检查手段。

重点与难点解析

（一）喉创伤的分类

分为喉外部伤和喉内部伤两类。前者据有无皮肤及软组织破裂分为开放性喉创伤及闭合性喉创伤；后者包括喉烫伤、烧灼伤和器械损伤。

（二）喉创伤的治疗原则

治疗及急救原则：喉创伤在抢救出血及休克的同时，首先必须根据喉损伤的不同情况，建立通畅的呼吸道；对于闭合性喉创伤，需根据损伤的程度及患者的呼吸情况，决定是否需行气管切开术及喉探查术，以免急性喉阻塞危及生命或后期形成喉狭窄；对于开放性喉创伤，也需及时清理呼吸道，建立通畅的呼吸通路，同时需注意颈部血管的损伤及失血性休克的抢救；而喉部的烫伤，需在积极药物控制前提下，严密观察呼吸变化情况，同时随时准备紧急气管插管或气管切开，来保证通畅的气道，同时要注意纠正休克及保护心脏等重要脏器的功能。

第二节　急性会厌炎

学 习 要 点

1. 掌握急性会厌炎的临床表现和紧急救治方法。
2. 了解急性会厌炎的病因。

重点与难点解析

（一）急性会厌炎的临床表现

1. 发病急,进展快,病程多以小时计。

2. 全身症状轻重不一。

3. 咽痛剧烈,吞咽时加剧,吞咽困难、流涎。言语含糊不清,但一般无声嘶,重者可出现吸气性呼吸困难及吸气性喉鸣,其至发生窒息危及生命。查体:口咽部多无阳性体征,如情况允许可行间接喉镜检查,会厌多呈充血或水肿状态。

（二）急性会厌炎的治疗原则

保持呼吸道通畅、抗感染为原则。

1. 因起病急、发展快,病情凶险,应住院严密观察,做好紧急气管切开的抢救准备。

2. 使用足量的糖皮质激素类药物。

3. 应用有效抗生素。

4. 雾化吸入疗法有助于消除肿胀并使黏稠分泌物易于排出。

5. 会厌脓肿形成或已破裂而引流不畅时,需及时在直接喉镜下切开引流。

第三节　小儿急性喉炎

学 习 要 点

掌握小儿急性喉炎的临床表现、诊断和紧急救治方法。

重点与难点解析

（一）小儿急性喉炎的临床表现、诊断与鉴别诊断

根据症状如声嘶、喉鸣、犬吠样咳嗽、吸气性呼吸困难,诊断多无困难。应与呼吸道异物、白喉及喉痉挛等疾病相鉴别。

1. **呼吸道异物**　多有异物吸入史,有呛咳伴痰鸣、吸气性呼吸困难等症状。总气道异物多可于颈部听诊闻及拍击音。

2. **白喉**　起病较缓,常有全身中毒症状,咽喉检查可见片状灰白色假膜,涂片与培养可找到白喉杆菌。

3. **喉痉挛**　常见于较小婴儿。吸气期喉喘鸣,声调尖而细,发作时间较短,症状可骤然消失。无声嘶。

（二）小儿急性喉炎的治疗

1. 根据患儿体重使用足量的糖皮质激素,并可根据患儿呼吸改善的情况予以追加。

2. 应及早使用有效、足量的抗生素以控制感染。

3. 对于重度喉阻塞或经药物治疗后喉阻塞症状未缓解,Ⅲ度以上吸气性呼吸困难患儿,应及时行气管切开。

4. 注意患儿的营养与水电解质平衡,保证心肌功能,避免发生急性心力衰竭。

第四节 急性喉气管支气管炎

学 习 要 点

1. 掌握急性阻塞性喉气管炎及纤维蛋白性喉气管、支气管炎的临床表现、诊断及治疗原则。

2. 了解其病因及病理。

重点与难点解析

(一)急性阻塞性喉气管炎

1. 常见病因　感染,其中病毒感染是最主要的病因;另外,干冷的气候、胃食管反流、局部抵抗力的下降、患儿的体质状况等,均是发病的诱因。

2. 主要病理改变　炎症多开始于声门下区,进而向下向气管、支气管发展,局部黏膜呈急性弥漫性充血、肿胀,重症病例黏膜上皮糜烂、脱落,进而形成溃疡,黏膜下组织发生蜂窝织炎性或坏死改变。分泌物黏液、黏脓及脓血性,黏稠不易排出,多因素导致气道狭窄,而出现严重的呼吸困难。

3. 临床表现　分轻型、重型及暴发型 3 型。①轻型多为喉气管黏膜的一般炎症性水肿性病变。起病较缓,及时治疗易获痊愈。②重型多由轻型发展而来,表现为高热、犬吠样咳嗽、声嘶、渐进性的吸气性呼吸困难及喘鸣。病变向下发展,可出现混合性呼吸困难,可出现有明显的全身中毒症状及循环系统受损症状,肺部并发症多见。③暴发型,少见,但发展极快,早期即出现呼吸困难、中毒症状等以及呼吸、循环衰竭,可在数小时或一日内死亡。

查体:纤维内镜下可见声门以下黏膜弥漫性充血、肿胀,气道内可见黏稠分泌物,胸部听诊呼吸音减低,间有干啰音。肺部 X 线片可有肺不张或肺气肿征象。

4. 治疗

(1)吸氧、解痉、雾化吸入,以解除呼吸道阻塞,严重喉阻塞或下呼吸道阻塞严重者需行气管切开术。

(2)足量糖皮质激素及有效足量的抗生素。

(3)室内保持一定的温度和湿度。

(4)忌用呼吸中枢抑制剂和阿托品类药物。

(5)减少胃食管反流。

(二)急性纤维蛋白性喉气管、支气管炎

1. 病因　急性阻塞性喉气管炎的进一步发展,下呼吸道中有痂皮和膜状物形成。

2. 病理　为化脓性感染,病变更深,喉、气管、支气管内有大块或筒状痂皮、黏液脓栓和假膜形成。黏膜及黏膜下层大片脱落或深度溃疡,甚至软骨暴露或发生软化。因黏膜严重损伤,自组织中逸出血浆、纤维蛋白与细胞成分凝聚成干痂和假膜,大多易于剥离。

3. 临床表现　发病急,呼吸困难及全身中毒症状更为明显,突发严重的混合性呼吸困难。高热、烦躁不安、发绀或灰白,可迅速出现循环衰竭或中枢神经系统症状,酸中毒及水电解质失衡者也多见。

查体:混合性呼吸困难,三凹征,呼吸音减弱或有笛声,甚至可闻及异物拍击声。

4. 诊断及治疗　支气管镜检是诊断本病的重要依据,同时也是重要的治疗手段。常需反复施行支气管镜检查,将痂皮及假膜取出,严重者多需行气管切开,预后差,有较高的病死率。

第五节　慢性喉炎

学 习 要 点

1. 掌握慢性喉炎的临床表现。
2. 了解慢性喉炎的常规治疗方法。

重点与难点解析

（一）慢性喉炎的临床表现

1. 声音嘶哑是最主要的症状。声音低沉、粗糙,嗓音易疲劳,声嘶呈间歇性,长期可演变为持续性声嘶。

2. 喉部分泌物增加,常感觉有痰液黏附。

3. 咽喉部干燥不适。

4. 查体

（1）慢性单纯性喉炎:喉黏膜弥漫充血、水肿,声带呈粉红色,边缘变钝。

（2）慢性肥厚性喉炎:喉黏膜肥厚,声带黏膜肥厚,游离缘变钝、欠平,发声时闭合不良。

（3）萎缩性喉炎:喉黏膜干燥、变薄而发亮,表面常有黏稠分泌物或痂皮附着,呼吸有臭味,重症时病变可累及声门下区或气管。

（二）慢性喉炎的治疗

1. 病因治疗　治疗邻近器官病变,戒除烟酒不良嗜好,避免不合理用声。

2. 局部治疗　雾化吸入疗法有较好疗效,根据患者不同情况可使用抗生素、糖皮质激素及酶制剂等雾化吸入,每次 20~30 分钟,每日 1~2 次。

3. 手术治疗　较大的小结与声带息肉应手术切除。

4. 中药治疗　可选用黄氏响声丸、六神丸、喉症丸等药物治疗。

第六节　声 带 息 肉

学 习 要 点

1. 掌握声带息肉的临床表现。
2. 了解声带息肉的治疗方法。

重点与难点解析

(一) 声带息肉的临床表现

1. 声音嘶哑　主要症状为声嘶,因声带息肉大小、形态和部位的不同,音质的变化、嘶哑程度也不同。轻者为间歇性声嘶,发声易疲劳,音色粗糙,发高音困难,重者沙哑,甚至失声。

2. 咳嗽和呼吸困难　息肉垂于声门下腔者常因刺激引起咳嗽。巨大的息肉位于两侧声带之间者,可完全失声,甚至可导致呼吸困难和喘鸣。

3. 查体　声带息肉一般单侧多见,亦可两侧同时发生。喉镜检查常在声带游离缘前中1/3见有表面光滑、半透明、带蒂如水滴状的新生物。息肉多呈灰白或淡红色,偶有紫红色,大小不等。发声时声门关闭不完全,声带振动不对称。

(二) 声带息肉的治疗

以手术切除为主,辅以糖皮质激素、抗生素、维生素及超声雾化等治疗。

喉显微外科手术应该在任克氏层以浅进行操作,术中避免损伤声带肌,若双侧声带息肉样变,尤其是近前联合病变,宜先做一侧,不要两侧同时手术,以防粘连。

第七节　声带小结

学习要点

1. 掌握声带小结的临床表现。
2. 了解声带小结的常规治疗方法。

重点与难点解析

(一) 声带小结的临床表现

1. 声音嘶哑　声带小结的部位和大小不同,声嘶程度也不同。小结位置越靠前,声音嘶哑越明显。早期主要症状是发声易疲倦和间隙性声嘶,声嘶每当发高音时出现。病情发展时声嘶加重,由沙变哑,由间歇性变为持续性,在发较低调音时也出现。

2. 查体　喉镜检查可见声带游离缘前、中1/3交界处局限性黏膜肿胀或结节样突出,小结一般对称,也有一侧较大,对侧较小或仅单侧者。发声时声门关闭不完全。

(二) 声带小结的常规治疗方法

注意声带休息,发声训练,药物和手术治疗。

1. 声带休息　早期声带小结经过适当声带休息,常可变小或消失。较大的小结即使不能消失,声音亦可改善。

2. 发声训练　发声训练主要是改变错误的发声习惯,经过一段时间(约3个月)的发声训练,常可自行消失。此外,应忌吸烟、饮酒和吃辛辣刺激食物等。

3. 药物治疗　对于早期的声带小结,在声带休息的基础上,可辅以中成药治疗,如金嗓开音丸、金嗓散结丸等。

4. 手术切除　对不可逆较大、声嘶明显的小结可考虑手术切除,在手术显微镜下用喉显微钳咬除或剥除。操作时应特别小心,切勿损伤声带肌。术后仍应注意正确的发声方法,否则可复发。除此之外,可适当使用糖皮质激素。儿童小结常不需手术切除,至青春期可以自然消失。

第八节　喉的神经性疾病

学 习 要 点

1. 掌握喉的神经性疾病的病因、临床表现。
2. 了解该类疾病的治疗原则。

重点与难点解析

1. 喉返神经麻痹　分完全性麻痹及不完全性麻痹。不完全性麻痹时,声带外展受限,固定于正中位。单侧不完全性声带麻痹,短期声嘶,代偿后无明显的临床表现,但双侧不完全性声带麻痹,则可出现严重的吸气性呼吸困难。完全性麻痹时,声带位于旁中位固定,声嘶较明显,代偿期长,但双侧声带麻痹也无明显呼吸困难。

2. 喉上神经麻痹　因声门上区喉黏膜感觉障碍及声带张力下降,临床出现进食呛咳及声音低钝等临床表现。

3. 混合性喉麻痹　则表现为两者临床表现的结合,声嘶、呛咳、发声易疲劳等,但即使双侧声带麻痹也多无呼吸困难发生。

第九节　喉 肿 瘤

学 习 要 点

1. 掌握喉乳头状瘤的临床表现、治疗。
2. 了解小儿喉乳头状瘤的发病特点。
3. 掌握喉癌的分型、临床表现、诊断、治疗原则及预后。了解喉癌的常见病因。

重点与难点解析

一、喉乳头状瘤的病因与病理

(一)喉乳头状瘤的病因

可能与病毒感染有关,多认为由人乳头状瘤病毒引起,成人以 HPV16、HPV18 常见,儿童以 HPV6、HPV11 为主,电镜检查可证实肿瘤细胞内有病毒体的存在。喉部慢性炎症刺激及内分泌失调为其诱因。

（二）喉乳头状瘤的病理

为一种上皮瘤，由复层鳞状上皮聚集而成，其内包含结缔组织及血管成分，不侵及基底膜，可为单发或多发，有时有蒂，也有基底较宽者。成人多单发，儿童多发。成人喉乳头状瘤有一定的恶变率，儿童喉乳头状瘤易复发，仍是临床尚未解决的问题。

二、喉癌

（一）喉癌的临床表现

病理以鳞状细胞癌多见，约占90%，按病变部位及范围分为四型。

1. 声门上型 原发于声带平面以上的癌肿。早期有喉部不适感或异物感，稍晚可出现咳嗽、血痰、咽喉部疼痛等，疼痛可放射到同侧耳内或头部，晚期可出现声嘶、呼吸困难及吞咽困难。易发生颈淋巴结转移。

2. 声门型 癌肿原发于声带。早期即出现声嘶，渐加重。晚期可出现咳嗽、血痰、喉鸣与吸气性呼吸困难。

3. 声门下型 声门下区的癌肿，早期无症状，侵及声带可出现声嘶，晚期有呼吸困难及喉前淋巴结转移。

4. 跨声门型 原发肿瘤位于喉室，多为低分化鳞癌，沿黏膜下浸润生长，早期症状不明显，可表现为声嘶，就诊时声带常已固定，预后差，属声门上型的特殊类型。

（二）喉癌的治疗措施

根据喉癌病变的范围，可进行不同治疗。

1. 放疗 适合于早期声门型喉癌 T_1、T_2 病变及全身症状不能耐受手术的姑息治疗，喉癌侵及下咽部病例及手术切缘安全界不足病例也是放疗的适应证。

2. 手术切除 是治疗喉癌的主要方法，根据其病变范围，可行喉裂开术、垂直半喉切除术、水平半喉切除术、3/4 喉切除、CHP、CHEP、4/5 喉切除、近全喉切除与全喉切除术等，对颈淋巴结转移灶应行积极的治疗。对于声门上型、声门下型 CN_0 病变可行放疗或选择性颈清扫术，对于各型喉癌 CN_1 以上病例可行改良的颈淋巴结清扫术与根治性颈淋巴结清扫术等治疗。

第十节 喉 阻 塞

学 习 要 点

1. 掌握喉阻塞的病因。
2. 掌握喉阻塞的临床表现、分度、处理原则。
3. 掌握喉阻塞的紧急处理方法。

重点与难点解析

（一）喉阻塞的病因

包括炎症，如小儿急性喉炎、急性会厌炎，肿瘤如喉癌、下咽癌、甲状腺未分化癌，异物（如喉、气管异物），外伤（如喉挫伤、切割伤），其他如喉头水肿、喉畸形等均可导致喉阻塞的发生。

（二）喉阻塞的临床分度

Ⅰ度：安静时无症状，活动或哭闹时出现轻度呼吸困难，轻度三凹征。

Ⅱ度：安静时轻度呼吸困难、吸气性喘鸣与吸气性三凹征，活动时加重，不影响生命体征。

Ⅲ度：吸气性呼吸困难明显，喘鸣声较响，三凹征显著，生命体征受到影响。

Ⅳ度：呼吸极度困难，并有烦躁不安、面色苍白、脉弱、大小便失禁等，危及生命。

第十一节　气管插管术及气管切开术

学 习 要 点

1. 熟悉气管插管术的常用器械及方法。
2. 掌握常规气管切开术的适应证、并发症及术后护理。
3. 掌握环甲膜切开术的方法。

重点与难点解析

气管切开术

（一）气管切开术的手术适应证

各种原因所致的上气道梗阻，出现Ⅲ～Ⅳ度吸气性呼吸困难者，当病因不能以其他方式及时排除者；下气道分泌物潴留；呼吸系统功能障碍，需长时间正压人工呼吸；预防性切开：如较大的气管异物取出，某些头颈部手术的术前准备手术。

（二）气管切开术并发症

主要有皮下气肿、出血、气胸与纵隔气肿及拔管困难等。

（三）气管切开术的分类

常规气管切开术、环甲膜切开术。

习 　 题

一、选择题

A1 型题

1. 急性喉炎易发生水肿的部位是

    A. 喉前庭　　B. 喉中间腔　　C. 喉室　　D. 声门下腔　　E. 以上都不是

2. 声门梭形闭合不全见于

    A. 单侧喉上神经麻痹　　　　B. 双侧喉上神经麻痹　　　　C. 单侧喉返神经麻痹

    D. 双侧喉返神经麻痹　　　　E. 喉上、喉返神经麻痹

3. 临床气管切开的部位选在

    A. 第1-2气管软骨环前正中线处　　　　B. 第2-4气管软骨环前正中线处

C. 第3-5气管软骨环前正中线处　　　　D. 第4-6气管软骨环前正中线处

E. 以上都不对

4. 损伤后最易引起喉狭窄的软骨是

A. 甲状软骨　　B. 会厌软骨　　C. 环状软骨　　D. 杓状软骨　　E. 小角软骨

5. 会厌软骨黏膜下组织最松弛处是

A. 会厌喉面　　　　　　B. 会厌舌面　　　　　　C. 会厌结节

D. 会厌茎　　　　　　E. 会厌游离缘

6. 一般认为喉癌的发生与下列哪项关系最密切

A. 酗酒　　　　　　B. 病毒感染　　　　　　C. 吸烟

D. 遗传因素　　　　　　E. 局部放疗后

7. 喉癌的癌前期病变为

A. 声带息肉　　B. 声带小结　　C. 喉真菌病　　D. 喉白斑病　　E. 喉结核

8. 最常见的喉癌病理类型为

A. 腺癌　　　　B. 乳头状瘤　　C. 未分化癌　　D. 淋巴瘤　　E. 鳞癌

9. 声门上型癌早期的常见症状为

A. 声嘶　　　　B. 喉阻塞　　　C. 吞咽困难　　D. 咽痛　　　E. 咽异物感

10. 喉癌颈淋巴转移,最常见的部位是

A. 颈上深淋巴结　　　　B. 气管前淋巴结　　　　C. 颌下淋巴结

D. 舌骨下淋巴结　　　　E. 颏下淋巴结

11. 喉癌伴颈淋巴转移,治疗转移性淋巴结的首选方法是

A. 放射治疗　　　　　　B. 放射治疗 + 局部切除　　C. 放射治疗 + 化学治疗

D. 颈淋巴廓清术　　　　E. 生物学治疗

12. 成年男性,有吸烟史,进行性声音嘶哑伴痰中带血应首先考虑

A. 会厌溃疡　　　　　　B. 喉部乳头状瘤　　　　C. 襞裂囊肿

D. 声带息肉　　　　　　E. 喉癌

13. 气管切开术后,欲拔除气管套管,要求堵管后无呼吸困难,一般最少需

A. 4 小时　　　B. 8 小时　　　C. 24 小时　　　D. 48 小时　　E. 12 小时

14. 关于喉癌,下列哪项是不正确的

A. 发生率男性远比女性高　　　　　　B. 鳞癌远比肉瘤常见

C. 确诊需活检　　　　　　　　　　　D. 可采用放疗作为主要治疗手段

E. 可能与 HPV 感染有关

15. 声带小结最常发生的部位是

A. 两侧声带的中段　　　　　　B. 两侧声带的后段

C. 两侧声带的中后 1/3 交界处　　D. 两侧声带近前联合处

E. 两侧声带的前中 1/3 交界处

16. 小儿急性喉气管支气管炎禁用

A. 肾上腺皮质激素　　B. 抗生素　　　　C. 吗啡

D. 氨溴索　　　　　　E. 血浆

17. 声带息肉属于

A. 癌前病变　　　　　　B. 特异性病变　　　　　　C. 良性肿瘤

D. 交界性肿瘤　　　　　　　　E. 炎性组织增生

18. 咽喉疼痛明显,而咽部检查无异常,应首先考虑为

　　A. 急性咽炎　　　　　　　B. 急性喉炎　　　　　　　C. 急性扁桃体炎

　　D. 急性喉气管炎　　　　　E. 急性会厌炎

19. 小儿吸气性呼吸困难可见于

　　A. 哮喘　　　B. 急性咽炎　　　C. 肺炎　　　D. 急性喉炎　　　E. 气管炎

20. 声带局部有白色斑状病变,首先考虑为

　　A. 喉癌　　　B. 喉乳头状瘤　　　C. 硬结症　　　D. 喉结核　　　E. 喉白斑病

21. 一侧声带正中位固定是由于

　　A. 甲杓肌麻痹　　　　　　B. 杓间肌麻痹　　　　　　C. 环甲肌麻痹

　　D. 环杓后肌麻痹　　　　　E. 环杓侧肌麻痹

22. 癔症性失声时检查声带常表现为

　　A. 运动正常　　　B. 固定　　　C. 闭合不全　　　D. 松弛　　　E. 声门偏斜

23. 下列哪项不属于急性喉炎的临床表现

　　A. 三凹征　　　　　　　　B. 呼气困难　　　　　　　C. 吸气困难

　　D. 发绀　　　　　　　　　E. 咽喉肿痛剧烈

24. 咽痛剧烈,吞咽困难,会厌水肿如球,可诊断为

　　A. 急性喉炎　　　　　　　B. 急性会厌炎　　　　　　C. 急性咽炎

　　D. 急性扁桃体炎　　　　　E. 扁桃体周围脓肿

25. 喉阻塞最突出的症状是

　　A. 吸气期呼吸困难　　　　B. 呼气期呼吸困难　　　　C. 痰声如锯

　　D. 声嘶喉鸣　　　　　　　E. 咽喉疼痛

26. 严重喉创伤在临床上处理应最先

　　A. 解除呼吸困难与预防窒息　　B. 止血处置　　　　　C. 喉修复手术

　　D. 抗休克治疗　　　　　　E. 抗感染治疗

27. 开放性喉创伤处理原则首要采取的措施为

　　A. 保持呼吸道通畅　　　　B. 应用抗生素　　　　　　C. 清创缝合

　　D. 注射破伤风抗毒素　　　E. 放鼻饲管

28. 闭合性喉创伤处理原则首要采取的措施为

　　A. 保持呼吸通畅　　　　　B. 应用抗生素　　　　　　C. 清创缝合

　　D. 注射 TAT　　　　　　　E. 放鼻饲管

29. 喉上神经麻痹的最突出表现为

　　A. 声带张力无变化　　　　B. 呼气性困难　　　　　　C. 吸气性困难

　　D. 进食时呛咳,伴声音低钝　　E. 声带活动受限

30. 由炎症引起的 Ⅱ 度喉阻塞,最佳治疗方案是

　　A. 足量抗生素　　　　　　　　　　　B. 大量激素

　　C. 抗生素加激素　　　　　　　　　　D. 抗生素加激素,同时气管切开术

　　E. 抗生素加激素,备气管切开

A2 型题

31. 喉阻塞患者烦躁不安,三凹征明显,呼吸浅速,口唇发绀,大汗淋漓,甚至四肢厥冷,

脉速,濒临窒息,此时的治疗方法是

    A. 紧急气管插管   B. 针对病因迅速建立有效呼吸通道

    C. 吸氧处置   D. 给予呼吸兴奋剂

    E. 吸痰

32. 患者,男性,58 岁,主因声音嘶哑 4 个月入院,检查见右声带固定,声带被菜花样肿物占据,病理检查为鳞癌,颈部未扪及淋巴结,未发现远处转移,按 UICC(2002)制订的标准国际分期应为

    A. 声门型 $T_1N_0M_0$ B. 声门型 $T_2N_0M_0$ C. 声门型 $T_3N_0M_0$

    D. 声门型 $T_4N_0M_0$ E. 原位癌 $TisN_0M_0$

X 型题

33. 严重喉创伤的体征有

    A. 皮下气肿   B. 吞咽疼痛   C. 呼吸困难

    D. 吞咽困难   E. 声音嘶哑

34. 治疗小儿急性喉气管支气管炎时,以下哪些是正确的

    A. 应用抗生素   B. 支持疗法   C. 应用阿托品

    D. 必要时行气管切开术   E. 应用激素

35. 喉乳头状瘤的特征为

    A. 术后易复发   B. 易恶变   C. 多见于 10 岁以下儿童

    D. 多伴有气喘病   E. 多伴有高血压

36. 小儿急性喉炎的症状为

    A. 声音嘶哑   B. "空空"样咳嗽   C. 全身中毒症状明显

    D. 吸气期喉鸣   E. 吸气性呼吸困难

37. 喉癌的手术治疗包括

    A. 水平半喉切除   B. 全喉切除   C. 垂直半喉切除

    D. 额侧部分喉切除   E. 近全喉切除

38. 癔症性失声的特征为

    A. 发声正常   B. 声音嘶哑   C. 发声无音

    D. 咳嗽正常   E. 哭笑声正常

39. 早期声带小结的治疗为

    A. 药物治疗   B. 雾化吸入   C. 嗓音休息

    D. 纠正错误发声   E. 手术治疗

40. 右侧声带麻痹患者,为寻找原因,需首先作下列哪项检查

    A. 胸部 X 线   B. 食管钡剂透视   C. 颈部扪诊及 B 超

    D. 支气管镜检查   E. 颈部侧位 X 线片

41. 小儿急性喉炎容易引起喉阻塞的原因是

    A. 小儿抵抗力低   B. 喉腔狭小   C. 喉软骨柔软

    D. 喉黏膜下组织疏松   E. 小儿免疫能力差

42. 喉阻塞的常见病因有

    A. 喉创伤   B. 喉肿瘤   C. 小儿急性喉炎

    D. 喉结核   E. 一侧声带麻痹

43. 引起小儿吸气性呼吸困难的原因有
    A. 小儿急性喉炎　　　　　B. 哮喘　　　　　　　　C. 喉软化症
    D. 咽后脓肿　　　　　　　E. 气管异物

44. 喉阻塞吸气性软组织凹陷,常发生部位在
    A. 胸骨上凹　　　　　　　B. 锁骨上窝　　　　　　C. 肋间隙
    D. 胸骨剑突下　　　　　　E. 腹股沟

45. 气管切开术可用于
    A. 喉阻塞　　　　　　　　B. 气管异物　　　　　　C. 下呼吸道分泌物潴留
    D. 食管异物压迫支气管　　E. 膈肌麻痹

46. 气管切开术的常见并发症为
    A. 出血　　　B. 皮下气肿　　C. 气胸　　　D. 纵隔气肿　　E. 拔管困难

47. 雾化吸入法常应用于
    A. 慢性喉炎　　　　　　　B. 急性喉炎　　　　　　C. 喉气管支气管炎
    D. 急性扁桃体炎　　　　　E. 喉癌

二、名词解释

1. 急性会厌炎

2. 小儿急性喉炎

3. 喉阻塞

4. 吸气性呼吸困难

5. 声带麻痹

6. 急性阻塞性喉气管炎

三、填空题

1. 小儿急性喉炎发病急,有不同程度的_____性呼吸困难,严重者出现_____征,伴有_____性喘鸣与_____样咳嗽声。

2. 小儿急性喉炎多以_____为主要表现,若不及时救治,可危及生命。

3. 小儿急性喉炎应与_____、_____、_____等病相鉴别。

4. 急性会厌炎的治疗以_____与_____为基本原则。

5. 喉乳头状瘤多见于_____岁以下儿童,儿童局部肿瘤呈_____状态,_____、_____,成人肿瘤多为_____,但有_____倾向。

6. 目前认为喉乳头状瘤的发病与_____病毒感染有关。

7. 喉返神经不完全麻痹,声带于_____位固定。

8. 喉癌的好发年龄为_____岁,男性_____女性。

9. 喉癌以_____病理类型多见,约占90%,按喉癌生长部位分为_____、_____、_____与_____。

10. 喉癌的分化程度与原发部位有关,主要有_____、_____与_____三种扩散方式。

11. 气管切开术是挽救患者生命、解除气道梗阻的急救手术,它具有_____、_____、_____、_____与_____等多种作用。

12. 气管切开术易出现_____、_____、_____、_____等相应并发症。

四、问答题

1. 急性会厌炎的治疗措施有什么？
2. 简述小儿急性喉炎的诊断及治疗原则。
3. 简述喉阻塞的病因及分度。
4. 简述喉创伤的分类。
5. 简述开放性喉创伤的诊断及治疗原则。
6. 简述闭合性喉创伤的诊断及治疗原则。
7. 简述喉乳头状瘤的临床表现及治疗原则。
8. 喉癌的病因学有哪些？
9. 喉癌的扩散方式有哪些？
10. 简述各型喉癌的临床表现。
11. 简述喉癌的诊断依据。
12. 简述喉癌的治疗原则。
13. 气管切开术的适应证有哪些？
14. 简述气管切开术的体位、解剖路径。

参 考 答 案

一、选择题

1. D	2. B	3. B	4. C	5. B	6. C
7. D	8. E	9. E	10. A	11. D	12. E
13. C	14. D	15. E	16. C	17. E	18. E
19. D	20. E	21. D	22. C	23. B	24. B
25. A	26. A	27. A	28. A	29. D	30. E
31. B	32. C	33. ABCDE	34. ABDE	35. ABC	36. ABCDE
37. ABCDE	38. CDE	39. ABCD	40. ABC	41. BCD	42. ABC
43. ACDE	44. ABCD	45. ABCE	46. ABCDE	47. ABC	

二、名词解释

1. 急性会厌炎是以会厌为主的声门上区喉黏膜急性炎症，又称声门上喉炎。

2. 小儿急性喉炎是指小儿以声门区及声门下区为主的喉黏膜的急性炎症，好发于6个月至3岁儿童。

3. 喉部或邻近器官的病变，使喉通道发生狭窄或阻塞，导致以呼吸困难为主的综合征称为喉阻塞。

4. 吸气性呼吸困难见于各种原因引起的喉、气管或大支气管的狭窄与梗阻。其特点是吸气显著困难，重者因吸气肌极度费力，吸气时胸骨上窝、锁骨上窝与各肋间隙在吸气时明显凹陷（称为三凹征），常伴有频繁干咳及高调吸气性喘鸣音。

5. 声带麻痹或称喉麻痹，指支配喉肌运动的神经损害所引起的声带运动障碍。

6. 急性阻塞性喉气管炎又名假性哮吼，流感性哮吼，传染性急性喉气管支气管炎。是喉、气管、支气管黏膜的急性弥漫性炎症，临床多表现为进行性上呼吸道梗阻、喉鸣、哮吼性咳嗽。多见于5岁以下儿童，2岁左右发病率最高。冬、春季发病较多，病情发展急骤，病死率较高。

三、填空题

1. 吸气　　三凹　　吸气　　犬吠

2. 喉阻塞症状

3. 白喉　　呼吸道异物　　喉痉挛

4. 抗感染　　保持呼吸道通畅

5. 10　　多发　　生长快　　易复发　　单发　　恶变

6. HPV

7. 正中位

8. 40～60　　多于

9. 鳞状细胞癌　　声门上型　　声门型　　声门下型　　跨声门型

10. 直接扩散　　淋巴转移　　血行播散

11. 解除上气道梗阻　　清除下气道分泌物潴留　　施行正压人工呼吸　　减少呼吸道死腔　　呼吸道阻力

12. 皮下气肿　　出血　　气胸与纵隔气肿　　拔管困难

四、问答题

1. 治疗以抗感染与保持呼吸道通畅为原则。①由于发展迅速、病情险恶,应严密观察治疗情况,做好气管切开的抢救准备;②应用足量抗生素;③应用激素类药物,以减轻喉部水肿;④雾化吸入;⑤会厌脓肿形成或已破裂而引流不畅时,应及时在直接喉镜下切开引流。

2. 诊断:起病急,典型的临床表现有声嘶、犬吠样咳嗽、喉喘鸣、吸气性呼吸困难,肺部无阳性体征。据病史、发病季节(多在冬春季)及特有症状,易于考虑到本病,并予以诊断,但需与小儿气管异物、白喉及喉痉挛等疾病相鉴别。

治疗:①治疗的关键是解除喉阻塞,及早使用有效、足量的抗生素以控制感染。同时给予糖皮质激素。②给氧、解痉、化痰,保持呼吸道通畅。③加强危重患者的监护及支持疗法,注意全身营养与水、电解质平衡,保护心肺功能。④安静休息,减少哭闹,降低耗氧量。⑤重度喉阻塞或经药物治疗后喉阻塞症状未缓解者,应及时作气管切开术。

3. 喉阻塞病因如下。

(1)外伤:喉部外伤包括喉部开放性损伤、闭合性损伤、喉烫伤及烧灼伤。在急性期,可因黏膜水肿、肿胀,黏膜下出血,误吸,软骨骨折等使喉腔狭小,影响呼吸。后期可因局部瘢痕形成,形成喉狭窄,影响气道。

(2)炎症:如急性会厌炎、小儿急性喉炎等多种炎症性疾病。

(3)喉头水肿:血管神经性水肿,药物过敏反应等可引起喉部黏膜的高度水肿;另外,手术器械的刺激如长时间的支气管镜检或麻醉插管,声门区的手术均可导致局部黏膜水肿。

(4)肿瘤:包括喉部本身的肿瘤及邻近器官的肿瘤,如小儿喉乳头状瘤、喉癌、下咽癌、甲状腺未分化癌、颈段气管占位病变等,因直接的阻塞或肿瘤压迫气管出现喉阻塞。

(5)喉麻痹:各种原因可引起喉麻痹,尤其是双侧喉返神经不完全麻痹,可出现双侧外展肌麻痹,使双声带固定于正中位,临床可出现严重的喉阻塞。

(6)异物:喉及气管异物阻塞喉腔,可引起喉部气道狭窄。

(7)畸形:如先天性喉蹼、喉软骨畸形等。

(8)喉痉挛:水、电解质紊乱,较强的刺激性气体刺激,喉部器械检查,儿童低钙等均可导致喉痉挛。

分度:根据呼吸困难的程度将喉阻塞分为4度,用于指导临床治疗。

Ⅰ度:安静时无呼吸困难表现。活动或哭闹时,有轻度吸气性呼吸困难,稍有吸气性喉喘鸣和轻度吸气性胸廓周围软组织凹陷。

Ⅱ度:安静时也有轻度吸气性呼吸困难,吸气期喉鸣和吸气期胸廓周围软组织凹陷,活动时加重,但不影响睡眠和进食,亦无烦躁不安等缺氧症状。脉搏尚正常。

Ⅲ度:吸气期呼吸困难明显,喉喘鸣声甚响,三凹征或四凹征显著。并因缺氧而出现烦躁不安,不易入睡,不愿进食,脉搏加快等症状。

Ⅳ度:呼吸极度困难。由于严重缺氧和二氧化碳蓄积增多,患者出现坐卧不安,手足乱动,出冷汗,面色苍白和发绀,定向力丧失,心律不齐,脉搏细弱,血压下降,大小便失禁等。如不及时抢救,可因窒息、昏迷及心力衰竭而死亡。

4. 喉创伤分为喉外部外伤和喉内部外伤。喉外部外伤依其有无皮肤及软组织破裂,可分为闭合性喉创伤和开放性喉创伤;喉内部外伤包括喉烫伤及烧灼伤,喉插管损伤。

5. 开放性喉创伤的诊断:

(1)临床症状:出血、皮下气肿、呼吸困难、声嘶、吞咽困难、休克等,其中出血、呼吸困难及休克被称为开放性喉创伤的3个危急现象。

(2)体征:颈部皮肤破裂伤,由伤口可见咽壁、喉内组织及裸露的血管、神经,易合并颈部大血管的损伤。

根据外伤史、临床症状及体征易于诊断。

治疗原则:首先需解决出血、呼吸困难及休克三大危急情况。①对于明确的出血点,可立刻予以结扎。如不能明确可予以加压止血治疗。大血管的出血,指压法止血效果肯定。颈总动脉出血,若无法触及破裂处,可压迫颈总动脉至第6颈椎横突表面,起到紧急止血的目的。②迅速清理呼吸道分泌物,可经喉裂口处置入麻醉插管,打起气囊,阻止血性液进一步流入气道,为抢救休克创造条件。③对于失血性休克者,在有效止血的同时需快速补充血容量,恢复正常血压,并给予强心治疗。常规治疗同其他外伤处理,待生命体征平稳后,行常规气管切开,将麻醉插管经气切处置入气管,全身复合麻醉,行清创缝合术,可靠止血,清洗创面,修复喉腔。

6. 闭合性喉创伤的诊断:

(1)临床症状:局部疼痛、声嘶或失声、咳嗽及咯血、吞咽困难、呼吸困难及喉喘鸣、颈部皮下气肿、外伤性失血性休克等。

(2)体征:颈部肿胀变形,皮肤可出现片状、条索状瘀斑。喉部触痛明显,可触及喉部软骨碎片之摩擦音,有气肿者可扪及捻发音。间接喉镜和纤维喉镜检查可见喉黏膜水肿、血肿、软骨裸露,声门变形,声带活动受限或固定。

(3)颈部正侧位片、CT等可显示喉骨折部位、软骨移位情况、喉结构变形情况及气管损伤情况等。

据外伤史、临床症状、体征,结合影像学检查易于诊断。

治疗原则:常规治疗同其他部位挫伤治疗,但要严密观察患者的呼吸及皮下气肿变化情况,应以较为积极的态度行气管切开术,危急情况下可行环甲膜切开术。此时,喉内插管因局部组织的严重损伤致解剖紊乱而不易成功。对于有软骨骨折且伴有吸气性呼吸困难,CT提示有明显骨折且气道不规则者,主张积极行喉探查术,以防远期喉狭窄形成,难以纠正。

7. 喉乳头状瘤的临床表现:进行性声嘶,肿瘤较大者甚至失声,可出现喉鸣及呼吸困难。儿童易发生喉阻塞。喉镜检查局部可见淡红色乳头状肿物,幼儿呈多发、广基,可侵及声带、室带、声门下方、气管,严重者可达梨状窝等处;成人多单发。

治疗原则:现多行支撑喉镜检查,应用喉显微外科的手段切除肿瘤,儿童需反复多次手术,合并呼吸困难或复发频繁者可行气管切开术,条件允许者可用 CO_2 激光切除肿瘤,有利于减少术后复发及术腔粘连。成年人乳头状瘤多次复发者,需定期复查有无癌变可能。

8. 喉癌的发病病因目前不完全明了,认为是多因素、多基因共同作用的结果,可能与以下因素有关。

(1)长期大量吸烟:相关研究显示烟草中的苯丙芘可作为致癌物使呼吸道黏膜上皮增生,鳞状上皮化生,纤毛运动停止或迟缓,成为致癌的基础。

(2)饮酒:多与声门上型喉癌有关,且吸烟与饮酒有协同作用。

(3)环境污染:生产性粉尘或废气,如二氧化硫、石棉、重金属粉尘、新化合物等。

(4)病毒感染:认为与人类乳头状瘤病毒(HPV)感染有关。

(5)癌基因的激活与抑癌基因的失活:目前已发现与喉癌发病相关的众多基因。

(6)性激素及体内微量元素:喉癌患者血清睾酮水平明显高于正常,而雌激素水平则降低。体内的微量元素如 Zn、Cu、Se 是体内许多酶的重要组成成分,其缺乏影响酶的活性,从而影响细胞的分裂与增殖。

(7)癌前病变:某些喉的良性病变有一定的恶变率,如喉白斑、成人喉乳头状瘤、慢性肥厚性喉炎等。

9. 有直接扩散、淋巴转移与血行播散 3 种方式。

10. 据原发癌所在解剖部位的不同分为 4 型:声门上型、声门型、声门下型、跨声门型。各型的临床表现各具特点。

(1)声门上型:原发于声带平面以上的癌。早期症状隐匿,仅有喉部不适感或异物感。稍晚可出现咳嗽、血痰、咽喉部疼痛等,喉痛可放射到同侧耳内或头部,晚期可出现声嘶、呼吸困难及吞咽困难,易发生颈淋巴结转移。

(2)声门型:癌原发于声带。早期症状为声音的改变。初起为发声易倦或声嘶,渐加重,可出现发声粗哑,甚至失声。晚期可出现呼吸困难、放射性耳痛、咽下困难、频繁咳嗽、咳痰困难及口臭等症状。

(3)声门下型:早期症状不明显,侵及声带可出现声嘶,晚期有呼吸困难及颈前淋巴转移。

(4)跨声门型:原发肿瘤位于喉室,沿黏膜下浸润生长,早期症状不明显,可表现为声嘶,就诊时常已有声带固定,预后差,属声门上型的特殊类型。

11. 喉癌的诊断依据:①病史:凡 40 岁以上,有不明原因声嘶、咯血或喉部不适症状超过 3～4 周者;②喉部各种检查,可见有各种形态的新生物;③颈部检查:有无肿大之淋巴结,喉体活动与否等;④影像学检查:包括 X 线摄片、CT 及 MRI 检查等;⑤活检:是喉癌确诊的主要依据。

12. 喉癌的治疗以手术、放疗或手术与放疗结合为主,其次还包括化疗、免疫治疗、心理治疗、生物学治疗等多种治疗方法,需根据肿瘤侵犯的范围、病理类型及患者的状况等选择合理的治疗方案。

(1)手术治疗:为喉癌最主要的治疗手段。根据病变范围,可行喉裂开术、垂直半喉切除术、水平半喉切除术、3/4 喉切除术、CHP、CHEP、4/5 喉切除、近全喉切除与全喉切除术等。

在治疗原发灶的同时,需对颈部转移灶行同期治疗。对于 CN_0 病变可行放疗或选择性颈清扫术,对于 CN_1 以上病例可行改良的颈淋巴结清扫术与根治性颈淋巴结清扫术等治疗。

(2)放射治疗:放疗的适应证多为早期声门型喉癌 T_1、T_2 病变,全身状况不能耐受手术而采用姑息治疗,以及喉癌侵及下咽部需常规行放疗与手术相结合的综合治疗。

(3)其他:化疗所起的作用尚在探讨中。生物治疗有望在不远的将来有突破性进展。肿瘤患者的心理治疗越来越受到重视。

13. 适应证:

(1)上呼吸道机械性阻塞:喉部炎症、肿瘤、异物、外伤等。

(2)下呼吸道分泌物潴留:如长期昏迷状态,颅脑病变,多发性神经炎,严重胸、腹部外伤等,均可致使分泌物潴留于下呼吸道。为保持下呼吸道通畅,可行气管切开术。

(3)某些手术的前置手术:如喉及下咽部的手术,多数情况需先行气管切开,行呼吸道改建;全身麻醉手术,经鼻及口腔插管困难者。

14. 气管切开术的体位、解剖路径:

(1)体位:取仰卧位,肩下垫枕,头后仰,充分暴露颈段气管。重症患者可取半卧位或坐位。

(2)解剖路径:①颈部安全三角区:以胸骨上窝为顶,两侧胸锁乳突肌的前缘为边的三角形区域;②颈前皮肤及皮下组织:在颈部安全三角区内,于胸骨上一横指做纵切口或横切口,切开颈前皮肤及皮下组织;③颈白线、颈深筋膜及颈前肌群:沿颈白线分离颈深筋膜及颈前肌层,并将肌肉向两侧拉开;④甲状腺峡部:分开肌层后常可见甲状腺峡部,将峡部牵开或切开后缝扎;⑤颈段气管:分离甲状腺后可暴露气管,于 2~4 气管环之间切开气管前壁;⑥插管、固定套管、处理创口。

(张春明)

第六章

耳 部 疾 病

第一节 耳 外 伤

学 习 要 点

1. 掌握耳郭外伤、鼓膜外伤、颞骨骨折、外耳道疖、外耳道炎的临床表现及治疗。

2. 熟悉外耳道耵聍栓塞的诊断及治疗；外耳道真菌病的病因、临床表现。耳郭外伤的临床特点和处理原则。

3. 了解耳郭假性囊肿的临床表现及治疗。

重点与难点解析

一、耳郭外伤

(一)病因

机械性损伤如挫伤和撕裂伤、物理伤如冻伤和烫伤以及化学伤等。可伴发邻近甚至远处组织的外伤。

(二)临床表现

早期多为血肿、出血、皮肤和软骨断裂、继发感染，后期可为缺损或畸形。

(三)治疗

1. 止血，缝合伤口，加压包扎。

2. 耳郭修补或成形术。

3. 尽早清除血肿并加压包扎，必要时可反复抽吸。

4. 选用敏感抗生素控制感染。

5. 后期畸形者可行矫形手术。

二、鼓膜外伤

(一)病因

直接或间接外力致伤，如掌击、棒状物挖耳、小虫进入、高温、颞骨纵行骨折、气压伤等。

(二)临床表现

1. 突感耳痛、耳出血、耳闷、听力减退、耳鸣。气压伤时可出现眩晕、恶心。

2. 鼓膜多呈不规则裂隙状穿孔,穿孔边缘及耳道内有血迹或血痂。

3. 传导性聋或混合性聋。

(三)治疗

治疗原则为保持外耳道干燥,预防感染,禁止局部冲洗或滴药。经久不愈的穿孔可手术修补。

(四)预防

加强卫生宣传,勿随意挖耳,做好防护。

三、颞骨骨折

颞骨骨折可因各种暴力直接或间接伤及头部、颞部和耳部所致,可伴有不同程度的头颅、面部和肢体等组织及器官的损伤。

(一)临床表现

1. 纵行骨折 最多见,占70%~80%,骨折线与岩部长轴平行,中耳结构受损,常有耳出血、传导性聋或混合性聋,约20%发生面瘫。

2. 横行骨折 较少见,约占20%,骨折线与岩部长轴垂直,常有耳蜗、前庭及面神经受损症状,如感音性聋、眩晕、自发性眼震、面瘫和血鼓室等。面瘫发生率约为50%。

3. 混合型骨折 少见,常由于颅骨多发性骨折,以致颞骨同时发生纵行与横行骨折线,出现多种中耳与内耳症状。

4. 岩尖骨折 很少见,可损伤第Ⅱ~Ⅵ对脑神经,发生弱视、眼裂变小、上睑下垂、瞳孔扩大、眼球运动障碍等眼部症状以及三叉神经痛和面部感觉障碍。

(二)治疗

1. 合并颅脑外伤者,首先保持呼吸道通畅;控制出血,注意维持循环系统的正常功能。必要时请神经外科会诊。

2. 用抗生素预防和控制感染,注意耳部消毒。清除外耳道积血或污物,合并脑脊液耳漏时,禁止行外耳道填塞,如超过2~3周仍未停止者,可手术修补。

3. 后遗鼓膜穿孔、听骨链离断或面神经麻痹等,可行鼓室成形术或面神经减压和修复手术。

第二节 耳郭假性囊肿

学习要点

了解耳郭假性囊肿的概念、病因、病理、临床表现和治疗原则。

重点与难点解析

一、概述

耳郭假性囊肿指耳郭软骨夹层内的非化脓性浆液性囊肿。病因不明,可能与机械性刺激、挤压有关。

二、临床表现

耳郭外侧面出现一个半球形的无痛囊性隆起,有胀感,无痛,有时有灼热和痒感,穿刺可抽出淡黄色无菌性液体,富含蛋白质,多数患者反复积液。

三、治疗

早期可用冷敷、超短波、紫外线照射等。积液明显者可穿刺抽液,加压包扎,抽液后可注入硬化剂,穿刺效果不佳者可手术。

第三节　外耳道耵聍栓塞

学 习 要 点

熟悉耵聍栓塞的病因、临床表现和治疗方法,了解耵聍栓塞与外耳道胆脂瘤鉴别的方法。

重点与难点解析

耵聍栓塞是由于外耳道内耵聍聚积过多,形成硬块,阻塞外耳道。

一、临床表现

未完全阻塞者多无症状;完全堵塞者可有耳闷、听力下降,偶伴眩晕。有时伴有耳痛。外耳道内可见棕黑色团块,质硬,也有软如枣泥者。可伴传导性耳聋。

二、治疗

取出耵聍。方法有:①耵聍钩取出法:将耵聍钩沿外耳道后上壁与耵聍之间轻轻插入到外耳道深部,钩住耵聍缓慢取出;②冲洗法:先用3%～5%碳酸氢钠溶液反复多次滴耳软化耵聍,2～3天后用温水将耵聍冲出;③吸引法:软化耵聍后用吸引器慢慢吸出。

第四节　外耳道疖与外耳道炎

学 习 要 点

掌握外耳道疖及外耳道炎的病因、临床表现和治疗措施。

重点与难点解析

一、外耳道疖

外耳道疖是指外耳道软骨部皮肤的毛囊、皮脂腺和耵聍腺感染而形成的局限性化脓性炎症。

（一）病因

挖耳、污水进入浸泡外耳道、化脓性中耳炎的脓液刺激致局部皮肤损伤，继发细菌感染；全身性疾病如糖尿病、慢性肾炎，营养不良等是诱因。

（二）临床表现

局部跳痛，疼痛常较剧烈。破溃后有黏稠脓性或脓血性分泌物流出。严重者可伴有发热和全身不适。检查有明显的耳屏按压痛和耳郭牵拉痛，外耳道软骨部局限性红肿，红肿中央可有白色脓头。

（三）诊断

根据症状和体征，不难诊断。需与急性乳突炎和慢性化脓性中耳乳突炎耳后骨膜下脓肿相鉴别。

（四）治疗

疖肿未成熟者，可用鱼石脂甘油涂敷患处促进成熟，成熟者行穿刺或切开排脓。疖肿已经破溃，用3%过氧化氢溶液将脓液清洗干净，保持引流通畅。严重者加以抗生素治疗。

二、外耳道炎

是外耳道皮肤或皮下组织的急、慢性弥漫性炎症。病因与外耳道疖大致相同。

（一）临床表现

1. 急性弥漫性外耳道炎　耳内灼热感，胀痛，逐渐加剧，外耳道有稀薄或黏稠分泌物流出。耳屏压痛和耳郭牵拉痛，外耳道弥漫性充血、肿胀、潮湿或有分泌物。

2. 慢性外耳道炎　耳痒不适，少量分泌物流出。外耳道皮肤多增厚、脱屑或有痂皮。可有少量黏稠分泌物或有白色豆渣状分泌物堆积。

（二）治疗

保持局部清洁、干燥和引流通畅。局部滴用2%~3%酚甘油或敷用鱼石脂软膏。严重者需应用抗生素。耳痛剧烈者给予止痛药。必要时可联合应用抗生素和皮质类固醇激素。

第五节　外耳道真菌病

学 习 要 点

熟悉外耳道真菌病的病因、临床表现、预防和治疗方法。

重点与难点解析

一、病因

外耳道内的条件致病性真菌，在适宜的条件下繁殖或真菌侵入外耳道引起的外耳道炎症性病变。游泳、中耳流脓、挖耳损伤、机体抵抗力下降、全身长期大剂量应用或滥用抗生素均可导致真菌感染。

二、临床表现

耳内发痒及闷胀感,有少量分泌物。外耳道脱落的表皮与菌丝体形成痂皮阻塞外耳道或覆盖于鼓膜表面时,可出现听力减退及耳鸣。如有细菌感染,可引起肿胀、疼痛及流脓。

检查:外耳道深部有白色、灰色、黄色或烟黑色霉苔,揭去苔膜,可见外耳道皮肤充血、肿胀、皮肤轻度糜烂,或有少量渗血。真菌检查可见菌丝体或芽胞。

三、治疗

彻底清理外耳道,保持外耳道干燥并处于酸化状态。耳道内涂用抗真菌药膏,一般不需全身应用抗真菌药。

四、预防

保持外耳道干燥,戒除挖耳习惯。水入耳后应及时拭净。合理使用抗生素及激素。

第六节　分泌性中耳炎

学 习 要 点

1. 掌握分泌性中耳炎的病因、临床表现、检查方法和治疗原则。
2. 熟悉诊断及鉴别诊断(尤其是鼻咽部肿瘤)。
3. 了解分泌性中耳炎的发病机制。

重点与难点解析

一、概述

分泌性中耳炎是以听力下降为主要特征、不伴有急性中耳炎感染症状及体征的中耳积液(包括浆液,黏液,浆-黏液,而非血液或脑脊液)。中耳积液极为黏稠者称为胶耳。本病较常见,小儿发病率高。分泌性中耳炎可分为急性、亚急性期和慢性 3 种。病程达 3 个月以上者为慢性分泌性中耳炎。

二、病因

1. 咽鼓管功能障碍　各种原因引起的咽鼓管功能障碍是本病的重要原因。

(1)咽鼓管阻塞:当咽鼓管阻塞时,中耳腔逐渐形成负压,黏膜中的静脉扩张,通透性增加,漏出的血清聚集于中耳,形成积液。咽鼓管阻塞包括咽鼓管咽口受到周围病变组织、分泌物或鼻咽填塞物的机械性阻塞,小儿咽鼓管开放肌肉薄弱、软骨弹性差、咽鼓管表面活性物质减少等非机械性阻塞。如腺样体炎、慢性鼻-鼻窦炎等。

(2)咽鼓管的清洁和防御功能障碍:细菌的外毒素或先天性纤毛运动不良综合征可致纤毛运动瘫痪,管壁周围组织的弹性降低可引起咽鼓管关闭不全。

2. 感染 轻型或低毒性的细菌或病毒感染,急性化脓性中耳炎治疗不当、滥用抗生素等。

3. 免疫反应 可能为免疫复合物疾病(Ⅲ型变态反应)。

4. 其他 被动吸烟、胃-食管反流、居住环境不良、哺乳方法不当、腭裂等均可为患病的危险因素。

三、临床表现

1. 听力下降,自听增强。头位变动听力可暂时改善。小儿大多表现为对呼唤声反应迟钝或无反应。

2. 轻微耳痛,慢性者耳痛不明显。

3. 耳内闭塞感或闷胀感。

4. 耳鸣多为间歇性,如"噼啪"声,或低音调"轰轰"声。当头部运动、打哈欠或擤鼻时,耳内可出现气过水声。

四、检查

1. 鼓膜 松弛部或全鼓膜内陷,表现为光锥缩短、变形或消失,锤骨柄向后上移位,锤骨短突明显向外突起。鼓室积液时,鼓膜失去正常光泽,慢性者可呈灰蓝或乳白色的微血管扩张。积液者可透过鼓膜见到液平面,面呈凹面向上的弧形,随头位改变。有时尚见到气泡,作咽鼓管吹张后气泡可增多、移位。积液甚多时,鼓膜向外隆凸,活动受限。

2. 听力测试 传导性听力损失,以低频为主。少数因毒素通过圆窗损伤内耳而合并感音神经性听力损失。声导抗图为平坦型(B 型)或负压型(C 型)。

五、诊断

根据病史、临床表现和听力学检查结果,诊断一般不难。鼓气耳镜和鼓膜穿刺术是诊断本病的"金标准"。如积液黏稠,可能抽不出液体。

六、鉴别诊断

1. 鼻咽癌 可为鼻咽癌患者就诊的首要原因之一,故对成年患者,尤其是单侧分泌性中耳炎、病程长或反复发作者,应警惕有鼻咽癌的可能。

2. 脑脊液耳漏 颞骨骨折并脑脊液漏而鼓膜完整者,脑脊液聚集于鼓室内,可产生类似分泌性中耳炎的临床表现。根据头部外伤史,鼓室液体的实验室检查结果及颞骨 CT 或 X 线摄片,可帮助鉴别。

3. 胆固醇肉芽肿 可为分泌性中耳炎晚期的并发症。中耳内有棕褐色液体,鼓室及乳突腔内有暗红色或棕褐色肉芽。鼓膜呈蓝色或蓝黑色。影像学检查见鼓室及乳突内有软组织影。

七、治疗

原则是控制感染,清除中耳积液,改善咽鼓管通气、引流,同时治疗相关疾病。目标是减轻症状,减轻传导性聋和预防慢性咽鼓管阻塞导致长期后遗症等。

(一)成人分泌性中耳炎的治疗

1. 保守治疗

(1)短期使用抗生素和糖皮质激素。

(2)保持鼻腔及咽鼓管通畅。

(3)使用黏液稀化剂、促排剂,利于分泌物经咽鼓管排出。

2. 手术治疗

(1)鼓膜穿刺术:通过鼓膜穿刺抽出积液。必要时可重复穿刺和鼓室内注药。

(2)鼓膜切开术:用于液体较黏稠者或经反复穿刺,积液在抽吸后又迅速生成、聚积时。

(3)鼓膜切开加置管术:凡病情迁延长期不愈,或反复发作之慢性分泌性中耳炎、胶耳等,可于鼓膜切开并将积液充分吸尽后,在切口处放置一通气管,以改善中耳的通气,有利于液体的引流,促进咽鼓管功能的修复。

3. 病因治疗　除治疗疾病本身外,更重要的是仔细寻找病因并积极治疗。包括胃-食管-咽喉反流、鼻部、鼻咽部、口咽部疾病等。对慢性分泌性中耳炎未查出明显相关疾病时,如颞骨 CT 发现鼓室或乳突内有肉芽或鼓室粘连时,应作鼓室探查术或单纯乳突开放术。

(二)2 个月至 12 岁患儿分泌性中耳炎的治疗

1. 保守治疗　观察等待:在诊断之日起应对患儿进行为期 3 个月的观察随访。观察期间每 2～4 周定期复查鼓气耳镜和声导抗。

2. 外科手术治疗　观察期间较好耳的听力水平为 40dB 或更差;病程持续在 3～4 个月或以上伴有听力减退;已经引起鼓膜或中耳的结构损伤;合并急性中耳炎反复发作等的患儿可考虑外科手术。

(1)首次手术:包括首选鼓膜置管术;有鼻塞、慢性鼻窦炎、慢性腺样体炎等指征时,同时行腺样体切除术。

(2)再次手术:鼓膜置管脱出或取管后复发,可行腺样体切除术和鼓膜切开术,同时行鼓膜置管或不置管;不建议单独行鼓膜切开术、激光辅助鼓膜造孔或单独行扁桃体切除术。

本 节 难 点

本节在学习过程中,要特别注意分泌性中耳炎的发病机制与临床表现、诊断和鉴别诊断、治疗有着密切的联系,是掌握本病的基本知识。鼓气耳镜和听力学检查是诊断该病的重要依据,对该知识应有所了解。同时应掌握儿童和成人分泌性中耳炎的治疗模式。

咽鼓管功能障碍引起的中耳气压与外界大气压失衡是分泌性中耳炎最主要的发病机制。当咽鼓管功能不良时,外界空气不能进入中耳,中耳内气体被黏膜逐渐吸收,腔内形成负压,致使中耳黏膜肿胀,毛细血管通透性增加,鼓室内出现漏出液。如负压持续,中耳黏膜可发生一系列病理变化,表现为上皮增厚,上皮细胞化生,杯状细胞增多,分泌增加,上皮下有病理性腺体样组织形成,固有层血管周围出现以淋巴细胞及浆细胞为主的圆形细胞浸润。如果中耳内的负压状态被解除,在恢复期,腺体逐渐退化,分泌物减少,黏膜渐趋正常。如果病变未能得到控制,鼓室内的积液可出现机化,或形成包裹性积液,伴有肉芽组织形成等,可发展为粘连性中耳炎、胆固醇肉芽肿、鼓室硬化,甚至胆脂瘤等后遗症。

分泌性中耳炎应与以下几种疾病相鉴别。①鼻咽部肿瘤:检查时鼻咽部可见新生物,纤维鼻咽镜、影像学、血清学检查和活检有助于确诊;②脑脊液耳漏:常有外伤史,影像学、液体的生化学和细胞学检查可予鉴别；③外淋巴瘘：常有手术或外伤史，听力呈感音或混合性聋，影像学和手术探查可资诊断；④胆固醇肉芽肿：可为分泌性中耳炎的后遗症，鼓膜呈蓝色或蓝黑色，中耳内的液体呈棕褐色，并有暗红色或棕褐色肉芽组织，内含铁血黄素胆固醇结晶溶解后形成的裂隙，伴有异物巨细胞反应；⑤粘连性中耳炎：为慢性分泌性中耳炎的后遗症，病史较长，听力呈渐进性传导性聋，鼓膜与鼓室壁或听骨链粘连，有的可见鼓室内硬化灶。

第七节 急性化脓性中耳炎

学 习 要 点

1. 了解急性化脓性中耳炎的病因、感染途径和病理。
2. 掌握急性化脓性中耳炎的临床表现、诊断要点和治疗原则。

重点与难点解析

一、急性化脓性中耳炎的病因及病理

主要为细菌感染引起，常见致病菌为肺炎链球菌、葡萄球菌、流感嗜血杆菌、乙型溶血性链球菌及铜绿假单胞菌等，临床上以前两者最常见，真菌罕见。

感染途径包括咽鼓管途径、外耳道-鼓膜途径、血行感染途径，其中咽鼓管途径最常见，血行感染者极少。

病变早期，为鼓室黏膜的渗出改变，后逐渐变为脓性。随着鼓室内脓液的逐渐增多，鼓膜局部溃破、穿孔，脓液随之外泄。若治疗得当，分泌物引流通畅，炎症可逐渐吸收，黏膜恢复正常，鼓膜穿孔也多可自行修复。若治疗不当病变可迁延为慢性。

二、急性化脓性中耳炎的临床表现

1. 穿孔前全身症状较重，耳痛明显。小儿除发热外，可有呕吐、腹泻等消化道症状。鼓膜一旦穿孔，体温即逐渐下降，全身症状明显减轻。
2. 局部症状 耳痛、耳流脓。
3. 听力情况 开始感耳闷，继则听力下降，伴耳鸣，偶伴眩晕。穿孔后耳聋减轻。

三、诊断要点

耳痛、耳流脓、听力下降、鼓膜充血或穿孔、发热等全身不适。

四、急性化脓性中耳炎的治疗原则

1. 镇痛、控制感染、通畅引流、祛除病因为本病的治疗原则。
2. 6个月以上小儿急性化脓性中耳炎穿孔前的治疗建议 若无严重的症状及体征，建议首选观察等待，延期（24～48小时）使用抗菌药或不使用抗菌药，期间使用镇痛药来缓解

症状。若症状严重,使用抗菌药后再次观察等待。一旦出现穿孔流脓,则立即使用抗菌药。

第八节　慢性化脓性中耳炎

学 习 要 点

1. 了解慢性化脓性中耳炎的分型、病因、病理。
2. 掌握慢性化脓性中耳炎的临床表现、诊断、鉴别诊断与治疗原则。

重点与难点解析

一、分型

慢性化脓性中耳炎和胆脂瘤型中耳炎。

二、相关病因

1. 急性化脓性中耳炎未获恰当而彻底的治疗,或急性坏死型中耳炎,病变深达骨质,以致病情迁延为慢性,此为较常见的原因。
2. 全身或局部抵抗力下降。
3. 鼻、咽部存在慢性疾病,咽鼓管长期阻塞或功能不良。
4. 细菌生物膜的存在。

三、病理表现

1. 轻者　病变仅限于鼓室黏膜,病变多为静止期。
2. 骨疡型　病变深达骨质,听小骨、鼓沟、鼓窦及乳突骨质可发生慢性骨疡;黏膜上皮破坏后,局部有肉芽或息肉生成。甚至继发胆脂瘤。

四、临床表现和诊断

长期反复耳流脓、听力下降、鼓膜穿孔,颞骨 CT 检查可见鼓室乳突软组织影、骨质破坏等。

五、鉴别诊断

1. 中耳胆脂瘤　持续性流黏稠脓,可含"豆渣样物",奇臭。松弛部穿孔或紧张部后上边缘性穿孔,鼓室内有灰白色鳞片状或无定形物质。颞骨 CT 常有骨质破坏。
2. 中耳癌　好发于中年以上的患者。大多有患耳长期流脓史,近期耳内出血,伴耳痛。鼓室内有新生物,接触易出血。早期容易出现面瘫,晚期有其他脑神经受损表现。颞骨 CT 示骨质破坏。新生物活检可确诊。
3. 结核性中耳炎　耳内脓液稀薄,听力损害明显,早期易发生面瘫。鼓膜大穿孔,肉芽苍白。肺部或其他部位有结核病灶。

六、治疗原则

药物治疗为主,如遗留鼓膜穿孔可行鼓膜修补术。如引流不畅或药物治疗无效或可疑出现并发症,则手术治疗。

本 节 难 点

慢性化脓性中耳炎的手术选择:①如果经规范的保守治疗后中耳炎症已完全吸收,遗留鼓膜穿孔者,可行鼓膜修补术。②对中耳炎病变较复杂、引流不畅,如中耳有肉芽或息肉,经正规药物治疗无效,CT 示乳突、上鼓室等有病变者,甚至可疑有并发症者,可行乳突切开术。

开放式乳突切开术:①乳突根治术:以清理病灶为目的,不保留听骨和鼓膜,中耳乳突腔向外耳道开放。②改良乳突根治术:在开放式乳突切开和彻底清除病灶的检查上保留残余的鼓膜和听骨。开放式手术曾经被广泛使用,但是目前对于不伴胆脂瘤的慢性化脓性中耳炎,不建议行该种手术。

完壁式乳突切开术:在乳突轮廓化的条件下保留外耳道后壁。听骨链完整时保留后拱拄和砧骨窝。如果砧骨已取出,切除后拱拄,充分开放面隐窝。可考虑行完壁式乳突切开术。

第九节　中耳胆脂瘤

学 习 要 点

1. 了解中耳胆脂瘤的概念特征、发病机制及病理。
2. 掌握中耳胆脂瘤的临床表现与治疗原则。

重点与难点解析

一、概念

胆脂瘤是一种位于中耳内的囊性结构,而非真性肿瘤。囊的内壁为复层鳞状上皮,囊内充满脱落上皮、角化物质及胆固醇结晶,囊外以一层厚薄不一的纤维组织与邻近骨壁或组织紧密相连。由于胆脂瘤具有侵袭性、破坏性、迁徙性、异常增殖等特征,可破坏周围骨质,引起严重的颅内、外并发症,应予重视。中耳胆脂瘤可分为先天性和后天性两种,后天继发性胆脂瘤则继发于慢性化脓性中耳炎或慢性分泌性中耳炎。

二、发病机制与病理

后天性胆脂瘤形成的确切机制不清,主要的学说如下。

1. 袋状内陷学说　由于咽鼓管功能不良,中耳内长期处于负压状态,鼓膜松弛部向鼓室内陷入而逐渐形成内陷囊袋。囊袋内壁鼓膜的表皮层上皮及角化物质不断脱落,并在囊内堆积,囊袋逐渐扩大形成胆脂瘤。

2. 上皮移行学说　当穿孔的鼓膜边缘试图愈合时，鳞状上皮移行进入中耳，形成胆脂瘤。

3. 鳞状上皮化生学说　中耳黏膜的上皮细胞受炎症刺激后化生为鳞状上皮，形成胆脂瘤。

4. 基底细胞增生学说　鼓膜松弛部的上皮细胞能通过增殖而形成上皮小柱，后者破坏基底膜后伸入上皮下组织，形成胆脂瘤。

三、临床表现

1. 持续性流黏脓并有特殊的臭味。

2. 较重的传导性耳聋或混合性耳聋。

3. 鼓膜松弛部或紧张部后上方穿孔，可见胆脂瘤皮（灰白色鳞屑状或豆渣样），上鼓室外侧壁破坏，外耳道后壁塌陷。

4. 影像学　CT 示上鼓室、鼓窦或乳突骨质破坏，边缘整齐。

四、慢性化脓性中耳炎与中耳胆脂瘤的鉴别要点

	慢性化脓性中耳炎	中耳胆脂瘤
耳内流脓	多为间歇性	持续性，如穿孔被痂皮所堵则为间歇性
分泌物性质	黏液脓，无臭	脓性或黏液脓，可含"豆渣样物"，奇臭
听力	一般为轻度传导性听力损失	听力损失可轻可重，为传导性或混合性
鼓膜及鼓室	紧张部中央性穿孔	松弛部穿孔或紧张部后上边缘性穿孔，少数为大穿孔，鼓室内有灰白色鳞片状或无定形物质，亦可伴有肉芽
颞骨 CT	一般正常	骨质破坏，边缘浓密，整齐
并发症	一般无	可有

五、治疗原则

一旦确诊，宜及早手术。包括乳突根治与各种鼓室成形术。

本 节 难 点

（一）中耳胆脂瘤的影像学检查

颞骨高分辨率 CT 扫描常作为诊断评估中耳胆脂瘤的首选方式，主要评估听小骨、上鼓室隐窝、迷路、颅底骨质以及面神经骨管等破坏情况。不足之处在于 CT 对软组织分辨率较差，不能很好地鉴别中耳胆脂瘤、肉芽、息肉及积液等病变。对局限较小的胆脂瘤、早期无骨质破坏的胆脂瘤病灶容易漏诊。

磁共振（MRI）影像对中耳 <5mm 的胆脂瘤较难诊断。当怀疑合并颅内并发症或病变范围很大时，MRI 检查有助于鉴别胆脂瘤和肿瘤。

弥散加权成像（diffusion weighted imaging，DWI）是近年来在常规 MRI 基础上的技术更新。在诊断中耳胆脂瘤，特别是早期不典型或较小的胆脂瘤，其敏感性、特异性均高于高分

辨率 CT。但其空间分辨率差,在判断病灶与周围组织关系或听小骨破坏情况不佳。故临床上不宜单独检查,必要时应加做高分辨率 CT。

(二)中耳胆脂瘤的手术治疗

治疗原则及手术方式基本同慢性化脓性中耳炎,但中耳胆脂瘤更多涉及是否行分期手术。

鼓室成形术分期手术有两个目的:永久性干耳和永久性恢复听力。是否行分期手术应在术中决定,这种判断基于以下 3 点:黏膜病变、听骨链情况、残余胆脂瘤。在黏膜病变严重的病例,分期手术可获得正常黏膜衬里的中耳腔,在理想情况下重建听骨链,获得最佳听力。在鼓室硬化致镫骨底板硬化时前庭窗广泛受累,则应分期手术。术中自鼓室窦清除胆脂瘤基质有时不能肯定是否彻底,该处病变隐藏在锥隆起下,无论是保留还是不保留外耳道后壁,也无论手术技术如何,该处病变不在手术视野内,此种情况可以待二次手术探查。

在一期手术时,如果是因为听骨链和鼓室黏膜的问题行分期手术,则应在一期术后 6~9 个月进行二期手术,此时中耳腔黏膜已经愈合。如果二期手术的目的是再次探查乳突腔和上鼓室可能的残余胆脂瘤病变,则最好等到 9~18 个月以后,此时任何残留的病变可生长至 1~2mm,在术中容易判断。

第十节　化脓性中耳炎并发症

学 习 要 点

1. 了解化脓性中耳炎并发颅内外并发症的病因与传播途径。
2. 掌握化脓性中耳炎发生颅内外并发症的分类和临床表现。
3. 掌握化脓性中耳炎发生颅内外并发症的诊断与治疗原则。

重点与难点解析

一、化脓性中耳炎发生颅内外并发症的常见病因

1. 中耳炎的类型　慢性化脓性中耳炎处于炎症急性发作期时最易发病。以胆脂瘤型中耳炎最常出现颅内外并发症,不伴胆脂瘤的化脓性中耳炎次之,急性中耳炎在幼儿时也易出现并发症。

2. 致病菌毒力　当感染病菌的毒力强或患者抵抗力降低时,均可使中耳炎症扩散出现并发症。

3. 不合理的治疗　对中耳炎的患者滥用抗生素,出现细菌耐药性;或不适当地应用粉剂,造成脓液引流不畅,导致并发症的形成。

二、传播途径

1. 循破坏缺损骨壁　是最常见的传播途径。中耳乳突炎症可循天盖、乙状窦、中耳内侧壁、乳突尖部形成相应部位的脓肿。

2. 血行途径 中耳黏膜炎症沿血液循环途径蔓延不仅引起颅内并发症,还可造成脓毒败血症,出现远处脏器的化脓性感染如肺炎和肝脓肿。

3. 通过先天缺陷 炎症可循前庭窗、蜗窗和小儿尚未闭合的骨缝直接传播。

三、分类

一般分为颅外并发症和颅内并发症。

1. 颅外并发症 常见的有耳后骨膜下脓肿、颈部 Bezold 脓肿和 Mouret 脓肿、迷路炎、岩锥炎及周围性面瘫等。

2. 颅内并发症 脓液破坏骨壁后,进入颅内形成硬脑膜外脓肿、硬脑膜下脑脓肿、蛛网膜炎、耳源性脑积水、脑膜炎、乙状窦血栓性静脉炎、脑脓肿及脑疝等。

四、临床表现

1. 颅外并发症

(1)耳后骨膜下脓肿:耳后红肿、压痛,脓肿形成后有波动感,穿刺有脓。可形成耳后瘘管长期不愈。

(2)颈部贝佐尔德脓肿及颈深部脓肿:同侧颈部疼痛,运动受限,于下颌角至乳突部肿胀、压痛明显。由于此类脓肿解剖位置深,波动感不明显。

(3)迷路炎:是化脓性中耳乳突炎常见的并发症。可分为局限性迷路炎(迷路瘘管)、浆液性迷路炎和化脓性迷路炎 3 种类型。可表现为不同程度的眩晕、恶心、呕吐,听力减退甚至全聋,可见眼震。化脓性迷路炎感染有向颅内扩散的危险。

2. 颅内并发症

(1)硬脑膜外脓肿:脓肿较小时无特殊症状,脓肿较大时可有头痛、微热、情绪易激动等,头痛不规则多为耳周局部持续性重压感。

(2)乙状窦血栓性静脉炎:早期症状不典型,患者可有耳痛及剧烈头痛。当细菌侵入乙状窦内可出现寒战、高热(体温可达 39~40℃或以上)、脉快、呼吸急促、重病容,体温呈弛张型,高热数小时后大汗淋漓,体温骤降,过数小时再高热,一日内可数次,当机体抵抗力很差时也可以无体温反应。小儿高热时常有抽搐,对患者体力消耗很大。因红细胞大量破坏,可有明显贫血现象,精神委靡不振,甚至神志不清。如有血行扩散,可出现远隔脏器的化脓性病变及所波及脏器的伴随症状。

(3)耳源性脑膜炎:高热、头痛、呕吐为主要症状。起病时可有寒战、高热,体温高达 40℃左右,晚期可达 41℃。脉快,头痛剧烈,患者可因头痛惨叫不已,以枕后部头痛为重。呕吐呈喷射状。容易激动,全身感觉过敏,烦躁不安,四肢抽搐;晚期患者有嗜睡、谵妄甚至昏迷。炎症累及脑部血管或脑实质时,可出现相应的中枢神经症状,甚至引起脑疝,呼吸循环衰竭而死亡。

(4)耳源性脑脓肿:脓肿多发于大脑颞叶,其次为小脑。常为单发脓肿,也可见到多发性脓肿。由于脑脓肿的病理过程有几个阶段,在临床也可出现典型的 4 期。①起病期:出现体温升高、畏寒、头痛、呕吐及轻度脑膜炎刺激征等症状,即为局限性脑炎或脑膜炎所致,历时数天。②隐伏期:多无明显症状,患者可有头痛、低热,食欲缺乏、便秘,有些年轻体壮的患者症状可不明显,但多有烦躁或抑郁少语,以及嗜睡等精神症状,该期可持续 10 天至数周不等。③显症期:也是脓肿形成期,可出现中毒症状:多在午后有低热、高热或体温正常,甚至有人体温低于正常。食欲缺乏或亢进,贪食。颅内高压症状:最显著的表现是头痛,轻者为患侧痛,重者为持续性全头痛或枕后痛,夜间症状加重,患者常因剧痛而惨叫不止,这是脑脓肿可作为诊断性的标志性症状。颅内高压的另一典型症状是喷射状呕吐,与进食无关,其他症状常见的有表情淡漠,嗜睡甚至昏迷,体温高而脉迟缓,打哈欠,有许多无意识的动作(如挖耳、触睾丸等),家属常反映患者性格及行为反常。④终期:可形成脑疝。

五、诊断

诊断耳源性并发症并不困难,需注意以下几点。

1. 详细询问病史　了解患者中耳炎的病史,治疗情况以及近期的自觉症状。中耳炎患者突然出现头痛、高热、耳后肿胀,尤其是流脓突然减少或停止(引流不畅)、神志改变、意识淡漠时应考虑并发症的可能。

2. 耳部检查　清理外耳道分泌物,仔细观察鼓膜的穿孔部位,特别是有无边缘性穿孔、松弛部穿孔或者小穿孔引流不畅者,有无慢性化脓性中耳炎急性发作,有无肉芽及胆脂瘤等。有些紧张部穿孔的患者可因鼓室隔阻塞、患者抵抗力下降及急性炎症期血行感染而出现并发症。

3. 颞骨和颅脑影像学检查　颞骨 CT 扫描观察上鼓室、鼓窦或乳突区有无骨质破坏,多数情况是看不到明显的骨质破坏,可观察密度不均匀的软组织阴影。颅脑 CT 扫描或 MRI 中对颅内病变具有重要的诊断价值,如:硬脑膜外脓肿、硬脑膜下脓肿、脑积水、脑脓肿等。

4. 眼底检查　有助于了解有无颅内高压存在。

5. 脑脊液及血液的实验室检查　对诊断脑膜炎、脑脓肿等有重要参考价值。

6. 细菌培养　作脓液和脑脊液的细菌培养及药敏试验,有助于指导用药。

六、治疗原则

手术清除中耳乳突的病灶,通畅引流,应用足量广谱抗生素抗感染、对症支持治疗。颅内高压者首先以降颅内压、抢救生命为主。

常用治疗方法如下。

1. 扩大乳突根治术　彻底清除中耳乳突的病变,探查天盖乙状窦板有无破坏,可疑者凿开检查,达到祛除病灶、通畅引流的目的。有脑脓肿者要穿刺引流脓液。如有面瘫者需行面神经减压术等。

2. 应用足量广谱抗生素　未作药物敏感试验之前用广谱强力抗生素,同时加用抗厌氧菌的药物,因此类患者多合并厌氧菌感染。

3. 支持疗法　补充水分和电解质,能量消耗大者可适当补血浆、氨基酸等。

4. 糖皮质激素　一般用地塞米松 10～20mg/d 静脉滴注。

5. 对症治疗　如颅内压高时可用高渗糖和甘露醇交替使用,同时注意水电解质平衡,遇有颅内高压危象时,首先处理颅内高压而后手术,或同时进行。

本 节 难 点

颅内并发症的诊断与治疗

1. 硬脑膜外脓肿　凡化脓性中耳乳突炎患者出现下述情况者应疑及本病:患者长期头痛和(或)不规则低热,中耳脓液突然增多,头痛反而减轻;耳内流脓甚多,拭之不尽,局部检查脓液有明显的搏动。颅脑 CT 或 MRI 可发现硬脑膜外占位病变。行扩大的乳突根治术,彻底清除病灶,找到与脓肿相通的骨质破坏区,扩大并彻底暴露硬脑膜,探查脓肿部位,通畅引流,将脓液尽量排尽,刮除肉芽组织,直至看到正常的硬脑膜为止。

2. 乙状窦血栓性静脉炎　凡有中耳炎病史,特别是胆脂瘤型中耳炎,患者出现周期性发作的寒战、高热(体温可达39~40℃或以上)或弛张型发热,神志改变等,均应怀疑本病。颞骨CT提示乙状窦骨质破坏。

腰椎穿刺脑脊液多无异常,但压力可升高,可出现视盘水肿,视网膜静脉扩张,压迫颈内静脉,眼底静脉无变化,表明颈内静脉有闭塞性血栓,此称为Growe试验阳性。压迫健侧颈内静脉,此时脑脊液压力迅速上升,可超出原压力1~2倍;再压迫患侧颈内静脉,若乙状窦内有闭塞性血栓存在,此时脑脊液压力不升高或仅升高极微,称Tobey-Ayer试验阳性。治疗原则:手术治疗彻底清除病灶,通畅引流,应用强有力的抗生素,辅以支持疗法。在拟诊为该病后应紧急行乳突根治术,清除病灶并探查乙状窦,窦内的血栓一般不必取出。有乙状窦脓肿时应将窦内病变组织全部清除。

3. 耳源性脑膜炎　高热、头痛、呕吐为主要症状。头痛剧烈,呕吐呈喷射状。晚期患者有嗜睡、谵妄甚至昏迷。炎症累及脑部血管或脑实质时,可出现相应的中枢神经症状,如脑膜刺激征,病理性神经反射,甚至引起脑疝,呼吸循环衰竭而死亡。脑脊液生化检查示白细胞计数显著增加,分类以多形核粒细胞增多为主,蛋白含量升高,糖与氯化物含量明显降低,细菌培养阳性。尽早进行乳突根治术,彻底清除病灶,通畅引流,但必须注意当颅内压特别高时,首先预防脑疝形成,急用降颅内压药物,在降颅内压的同时进行手术。

4. 耳源性脑脓肿　由于不同时期脑脓肿的处理不同,所以诊断脑脓肿时还应分析处在哪一时期。在临床可出现典型的4期。①起病期:出现体温升高,畏寒、头痛、呕吐及轻度脑膜炎刺激征等症状,即为局限性脑炎或脑膜炎所致,此期脑脊液中细胞数稍高,蛋白量增高,血中白细胞数增多,以中性粒细胞为主,历时数天。②隐伏期:多无明显症状,患者可有头痛、低热,食欲缺乏、便秘,有些年轻体壮的患者症状可不明显,但多有烦躁或抑郁少语,以及嗜睡等精神症状,该期可持续10天至数周不等。③显症期:也是脓肿形成期,可出现中毒症状:多在午后有低热、高热或体温正常,甚至有人体温低于正常。颅内高压症状:最显著的表现是头痛,轻者为患侧痛,重者为持续性全头痛或枕后痛,夜间症状加重,患者常因剧痛而惨叫不止,这是脑脓肿可作为诊断性的标志性症状。颅内高压的另一典型症状是喷射状呕吐,与进食无关,其他症状常见的有表情淡漠,嗜睡甚至昏迷,体温高而脉迟缓,打哈欠,有许多无意识的动作(如挖耳、触睾丸等),家属常反映患者性格及行为反常。局灶性症状:视脓肿在脑部的位置不同可出现不同的定位症状。④终期:可形成脑疝。经过及时治疗,部分可治愈,但全身情况差及就诊晚者常因脑疝而导致突然死亡。颅脑CT扫描或MRI可显示脓肿的位置、大小、脑室受压的情况。治疗应在降低颅内压的前提下,以手术治疗为主,控制感染和支持疗法为辅。

第十一节　耳源性眩晕疾病

学 习 要 点

1. 了解眩晕的定义、分类和鉴别诊断。
2. 掌握梅尼埃病的临床表现、诊断和治疗原则。
3. 熟悉梅尼埃病的病理变化。

4. 熟悉良性阵发性位置性眩晕的定义、分类和病理机制。

5. 掌握良性阵发性位置性眩晕的临床表现、检查和后半规管 BPPV 的手法复位。

重点与难点解析

一、眩晕的定义

眩晕是因机体对空间定位障碍而产生的一种运动性或位置性错觉,最常表现为自身或者周围事物的旋转感,或者摇晃浮沉感。眩晕是症状而非临床疾病。

二、眩晕的分类

按照发病部位来区分为:外周性眩晕和中枢性眩晕。前者指内耳疾病导致的眩晕,最常见的有良性阵发性位置性眩晕、梅尼埃病、前庭神经炎等。后者包括小脑脑干梗死或者出血性疾病、多发性硬化等。

按照发作频率可以分为:阵发性和持续性。前者包括良性阵发性位置性眩晕、梅尼埃病、偏头痛相关性眩晕等,后者包括前庭神经炎和小脑脑干梗死或者出血性疾病等。

三、眩晕的鉴别诊断

参见本节难点。

四、梅尼埃病

(一)流行病学

多发于青壮年,其次为青年人,儿童罕见。男女发病率为 1:1～1.3:1。一般单耳发病,后可累及双耳。

(二)病因

迄今不明,可能与内淋巴管机械阻塞与内淋巴吸收障碍、精神因素导致的内耳循环障碍或免疫有关。

(三)病理

基本病理改变为膜迷路积水膨大,内淋巴压力极高时可使前庭膜反复破裂或形成永久性瘘道,内外淋巴混合,局部离子平衡破坏,从而导致内耳终器的退行性病变。

(四)临床表现与专科检查

典型的临床表现有四大主症:发作性眩晕,波动性、渐进性耳聋,耳鸣及耳胀满感。

1. 眩晕　突发旋转性,并伴有自主神经反射症状,睁眼转头时加剧,闭目静卧时减轻。神志清醒,多 24 小时内缓解,常反复发作。

2. 耳聋　初期多无自觉,多次发作后始感明显。发作期加重,间歇期减轻,波动性听力下降。

3. 耳鸣　多出现在眩晕发作之前。发作时加剧,间歇期减轻,但并不消失。

4. 耳胀满感　患侧耳内或头部胀满压迫感。

检查可见鼓膜像及声导抗正常;发作期及多次复发者前庭功能检查可能异常;感音性听力损失早期为低频下降,后累及全频;可有重振现象,但音衰试验正常;耳蜗电图异常;甘油试验阳性。经鼓室钆剂注射内耳造影技术是检测膜迷路积水可靠、有效的检查手段,阳性率更高,评估方法更科学,对梅尼埃病具有非常重要的诊断价值和临床意义。

(五)诊断依据及鉴别诊断

在排除其他眩晕病因后,参照中华医学会耳鼻咽喉科学分会2006年贵阳会议制订出梅尼埃病的诊断依据,可作出诊断。需与常见周围性眩晕疾病如良性阵发性位置性眩晕、前庭神经炎、迷路炎、突发性聋等鉴别。

(六)治疗原则及疗效评判

根据发作频率和程度,以综合治疗为主。分为急性期和间歇期的治疗,包括饮食调节,前庭康复及心理治疗;药物以缓解眩晕和自主神经系统症状,减轻迷路积水及改善微循环为主;保守治疗无效而严重影响生活者可行鼓室内注射庆大霉素或手术。

本病有时间不等的间歇和自愈倾向,因此,疗效判定要慎重,可参考中华医学会耳鼻咽喉科学分会制订的疗效分级标准(贵阳,2006)。

五、良性阵发性位置性眩晕(benign paroxysmal positional vertigo,BPPV)

(一)定义

俗称"耳石症",是因特定的头位变化伴随出现短暂性眩晕发作的前庭疾病。本病占全部眩晕性疾病的20%~40%,是目前临床上最常见的外周性眩晕疾病。

(二)分类

按不同受累半规管,分为后半规管、水平半规管和上半规管BPPV,以后半规管BPPV最常见。

主要的病理机制有管结石症和壶腹嵴帽结石症。

(三)临床表现

主要症状为随头位或体位改变而诱发的短暂性眩晕,主要体征是眼震。一般无听力异常改变。

(四)检查

1. Dix-Hallpike变位性眼震试验　为后半规管BPPV的常规检查方法:①患者坐于检查床上,检查者位于患者侧方,双手持头,向一侧扭转45°,让患者迅速向后躺下,同时头部向后仰15°~30°;②观察患者的眼震方向至眼震停止后,恢复患者至端坐位;③休息5分钟后检查另一侧。

患侧的判定:诱发出含旋转和上跳成分的眼震的那一侧判定为患侧。若双侧同时诱发出眼震者,为双侧后半规管BPPV。

2. Roll变位性眼震试验　为水平半规管BPPV常用的诱发体位:患者仰卧位,检查者手持患者头部分次快速向左、右两侧旋转90°。若引出的眼震为水平性或者水平略带旋转性眼震,且快相方向朝向地面,则称之为向地性眼震;若眼震的快相方向背离地面,则称为背地性眼震。

患侧的判定:水平半规管管结石症行Roll试验均可诱发双侧水平向地性眼震,以诱发试验时眼震较强烈一侧为患侧。而壶腹嵴帽结石症行Roll试验均可诱发双侧水平背地性眼震,以眼震相对较弱一侧为患侧。

(五)治疗

手法复位是本病最主要和有效的方法,可反复进行。改善微循环药物,主要是增加内耳的血供,有利于恢复。前庭抑制剂对控制症状有一定的作用,但不宜长期使用。仅当患者经过正规的手法复位治疗及必要的药物治疗后症状仍然反复发作且影响生活工作质量时,才考虑手术。

本节难点

(一)水平半规管 BPPV 的患侧判定

水平半规管管结石症行 Roll 试验均可诱发双侧水平向地性眼震,以诱发试验时眼震较强烈一侧为患侧。而壶腹嵴帽结石症行 Roll 试验均可诱发双侧水平背地性眼震,以眼震相对较弱一侧为患侧。

(二)后半规管 BPPV 的 Epley 手法复位

①患者坐于治疗床上,在治疗者帮助下迅速完成 Dix-Hallpike 试验的患侧体位,等待患者的眼震和眩晕消失;②将头逐渐转正,继续向健侧转 45°,保持头位 30 秒以上;③将患者头部连同身体向健侧翻转 90°,使身体侧卧于治疗床,而此时头部偏离仰卧位达 135°,维持此位置 30 秒以上;④坐起头前倾 20°~30°。完成上述 4 个步骤为 1 个治疗循环,复位后 5~10 分钟再行 Dix-Hallpike 试验,观察是否还有眼震。

(三)眩晕的鉴别诊断

引起眩晕症状的疾病很多,在首要排除中枢性病因后,还需要与下列常见周围性眩晕疾病相鉴别。

1. 良性阵发性位置性眩晕　系特定头位诱发的短暂(数秒钟)阵发性眩晕,伴有眼震,由于不具耳蜗症状而易与梅尼埃病相鉴别。

2. 前庭神经炎　可能因病毒感染所致。临床上以突发眩晕,向健侧的自发性眼震,恶心、呕吐为特征。前庭功能减弱而无耳鸣和耳聋。数天后症状逐渐缓解,但可转变为持续数个月的位置性眩晕。痊愈后极少复发。该病无耳蜗症状是与梅尼埃病的主要鉴别点。

3. 前庭药物中毒　有应用耳毒性药物的病史,眩晕起病慢,程度轻,持续时间长,非发作性,可因逐渐被代偿而缓解,伴耳聋和耳鸣。

4. 迷路炎　有化脓性中耳炎及中耳手术病史。

5. 突发性聋　约半数突发性聋患者伴眩晕,但极少反复发作。听力损失快而重,以高频为主,无波动。

6. Hunt 综合征　Hunt 综合征可伴轻度眩晕、耳鸣和听力障碍,耳郭或其周围皮肤的带状疱疹及周围性面瘫有助于鉴别。

7. Cogan 综合征　Cogan 综合征除眩晕及双侧耳鸣、耳聋外,非梅毒性角膜实质炎与脉管炎为其特点,糖皮质激素治疗效果显著,可资区别。

8. 外淋巴瘘　蜗窗或前庭窗自发性或(继手术、外伤等之后的)继发性外淋巴瘘,除波动性听力减退外,可合并眩晕及平衡障碍。可疑者宜行窗膜探查证实并修补之。

9. 听神经瘤　参见本章第十四节中听神经瘤部分。

第十二节　突发性聋

学习要点

1. 熟悉突发性聋的新定义、病因和治疗。

2. 了解突发性聋的疗效评价和预后。

重点与难点解析

一、定义

指突发快速的或 72 小时内原因不明的主观感受到的单耳或双耳感音神经性听力损失。可伴有耳鸣和眩晕。患者多能准确提供发病时间、地点与情形。单侧发病多见，有自愈倾向。

二、病因

1. 内耳供血障碍　被认为是目前主要的原因。内耳微循环障碍可由内耳血管功能紊乱、痉挛、出血、血栓形成或血管栓塞等引起。

2. 病毒感染　原因可能是出现了急性病毒性前庭迷路炎或耳蜗炎。与本病有关的病毒很多，如腮腺炎病毒、水痘-带状疱疹病毒、流感病毒、柯萨奇病毒等。

3. 其他　自身免疫病（如 Cogan 综合征），听神经瘤，颅脑外伤，药物中毒，精神心理因素等。

三、治疗方法及预后

1. 肾上腺糖皮质激素　目前被列为首选。泼尼松 1mg/（kg·d）顿服（常用最大剂量为 60mg），疗程为 10～14 天。对于糖尿病患者或者全身用药无效者，可以采用鼓室内注射。

2. 改善血液流变学状态、扩血管以及纤溶治疗

（1）10% 低分子右旋糖酐静脉滴注。

（2）活血化瘀中药：如复方丹参、川芎嗪、葛根黄酮静脉滴注。

（3）钙离子通道阻滞药：如尼莫地平、氟桂利嗪。

（4）组胺衍生物：倍他司汀。

（5）抗血栓形成剂和促血栓降解剂：可选用东菱克栓酶、蝮蛇抗栓酶、降纤酶、尿激酶等，但应住院用药，动态监测患者凝血功能状态。

3. 抗病毒治疗　在有直接病毒感染证据时可采用。

4. 高压氧　可改善内耳血管的氧摄入，有利于突发性聋的治疗。

5. 其他　银杏叶制剂、维生素类，以及改善内耳能量代谢的药物等。

四、预后

1. 单独发生在低频或中频的突发性聋，无论是否伴有耳鸣或眩晕，预后较好。

2. 听力损失越严重，预后越差。

3. 初始发病为全聋型者预后很差。

4. 复发常见于低频和中高频型突发性聋。

五、疗效

中华耳鼻咽喉头颈外科杂志编辑委员会、中华医学会耳鼻咽喉头颈外科学分会制订的

疗效标准(济南,2005)如下。

痊愈:受损频率听阈恢复至正常,或达健耳水平,或达此次患病前水平。

显效:受损频率平均听力提高 30dB 以上。

有效:受损频率平均听力提高 15～30dB。

无效:受损频率平均听力改善不足 15dB。

本 节 难 点

由于病因未明,治疗过程需牢记以下几点:①首诊时仍需注意排除危及生命的因素,特别是双侧突发性耳聋以及有并发症者;②患者新出现的耳胀满感和阻塞感可能是潜在严重疾病的症状;③注意疾病给患者造成的心理影响,如极度焦虑和抑郁;④熟悉一些听力辅助技术、设备(助听器)和耳鸣康复训练。

第十三节　耳聋及其防治

学 习 要 点

1. 掌握耳聋的分类、分级及常见病因。
2. 熟悉耳聋的预防,电子耳蜗植入术的适应证。
3. 了解人工助听技术的相关知识及听觉言语康复训练。

重点与难点解析

一、耳聋分类

耳聋按病变性质可分为器质性聋和功能性聋两大类。前者可依照病变位置划分为传导性聋、感音神经性聋和混合性聋 3 类。感音神经性聋可细分为感音性即耳蜗性聋和神经性即蜗后聋。功能性聋因无明显器质性变化,又称精神性聋或癔症性聋。

按发病时间分类,以出生前后划分为先天性聋和后天性聋。以语言功能发育程度划分为语前聋和语后聋。先天性聋按病因不同,可分为遗传性聋和非遗传性聋两类。

二、耳聋分级

我国法定为以 500Hz、1000Hz、2000Hz 三个频率为准,WHO(1997)建议将 4000Hz 列入统计范围。

我国将耳聋分为五级。

(1)轻度耳聋:听低声谈话有困难,语频平均听阈 <40dB HL。

(2)中度耳聋:听一般谈话有困难,语频听阈在 41～55dB HL。

(3)中重度耳聋:要大声说话才能听清,语频听阈 56～70dB HL。

(4)重度耳聋:需要耳旁大声说话才能听到,听阈 71～90dB HL。

(5)极重度耳聋:耳旁大声呼唤都听不清,听阈 >90dB HL。

WHO(1997)建议分轻度(26~40dB HL)、中度(41~60dB HL)、重度(61~80dB HL)、极重度(>81dB HL)四级。

三、传导性聋

外耳和(或)中耳疾病使传抵内耳的声能减弱,从而引起的听觉功能减退为传导性聋。常见疾病可分为先天性和后天性。不同的病因需要不同的治疗方法,大多数传导性聋,可以经过耳显微外科手术重建听力。因各种原因不能手术者,可配戴助听器。传导性聋多由中耳炎引起,应以预防和治疗中耳炎为重点。

四、感音神经性聋

病变存在于螺旋器毛细胞至听觉皮层通路上的任一环节,根据部位不同可细分为感音性、神经性或中枢性聋。常见原因如下。

1. 先天性聋　系出生时或出生后不久就已存在的听力障碍。其病因可分为遗传性聋及非遗传性聋两大类。前者是指由基因或染色体异常所致的感音神经性聋;后者指母亲怀孕早期的病毒感染性疾患,全身疾病,应用耳毒性药物或分娩过程异常均可使胎儿耳聋。

2. 老年性聋　是人体老化过程在听觉器官中的表现。

3. 传染病源性聋　指由各种急、慢性传染病产生或并发的感音神经性聋。

4. 全身系统性疾病引起内耳供血障碍导致的听觉终末器官退行性变。

5. 药物性聋。

6. 创伤性聋　创伤可导致迷路震荡、内耳出血、内耳毛细胞和螺旋神经节细胞受损以及潜水、爆震及噪声对内耳的损伤。

7. 特发性突发性聋　瞬间发生的感音神经性耳聋。

8. 自身免疫性聋　多发于青壮年的双侧同时或先后出现的、非对称性、波动性进行性感音神经性聋。常合并有其他自身免疫性疾病,免疫抑制剂疗效较好,停药后可复发。

9. 其他　梅尼埃病、耳蜗性耳硬化、小脑脑桥角占位性疾病、多发性硬化症等。

准确的诊断和鉴别诊断往往需要影像学和系统的全身检查。

感音神经性聋的治疗原则是恢复或部分恢复已丧失的听力,尽量保存并利用残余的听力。具体方法包括药物治疗,选配助听器及电子耳蜗植入等。

五、对功能性聋及伪聋的鉴别

全面系统地收集病史,详尽的耳鼻部检查,严格的听功能、前庭功能和咽鼓管功能检测,必要的影像学和全身检查等是诊断和鉴别诊断的基础。客观的综合分析则是其前提。

六、人工助听技术

包括助听器、振动声桥、骨锚式助听器及人工耳蜗植入。

1. 助听器　是一种扩音装置,语频平均听力损失35~80dB者均可使用;听力损失60dB

左右效果最好。助听器的选配与听力损失特点以及耳聋类型有关。分为气导助听器和骨导助听器,后者又有体佩式和植入式之分。

(1)单侧耳聋一般不需配用助听器。

(2)双侧耳聋者,若两耳损失程度大体相同,可用双耳助听器或将单耳助听器轮换戴在左、右耳;两耳听力损失程度区别较大,但都未超过50dB者,宜给听力较差耳配用;若有一耳听力损失超过50dB,则应给听力较好耳配戴。

(3)助听器应该先用于言语识别率较高、听力曲线较平坦、气骨导间距较大或动态听力范围较宽之耳。

(4)传导性聋者,气导、骨导助听器均可用;外耳道狭窄或长期有炎症者宜用骨导助听器;感音性聋伴有重振者需采用具备自动增益控制的助听器等。

2. 振动声桥 是一种半植入式中耳助听装置。最初是为了解决中重度感音神经性聋的患者所设计,而目前其适应证已扩展到传导性和混合性聋,甚至先天性外耳中耳畸形的患者,效果甚好。

3. 骨锚式助听器 是一种通过骨导方式改善听力的助听设备。除了适用于单侧和双侧传导性聋、混合性聋以及单侧感音神经性聋患者外,还可应用于其他特殊听力受损者,比如头部放疗后听力下降者、伴中度智力缺陷的传导性或混合性聋患者等。

4. 人工耳蜗 包括植入体及言语处理器两部分,是当前帮助极重度聋人获得听力,获得或保持言语功能的良好工具。语前聋极重度者,应在言语中枢发育最佳阶段或之前植入,语后聋者应在失去听觉之后尽早植入。电子耳蜗的物理基础是感音性聋患者的耳蜗螺旋神经节细胞大部分仍存活,将连接到体外的声电换能器上的微电极经蜗窗插入耳蜗鼓阶内,并贴附于耳蜗轴骨壁上,用于直接刺激神经末梢,将模拟的听觉信息传向中枢,以期使全聋者重新感知声响。若配合以言语训练,可恢复部分言语功能。

七、听觉和言语训练

听觉训练是借助助听器并利用聋人的残余听力,或植入人工耳蜗后获得听力,通过长期有计划的声响刺激,逐步培养其聆听习惯,提高与听觉相关的能力。言语训练是依据听觉、视觉与触觉等之互补功能,借助仪器,训练聋儿发声、唇读,进而理解并积累词汇,掌握语法规则,灵活准确表达思想感情。听觉和言语训练相互补充,共同促进耳聋患者的功能锻炼。

第十四节 耳及侧颅底肿瘤

学 习 要 点

1. 掌握外耳道乳头状瘤的临床特点及诊治。
2. 掌握中耳癌的临床特点;了解其治疗方法。
3. 掌握颈静脉球体瘤的临床特点,熟悉其鉴别诊断。
4. 掌握听神经瘤的临床表现,听力学检查结果特点;熟悉不同手术径路的优缺点。

重点与难点解析

一、外耳道乳头状瘤的临床特点及诊治

外耳道乳头状瘤是最常见的耳部良性肿瘤之一,好发于男性青壮年。与外耳道软骨部反复局部刺激及人乳头状瘤病毒感染有关。根据肿瘤大小,临床可表现为耳痒、耳塞、出血或伴发感染。检查见软骨部质硬桑葚样灰白、棕色或黑褐色肿物。

本病有恶变倾向,须常规进行病理检查。治疗首选手术切除,术后用20%硝酸银或干扰素等局部涂抹,有利于防止复发。而病理证实有癌变者,则须行乳突扩大根治或邻骨部分切除术,并行术后放疗。

二、中耳癌的临床特点及诊治

中耳癌是一种少见的原发于中耳或邻近器官侵犯或远处转移到中耳的恶性肿瘤,鳞癌多见。临床表现为局部扩展侵蚀,因病变部位、侵蚀范围的不同可出现:①脓血水耳漏;②耳痛和头痛;③听力下降;④面瘫;⑤张口困难;⑥第Ⅴ、Ⅵ、Ⅸ、Ⅹ、Ⅺ、Ⅻ等脑神经受累表现;⑦晚期有颈部淋巴结转移。耳镜检查可见外耳道和中耳有肉芽、息肉样或乳头状新生物,触之易出血;CT、MRI明确肿瘤侵犯范围。

病理确诊。采用手术加放疗的综合治疗。根据侵犯范围行颞骨部分、次全或全切除术;采用^{60}Co和高能射线进行术前、后放疗可提高生存率。化学治疗和分子靶向治疗的目的是缩小肿瘤、抑制肿瘤生长。病变广泛的肿瘤缩小后有可能通过手术彻底切除。

三、颈静脉球体瘤的临床特点及诊治

起源于化学感受器的血管性肿瘤,又称化学感受器瘤,多见于中年女性,肿瘤生长缓慢,具有局部侵袭性。

病理可见肿瘤外观与血管性肉芽组织相似,一般无明显包膜,色深红,血管丰富,质脆,易出血。显微镜下可见颈静脉球体瘤由大量薄壁和窦状毛细血管周围绕小球状或小泡状的瘤细胞巢组成。电子显微镜下可见其细胞质中有典型的嗜铬小体。

根据其部位和范围瘤体可有不同的临床表现,包括:①单侧搏动性耳鸣;②耳闭胀感和听力下降;③血性耳漏;④脑神经症状;⑤心血管表现等。检查可见蓝鼓膜,有时透过鼓膜可见波动性红色或蓝色肿物;瘤体较大则可使鼓膜隆起或穿破,露出樱桃红色息肉样瘤体,触动易出血。纯音听力测试为传导性聋或感音神经性聋。CT、MRI影像学有助于确定肿瘤范围及颅内侵犯情况。

忌行诊断性鼓膜穿刺或活检。

需要与其他鼓室占位性病变鉴别。如颈静脉球高位、特发性血鼓室、面神经鞘膜瘤、颅底脑膜瘤及中耳癌。

根据不同情况,治疗可采用手术切除、放射治疗、手术加放疗以及γ刀、X刀等介入治疗。

四、听神经瘤的临床特点及诊治

听神经瘤为小脑脑桥角最常见的良性肿瘤。多数来源于前庭神经鞘膜,可称为前庭神

经鞘膜瘤。单侧多见，Ⅱ型神经纤维瘤病的患者易患双侧听神经瘤，又称听神经瘤病。病理上瘤体呈实质性，有完整包膜，可出血或囊性变。生长缓慢，恶变少。

根据肿瘤大小及临床表现可分为耳科表现期，三叉神经受累期，脑干和小脑受压期，颅内压增高期以及终末期。临床上对表现为单侧高音调耳鸣伴进行性听力下降和平衡失调的患者应高度怀疑。听力学检查包括纯音听阈测听、音衰试验、言语测试、声导抗测试、听性脑干反应测试等，结果可疑者应行 CT 或 MRI 等影像学检查。MRI 增强扫描是诊断听神经瘤的"金标准"。

听神经瘤的治疗包括手术和非手术治疗。手术治疗可根据肿瘤部位、大小及有关结构的受累程度和状态采用不同的手术进路。①颅中窝进路：适用于局限于内耳道内的听神经瘤，且要求保留残存听力者。②迷路进路：对于听力损失较重，面神经功能正常，起源于内耳道突向小脑脑桥角的肿瘤，可最大限度地保存面神经功能。③乙状窦后或枕下进路：适用于较大的位于小脑脑桥角处肿瘤，特点是术野宽敞，同时可磨除内耳道后壁，切除内耳道内的肿瘤。小听神经瘤或不愿手术者也可选用 γ 刀、X 刀治疗。

本 节 难 点

听神经瘤治疗方案的制订。

听神经瘤的治疗原则为：确诊后对于较小的肿瘤患者，可选择观察，但需要密切注意肿瘤和听力的变化。而手术是治愈听神经瘤的唯一方法，在保证彻底切除肿瘤的前提下，尽可能减少瘤周组织的损伤。对于首发或复发的小型听神经瘤，不愿或不能耐受手术者，可考虑应用伽玛刀、X 刀治疗，但不适用于脑干受压或颅内压高的患者。

听神经瘤可通过多种手术进路摘除。在耳科和神经外科领域里，进入内耳道切除蜗神经瘤的途径主要有以下几种。

1. 迷路入路 用于无实用听力，言语频率听阈 >80dB 者；或患者愿意放弃患侧听力者。该入路优点是损伤小，面神经显示清楚，保存面神经结构和功能的机会大。经迷路入路不仅可开放内耳道，还可以较好地暴露脑桥小脑三角，是达到该区的最短径路。

2. 颅中窝进路 有实用听力且拟于保留的患者。该入路主要针对直径 1.5cm 以内、局限在内耳道和管外 <1cm 的小听神经瘤。其优点是可保存听力，缺点是视野暴露受限。术中进行神经监测利于保护听神经和面神经。针对不同部位的瘤体，还可选择扩大颅中窝进路及颅中窝经岩部进路。年龄 >65 岁者不宜采用该径路，以防牵拉脑组织引起并发症。

3. 乙状窦后入路 主要用于肿瘤 >4cm 的脑桥小脑三角肿瘤，能够保留听力。岩-枕经乙状窦进路适用于大听神经瘤的切除。

习　　题

一、选择题

A1 型题

1. 鼓膜外伤穿孔后正确的处理是

　　A. 氯霉素滴耳剂，3 次/日滴耳

　　B. 清洁外耳道内血痂，无菌生理盐水冲洗

  C. 用力擤出鼻腔内的分泌物

  D. 保持外耳道清洁和干燥到穿孔愈合

  E. 不予理睬

2. 水样耳漏常见于

  A. 分泌性中耳炎   B. 外耳道湿疹   C. 化脓性中耳炎

  D. 脑脊液耳漏   E. 大疱性鼓膜炎

3. 血性耳漏常见于

  A. 外耳道湿疹   B. 大疱性鼓膜炎   C. 卡他性中耳炎

  D. 慢性化脓性中耳炎   E. 脑脊液耳漏

4. 耳郭冻伤应

  A. 耳郭局部加热,立即复温

  B. 可不予理睬

  C. 用冰雪揉搓耳郭

  D. 使耳部逐渐复温,改善其血管痉挛的情况

  E. 局部立即涂抗生素软膏

5. 关于耳郭假性囊肿不正确的叙述是

  A. 病因不明   B. 为非化脓性的   C. 有明显的囊性结构

  D. 易反复积液   E. 可手术治疗

6. 错误的外耳道疖描述是

  A. 又称局限性外耳道炎

  B. 为外耳道软骨部的毛囊感染

  C. 脓肿成熟时,红肿处变软,顶部有黄色脓点

  D. 病原菌主要是真菌

  E. 严重者可伴有发热和全身不适

7. 外耳道炎和外耳道疖的病因

  A. 外耳道皮肤损伤后细菌感染   B. 污水进入和浸泡外耳道

  C. 化脓性中耳炎   D. 全身性疾病

  E. 以上都是

8. 以下哪项不符合外耳道真菌病的特点

  A. 不会由外耳道内的条件致病性真菌所引起

  B. 一般表现为耳内发痒及闷胀感

  C. 常见外耳道深部有白色、灰色、黄色或烟黑色霉苔

  D. 治疗时应保持外耳道干燥并处于酸化状态

  E. 合理使用抗生素及激素是预防的措施之一

9. 耳郭外伤的处理不正确的是

  A. 及时清创止血

  B. 预防和控制感染

  C. 尽可能保留组织以免形成畸形

  D. 当耳郭形成血肿时,应尽早行抽吸治疗

  E. 血肿或开放性伤口均易引发感染,多见链球菌感染,故应选用相应敏感的抗生素

10. 鼓膜穿孔伴听骨链损伤者,听力损失可达
    A. 50~60dB B. 30~50dB C. 小于30dB
    D. 小于60dB E. 大于50dB

11. 以下哪项不属于慢性分泌性中耳炎的后遗症
    A. 粘连性中耳炎 B. 胆固醇肉芽肿 C. 耳硬化症
    D. 原发性胆脂瘤 E. 鼓室硬化

12. 关于分泌性中耳炎下列错误的是
    A. 可与鼻咽部病变有关 B. 可有耳闭塞感等症状
    C. 典型鼓室图为B型 D. 咽鼓管功能障碍为主要病因
    E. 鼓室置管术适合于各种患者

13. 急性化脓性中耳炎患者,鼓膜穿孔后立即停用1%苯酚甘油滴耳,是因为该药
    A. 仅有止痛作用 B. 不含抗生素,故无杀菌作用
    C. 对鼓室黏膜及鼓膜有腐蚀作用 D. 油剂不易经穿孔进入中耳
    E. 上述都不对

14. 下列不属于急性化脓性中耳炎的表现是
    A. 耳郭牵拉痛 B. 耳流脓 C. 鼓膜充血
    D. 耳鸣 E. 传导性耳聋

15. 一般认为,急性化脓性中耳炎病程迁延几周,可称为慢性化脓性中耳炎
    A. 2周 B. 3~4周 C. 4~5周 D. 5~6周 E. 6周以上

16. 下列哪项不是慢性化脓性中耳炎的病因
    A. 急性化脓性中耳炎彻底治疗后 B. 患者身体抵抗力差
    C. 存在细菌生物膜 D. 鼻腔、鼻窦、咽部存在慢性病灶
    E. 中耳系统内阻塞性病变

17. 下列哪项不符合慢性化脓性中耳炎的临床特点和治疗
    A. 间断流脓,一般无臭味 B. 鼓室可有肉芽、息肉
    C. 鼓膜紧张部大穿孔或边缘性穿孔 D. 脓液多或穿孔小者,忌用粉剂
    E. 为了引流通畅,无需修补穿孔的鼓膜

18. 鼓膜内陷形成囊袋,囊袋内堆积表皮及角化物质而形成的胆脂瘤,称为
    A. 先天性原发性胆脂瘤 B. 先天性继发性胆脂瘤 C. 后天性原发性胆脂瘤
    D. 后天性继发性胆脂瘤 E. 上述都不是

19. 下列哪项不符合胆脂瘤型中耳炎的临床特征
    A. 长期持续流脓 B. 脓液有特殊恶臭
    C. 部分病例听力损失可不甚严重 D. 很少引起并发症
    E. 后天性原发性胆脂瘤早期无流脓史

20. 临床上检查中耳胆脂瘤主要首选
    A. B超 B. 颞骨X线 C. 声导抗
    D. 磁共振 E. 颞骨高分辨率CT

21. 胆脂瘤型中耳炎出现高热、枕后部头痛、喷射状呕吐应考虑是
    A. 硬脑膜外脓肿 B. 乙状窦血栓性静脉炎 C. 化脓性脑膜炎
    D. 脑脓肿 E. 硬脑膜下脓肿

22. 最常见的慢性化脓性中耳炎颅内并发症是
   A. 化脓性脑膜炎　　　　B. 硬脑膜外脓肿　　　　C. 脑脓肿
   D. 硬脑膜下脓肿　　　　E. 乙状窦血栓性静脉炎

23. 不符合乙状窦血栓性静脉炎的选项是
   A. 早期症状不典型　　　　B. 体温呈弛张型　　　　C. Tobey-Ayer 试验阳性
   D. 急行乳突根治术　　　　E. 探查乙状窦并取出窦内的血栓

24. 下列哪项符合梅尼埃病的眩晕典型特点
   A. 眩晕发作时伴有意识障碍
   B. 上呼吸道感染后眩晕,持续数日或数周,无耳鸣和听力下降
   C. 发作性眩晕伴耳鸣及波动性听力下降
   D. 仅当头处于某一位置则眩晕
   E. 突发性眩晕伴高频听力非波动性下降

25. 下列哪项不是梅尼埃病的检查结果
   A. 纯音测听为感音神经性听力损失,声导抗为 A 型
   B. 甘油试验阳性
   C. 耳蜗电图的-SP 增大、SP-AP 复合波增宽,-SP/AP 比值异常增加(≥0.4)
   D. 诱发性耳声发射引不出或幅值降低
   E. 前庭功能提示患耳前庭功能亢进

26. 抬头、转头或躺下时出现一过性眩晕,无听力下降,首先考虑
   A. 颈椎病　　B. BPPV　　C. 梅尼埃病　　D. 前庭神经炎　　E. 突发性耳聋

27. 良性阵发性位置眩晕的治疗首选是
   A. 改善微循环药物　　　　B. 手术　　　　C. 手法复位
   D. 抗生素　　　　E. 针灸、理疗

28. 不属于外周性眩晕的疾病是
   A. BPPV　　　　B. 梅尼埃病　　　　C. 前庭神经炎
   D. 小脑梗死　　　　E. 突发性聋伴眩晕

29. 下列不符合突发性聋的临床特点是
   A. 突然发生的非波动性的感音神经性听力损失,常为中或重度
   B. 可伴有耳鸣
   C. 除听神经外,无其他脑神经受损症状
   D. 可伴眩晕、恶心、呕吐,且不反复发作
   E. 大多数可以找到病因

30. 突发性耳聋的治疗首选是
   A. 抗病毒药物　　　　B. 改善微循环药物　　　　C. 抗生素
   D. 肾上腺糖皮质激素　　　　E. 敏使朗

31. 引起传导性聋的常见后天性疾病不包括
   A. 外耳道异物　　　　B. 耵聍栓塞　　　　C. 突发性聋
   D. 耳硬化　　　　E. 化脓性中耳炎

32. 可引起感音神经性耳聋的常见全身系统性疾病不包括
   A. 高血压与动脉硬化　　　　B. 肾功能不全　　　　C. 尿毒症

    D. 甲亢   E. 糖尿病微血管病变

33. 关于助听器选配,哪项有误

    A. 根据完善的听力学检查结果,可一次性选配合适的助听器

    B. 外耳道狭窄或长期有炎症者宜用骨导助听器

    C. 感音性聋伴有重振者需采用具备自动增益控制的助听器

    D. 单侧耳聋一般不需配用助听器

    E. 合并屈光不正者可用眼镜式助听器

34. 下列关于颈静脉球体瘤的叙述中错误的是

    A. 多见于中年女性

    B. 是一种起源于化学感受器的血管性肿瘤

    C. 蓝鼓膜不是颈静脉球体瘤的独特性表现

    D. 大多数虽为良性病变,但是具有局部侵袭性

    E. 为明确诊断,可将突出于外耳道的部分进行活检

35. 关于外耳道乳头状瘤的说法错误的是

    A. 最常见的外耳肿瘤,好发于青年女性   B. 多有反复挖耳史

    C. 与乳头状瘤病毒感染有关   D. 该病有恶变倾向,需行病理检查

    E. 发生于外耳道软骨部,血供差时可部分自行脱落

36. 关于听神经瘤的说法正确的是

    A. 本病多见于成年人,多为双侧

    B. 瘤体生长缓慢,不会恶变

    C. 低频感音神经性听力下降

    D. 肿瘤直径超过 2cm 时,可出现三叉神经受累症状

    E. CT 增强扫描是诊断听神经瘤的"金标准"

37. 关于听神经瘤治疗说法错误的是

    A. γ 刀   B. 观察   C. 化疗   D. 手术   E. 光子刀

A2 型题

38. 患者男性,42 岁,1 周前出现耳痛,逐渐加重,近两日出现耳流脓,CT 检查见外耳道骨部和颅底有骨质破坏。耳周软组织肿胀,糖尿病病史 10 年,抗感染治疗效果不佳,应首先考虑

    A. 分泌性中耳炎   B. 外耳道湿疹   C. 化脓性中耳炎

    D. 坏死性外耳道炎   E. 外耳道疖

39. 患者男性,20 岁,被钝器击中头部后出现耳痛,听力下降,外耳道有鲜血流出,意识清醒。以下处理不正确的是

    A. 行 CT 检查颞骨

    B. 外耳道内填塞止血

    C. 首先治疗原发症状,再处理耳科情况

    D. 严重出血者请神经外科会诊共同抢救

    E. 有脑脊液漏者,严格按颅脑外伤处理

40. 某男性患者,34 岁,颞骨 CT 示骨折线起自颅后窝的枕骨大孔,横过岩锥到颅中窝,最佳的诊断是

    A. 脑脊液耳漏   B. 颞骨纵行骨折   C. 颞骨横行骨折

　　D. 颞骨混合型骨折　　　　　　E. 无法判断

41. 患者18岁,有掏耳习惯,耳痛剧烈,咀嚼或说话时,疼痛更重,有明显的耳屏压痛和耳郭牵拉痛,外耳道软骨部局限性红肿隆起,最佳的诊断为

　　A. 急性乳突炎　　　　　　B. 坏死性外耳道炎　　　　　C. 急性化脓性中耳炎

　　D. 急性外耳道炎　　　　　E. 外耳道疖

X型题

42. 分泌性中耳炎常见的病因有

　　A. 腺样体肥大　　　　　　B. 鼻咽癌　　　　　　　C. 急性上呼吸道感染

　　D. 急性咽喉炎　　　　　　E. 软腭裂

43. 分泌性中耳炎的治疗原则不包括

　　A. 改善咽鼓管通气　　　　　　　　B. 改善中耳血液循环

　　C. 病因治疗　　　　　　　　　　　D. 儿童可立即予抗感染和激素治疗

　　E. 鼓膜置管

44. 急性化脓性中耳炎的治疗原则包括

　　A. 控制感染　　　　　　B. 通畅引流　　　　　C. 病因治疗

　　D. 抗病毒治疗　　　　　E. 合并急性乳突炎需要手术

45. 急性化脓性中耳炎的感染途径不包括

　　A. 血行感染　　　　　　B. 咽鼓管途径　　　　　C. 外耳道-鼓膜途径

　　D. 免疫反应　　　　　　E. 淋巴回流障碍

46. 鼓膜切开术的适应证有

　　A. 穿孔太小,引流不畅

　　B. 可疑有并发症,但无需立即手术者

　　C. 炎症确已消退,鼓膜穿孔长期不愈者

　　D. 全身及局部症状较重,鼓膜明显膨出,经一般治疗无明显减轻

　　E. 鼓膜穿孔后有血性分泌物

47. 不符合慢性化脓性中耳炎(不伴胆脂瘤)临床特点的是

　　A. 耳聋为混合性聋,程度较轻　　　　B. 耳聋为感音性聋,程度较轻

　　C. 脓液呈黏液性或黏脓性,一般不臭　D. 长期持续流脓,有特殊恶臭

　　E. 多为紧张部边缘性穿孔

48. 下列哪项符合慢性化脓性中耳炎的治疗原则

　　A. 祛除病因　　　　　　B. 清除中耳腔积液　　　　C. 控制感染

　　D. 通畅引流　　　　　　E. 恢复听功能

49. 关于胆脂瘤的命名有误的是

　　A. 胆脂瘤系发生于中耳、乳突腔内的肿瘤

　　B. 由胚胎期内胚层组织遗留于颅骨中发展而成称为先天性原发性胆脂瘤

　　C. 袋状内陷形成的胆脂瘤称为后天性原发性胆脂瘤

　　D. 由外耳道、鼓膜上皮向鼓室、鼓窦移行而形成的胆脂瘤称为后天性胆脂瘤

　　E. 后天性原发性胆脂瘤常见于化脓性中耳炎

50. 下列哪项符合中耳胆脂瘤的临床特征

　　A. 耳内长期持续流脓

B. 多为紧张部中央性穿孔

C. 胆脂瘤严重时可出现鼻窦炎、扁桃体炎等并发症

D. 颞骨 CT 片常提示上鼓室、鼓窦或乳突有骨质破坏区

E. 一般有较重的神经性聋

51. 耳源性并发症的主要原因是

    A. 中耳脓液引流不畅   B. 患者抵抗力下降   C. 中耳炎骨质破坏严重

    D. 乳突气化不良   E. 致病菌毒力强

52. 属于耳源性颅内并发症的有

    A. 乙状窦血栓性静脉炎   B. 脑脓肿   C. Bezold 脓肿

    D. 帽状腱膜下脓肿   E. 硬脑膜外脓肿

53. 耳源性脑脓肿患者出现颅内压增高,用于降低颅内压的药物有

    A. 生理盐水   B. 20% 甘露醇   C. 30% 呋塞米

    D. 50% 葡萄糖   E. 泼尼松

54. 关于迷路炎的叙述,错误的是

    A. 有阵发性或继发性眩晕

    B. 听力减退

    C. 瘘管试验阴性

    D. 浆液性迷路炎感染有向颅内扩散的危险

    E. 眼震快相向病侧

55. 梅尼埃病的特征有

    A. 半规管或内淋巴囊膨大

    B. 多双耳同时发病

    C. 耳聋发作期加重,间歇期减轻,有明显波动

    D. 听力损失呈感音神经性聋

    E. 眩晕多数十分钟或数小时,24 小时内缓解

56. 梅尼埃病的治疗原则包括

    A. 发作期卧床休息,缓解期应尽早活动   B. 抗感染治疗

    C. 改善内耳微循环及利尿药物   D. 调节自主神经功能紊乱

    E. 鼓室内注射庆大霉素,必要时手术治疗

57. 良性阵发性位置性眩晕的特征有

    A. 较梅尼埃病常见

    B. 因特定的头位变化伴随出现短暂性的眩晕发作

    C. 除眩晕外常伴有恶心、呕吐、听力下降

    D. 治疗包括长期服药、手法复位和手术

    E. 后半规管 BPPV 常用的手法复位为 Epley 复位法

58. 关于突发性聋的说法不正确的选项是

    A. 多数的突发性聋患者可找到病因,但仍需注意排除听神经瘤、脑卒中

    B. 由于自愈率较高,可以观察、等待数日后再行治疗

    C. 首选改善血液流变学状态、扩血管治疗

    D. 辅助治疗有抗病毒、抗感染、高压氧

E. 全聋型患者预后很差

59. 下列情况哪些需要慎用耳毒性药物预防耳毒性聋

A. 肾功能不全者　　　　B. 孕妇　　　　　　　C. 婴幼儿

D. 已有耳聋者　　　　　E. 有家族药物中毒史

60. 常见耳毒性药物有

A. 链霉素、卡那霉素、庆大霉素等氨基糖苷类

B. 水杨酸类止痛药

C. 奎宁、氯喹等抗疟药;顺铂、长春新碱等抗癌药

D. 呋塞米、依他尼酸

E. 青霉素及磺胺类抗生素

61. 临床遇到下列哪些情况时应高度怀疑中耳癌

A. 慢性中耳乳突炎伴无痛性耳道出血

B. 中耳腔或外耳道肉芽易出血或切除后迅速复发

C. 慢性中耳乳突炎出现周围性面瘫

D. 不明原因的耳痛和头痛

E. 耳深部持续性疼痛与慢性化脓性中耳炎不符合

62. 对颈静脉球体瘤说法正确的有

A. 多见于中年女性,大部分为良性

B. 肿瘤外观与血管性肉芽组织相似,一般无明显包膜,质脆,易出血

C. 为明确肿瘤的性质,常需要活检

D. MRI 检查特征为"盐和胡椒"征

E. 血管造影数字减影(DSA)有助于明确瘤体血供,行血管栓塞可减少手术出血

63. 听神经瘤的检查中正确的有

A. 感音性聋是诊断听神经瘤的主要依据之一

B. 患侧前庭功能减退

C. 当出现面部麻木或角膜异物感等症状,提示肿瘤直径超过 2cm

D. MRI 能够清晰显示听神经、内听道的结构和反映肿块的信号特征

E. 迷路进路手术可最大限度地保存面神经功能

64. 影响听神经瘤手术中面神经保护的因素是

A. 面神经本身及其局部血供受损情况　　B. 术前面神经功能状况

C. 手术技巧　　　　　　　　　　　　　　D. 术中锐性切割,避免钝性撕拉

E. 手术径路

二、名词解释

1. 胶耳

2. 复听

3. 感音性耳聋

4. Cogan 综合征

5. 听神经瘤

6. BPPV

三、填空题

1. 慢性分泌性中耳炎的病程达_____以上。

2. 分泌性中耳炎在诊断时要注意与_____,_____和_____相鉴别。

3. 急性化脓性中耳炎的常见致病菌有_____,_____。

4. 慢性中耳炎一般分为_____和_____。

5. 慢性化脓性中耳炎的穿孔部位常为_____。

6. 中耳胆脂瘤具有的特征为_____,_____,_____,_____。

7. 耳源性脑脓肿常见部位为_____,其次为_____。

8. 常用的降颅内压药物有_____和_____。

9. 梅尼埃病的耳聋和耳鸣典型特点为_____。

10. 诊断梅尼埃病阳性率较高的影像学技术是_____。

11. 临床上最常见的外周性眩晕疾病是_____,发作时眩晕时间一般不超过_____。

12. 后半规管 BPPV 常用的检查和复位方法分别为_____和_____。

13. 中耳癌常见的病理类型为_____。最早和最常见的症状为_____。

14. 诊断听神经瘤的"金标准"是_____。

四、问答题

1. 试述外耳道疖的临床表现及处理。

2. 试述耵聍栓塞的临床表现及处理。

3. 简述颞骨骨折的分类及其临床表现。

4. 分泌性中耳炎的病因有哪些?

5. 简述分泌性中耳炎有哪些治疗原则?

6. 慢性化脓性中耳炎的主要鉴别诊断有哪些?

7. 慢性化脓性中耳炎使用滴耳药的注意事项有哪些?

8. 化脓性中耳炎的颅外并发症和颅内并发症有哪些?

9. 耳源性并发症诊断的注意事项有哪些?

10. 简述梅尼埃病的临床表现。

11. Dix-Hallpike 变位性眼震试验的具体步骤有哪些?

12. Epley 手法复位的具体步骤有哪些?

13. 简述常见外周性眩晕疾病(除梅尼埃病)的临床特点。

14. 突发性耳聋的治疗原则有哪些?

15. 简述耳聋的分级。

16. 简述感音神经性聋的常见原因。

17. 简述中耳癌的临床表现及治疗方案。

18. 简述确定听神经瘤手术径路的依据。

参 考 答 案

一、选择题

1. D	2. D	3. B	4. D	5. C	6. D
7. E	8. A	9. E	10. B	11. C	12. E

13. C	14. D	15. E	16. A	17. E	18. C
19. D	20. E	21. C	22. D	23. E	24. C
25. E	26. B	27. C	28. D	29. E	30. D
31. C	32. D	33. A	34. E	35. A	36. D
37. C	38. D	39. B	40. C	41. E	42. ABCE
43. BD	44. ABCE	45. ABC	46. ABD	47. ADE	48. ACDE
49. ABCE	50. AD	51. ABCE	52. ABE	53. BCD	54. CD
55. CDE	56. ACDE	57. ABE	58. ABCD	59. ABCDE	60. ABCD
61. ABCDE	62. ABDE	63. BCDE	64. ACD		

二、名词解释

1. 胶耳:分泌性中耳炎时出现中耳积液极为黏稠的现象。

2. 复听:梅尼埃患者听高频强声时常感刺耳难忍。有时健、患两耳能将同一纯音听成音调、音色截然不同的两个声音,临床上称为复听。

3. 感音性耳聋:由于螺旋器毛细胞、听神经及听传导径路或各级神经元受损害,致声音的感受与神经冲动传递障碍以及皮层功能缺如者引起的听力下降,分别称感音性、神经性或中枢性聋。临床上用常规测听法不能将其区分时,可统称感音神经性聋。

4. Cogan 综合征:临床有眩晕及双侧耳鸣、耳聋等症状,非梅毒性角膜实质炎与脉管炎为其特点,糖皮质激素治疗效果显著。

5. 听神经瘤:主要起源于第Ⅷ脑神经远端或神经鞘部的施万细胞,又称神经鞘膜瘤或施万细胞瘤或前庭神经鞘膜瘤。听神经瘤是颅内常见良性肿瘤。

6. BPPV:俗称耳石症,因特定的头位变化伴随出现短暂性眩晕发作的前庭疾病。是目前临床上最常见的外周性眩晕疾病。

三、填空题

1. 3 个月

2. 鼻咽癌　脑脊液耳漏　胆固醇肉芽肿

3. 肺炎链球菌　葡萄球菌

4. 慢性化脓性中耳炎　胆脂瘤型中耳炎

5. 紧张部

6. 侵袭性　破坏性　迁徙性　异常增殖

7. 大脑颞叶　小脑

8. 甘露醇　高渗糖

9. 波动性改变

10. 经鼓室钆剂注射内耳造影

11. 良性阵发性位置性眩晕　1 分钟

12. Dix-Hallpike 试验　Epley 复位法

13. 鳞癌　反复血性耳漏

14. MRI 增强扫描

四、问答题

1. 外耳道疖的临床表现及处理:外耳道疖患者早期有剧烈跳动性耳痛,张口、咀嚼时加重,并可放射至同侧头部;全身不适,体温可微升;疖肿堵塞外耳道时可致听力减退;疖肿位于外耳道前、下壁可致耳屏前下方肿胀,疖肿位于外耳道后壁可因肿胀致耳郭外突,耳郭后沟消失。早期查体可见外耳道软骨部局限性红肿,触痛明显,牵拉耳郭或按压耳屏可使疼痛加剧;脓肿成熟后,红肿处变软,其顶部有黄色脓点,溃破后有少量脓液流出,脓液量少、稠厚、无黏液,有时带血。

治疗:早期应用抗生素,服用镇静、止痛药物,局部理疗或10%鱼石脂甘油涂抹。疖破溃者,清理脓液后,局部涂用10%甲紫乙醇或3%硼酸乙醇。疖成熟未破溃者,可用纯苯酚烧灼脓头,或直接切开排脓。脓栓脱出后,局部可用纱布填塞,防止肉芽生长,促进疖腔闭合。

2. 耵聍栓塞的临床表现及处理:耵聍栓塞者,平素并无症状,可因吸水膨胀而产生或加重症状。其主要症状为耳堵塞感、耳鸣和耳聋,合并外耳道炎时可有耳痛等症状。检查可见外耳道内有一黑色或棕色栓状物,硬度不等。

治疗:栓塞之耵聍可用耵聍钩钩出,难以取出者可用3%~5%碳酸氢钠或1%~2%酚甘油等滴耳后冲洗。

3. 颞骨骨折的分类及其临床表现:①纵行骨折:最多见,骨折线与岩部长轴平行,极少伤及内耳,但外耳道皮肤及鼓膜常被撕裂,中耳结构受损,故常有耳出血、传导性聋或混合性聋。约20%可发生面瘫。②横行骨折:较少见,骨折线与岩部长轴垂直,因骨折线可通过内耳道或骨迷路,还可将鼓室内壁、前庭窗、蜗窗折裂,故常有耳蜗、前庭及面神经受损症状,如感音性聋、眩晕、自发性眼震、面瘫和血鼓室等。面瘫的发生率约为50%,不易恢复。③混合性骨折:少见,常由于颅骨多发性骨折致使颞骨同时发生纵行与横行骨折线,造成鼓室、迷路骨折,出现多种中耳与内耳症状。

4. 分泌性中耳炎的病因有:

(1)咽鼓管功能障碍:①咽鼓管阻塞:包括咽鼓管咽口受到周围病变组织、分泌物或鼻咽填塞物的机械性阻塞,小儿咽鼓管开放肌肉薄弱、软骨弹性差、咽鼓管表面活性物质减少等非机械性阻塞;②咽鼓管的清洁和防御功能障碍:细菌的外毒素或先天性纤毛运动不良综合征可致纤毛运动瘫痪;③因管壁周围组织的弹性降低所导致的咽鼓管关闭不全。

(2)感染:轻型或低毒性的细菌或病毒感染,急性化脓性中耳炎治疗不当、滥用抗生素等。

(3)免疫反应:可能为免疫复合物疾病(Ⅲ型变态反应)所致。

(4)其他:被动吸烟、胃-食管反流、居住环境不良、哺乳方法不当、腭裂等。

5. 分泌性中耳炎的治疗原则:

成人分泌性中耳炎的治疗

(1)保守治疗

1)短期使用抗生素和糖皮质激素。

2)保持鼻腔及咽鼓管通畅:滴鼻或咽鼓管吹张。

3)稀化黏液,促进分泌物经咽鼓管排出。

(2)手术治疗

1)鼓膜穿刺术:通过鼓膜穿刺液或鼓室内注药。

2)鼓膜切开术:用于液体黏稠时或经反复穿刺仍有积液聚积者。

3)鼓膜切开加置管术:凡病情迁延长期不愈,或反复发作之慢性分泌性中耳炎、胶耳等,可行鼓膜置管。

(3)病因治疗:对反复发作的分泌性中耳炎,注意仔细寻找病因并积极治疗。包括胃-食管-咽喉反流,鼻部、鼻咽部、口咽部疾病等。对慢性分泌性中耳炎未查出明显相关疾病时,如发现鼓室或乳突内有肉芽或鼓室粘连时,应作鼓室探查术或单纯乳突开放术,彻底清除病变组织后,根据不同情况进行相应的手术。

2个月至12岁患儿分泌性中耳炎的治疗

(1)保守治疗:确诊后进行为期3个月的观察随访。观察期间每2~4周定期复查鼓气耳镜和声导抗。

(2)外科手术治疗:观察期间较好耳的听力水平为40dB或更差;病程持续在3~4个月或以上伴有听力减退;已经引起鼓膜或中耳的结构损伤;合并急性中耳炎反复发作等的患儿可行相关手术治疗。

1)首次手术:包括首选鼓膜置管术;有鼻塞、慢性鼻窦炎、慢性腺样体炎等指征时,同时行腺样体切除术。

2)再次手术:鼓膜置管脱出或取管后复发,可行腺样体切除术和鼓膜切开术,同时行鼓膜置管或不置管。不建议单独行鼓膜切开术、激光辅助鼓膜造孔或单独行扁桃体切除术。

6. 慢性化脓性中耳炎的主要鉴别诊断有:

(1)中耳胆脂瘤:持续性流黏稠脓,可含"豆渣样物",奇臭。松弛部穿孔或紧张部后上边缘性穿孔,鼓室内有灰白色鳞片状或无定形物质。颞骨CT常有骨质破坏。

(2)中耳癌:好发于中年以上的患者。大多有患耳长期流脓史,近期耳内出血,伴耳痛。鼓室内有新生物,接触易出血。早期容易出现面瘫,晚期有其他脑神经受损表现。颞骨CT示骨质破坏。新生物活检可确诊。

(3)结核性中耳炎:耳内脓液稀薄,听力损害明显,早期易发生面瘫。鼓膜大穿孔,肉芽苍白。肺部或其他部位有结核病灶。

7. 慢性化脓性中耳炎使用滴耳药的注意事项:①用药前用3%过氧化氢溶液或生理盐水彻底清洗外耳道及鼓室的脓液,并用棉签拭干后方可滴药;②忌用氨基糖苷类抗生素制剂(如新霉素,庆大霉素等)滴耳,以免耳中毒;③脓液多或穿孔小者忌用粉剂,否则影响引流,甚至导致并发症;④忌用腐蚀剂;⑤滴耳药应尽可能与体温接近,以免引起眩晕。

8. 化脓性中耳炎的颅外并发症和颅内并发症有:

(1)颅外并发症:包括颞骨内和颞骨外并发症。

1)颞骨内并发症:迷路炎、岩锥炎及耳源性周围性面瘫。

2)颞骨外并发症:耳后骨膜下脓肿及瘘管、颈部Bezold脓肿、Mouret脓肿,帽状腱膜下脓肿等。

(2)颅内并发症:硬脑膜外脓肿、硬脑膜下脓肿、乙状窦血栓性静脉炎、蛛网膜炎、耳源性脑积水、脑膜炎、脑脓肿、脑疝等。

9. 耳源性并发症诊断的注意事项有:

(1)详细询问病史,了解近期的自觉症状。中耳炎患者突然出现头痛、高热、耳后肿胀,尤其是流脓突然减少或停止(引流不畅)、神志改变、意识淡漠时,应考虑并发症的可能。

(2)仔细行耳部检查。观察分泌物的颜色,有无臭味,有无血性分泌物等。仔细观察鼓膜的穿孔部位,特别是有无边缘性穿孔、松弛部穿孔。

(3)颞骨和颅脑影像学检查。颞骨CT了解鼓室、鼓窦或乳突区有无骨质破坏,或是否有密度不均匀的软组织阴影。颅脑CT扫描或MRI了解是否有颅内病变。

（4）眼底检查:有助于了解有无颅内高压存在。

（5）脑脊液及血液的实验室检查:对诊断脑膜炎、脑脓肿等有重要参考价值。

（6）细菌培养:作脓液和脑脊液的细菌培养及药敏试验,有助于指导用药。

10. 梅尼埃病的临床表现主要有:

（1）发作性眩晕:多呈突发旋转性,患者感到自身或周围物体沿一定的方向与平面旋转,或感摇晃、升降或漂浮。眩晕均伴有恶心、呕吐、面色苍白、出冷汗、脉搏迟缓、血压下降等自主神经反射症状。上述症状在睁眼转头时加剧,闭目静卧时减轻。患者神志清醒,眩晕持续时间短暂,多数十分钟或数小时,通常 2~3 小时后转入缓解期,眩晕持续超过 24 小时者较少见。

（2）耳聋:多次发作后出现。一般为单侧,呈波动性听力下降。听力丧失的程度随发作次数的增加而每况愈下,但极少全聋。患者听高频强声时常感刺耳难忍,可出现复听。

（3）耳鸣:多出现在眩晕发作之前。初为持续性低调声,后转为高音调蝉鸣声、哨声或汽笛声。耳鸣在眩晕发作时加剧,间歇期自然缓解,但常不消失。

（4）耳胀满感:发作期患侧耳内或头部有胀满、沉重或压迫感,有时感耳周灼痛。

11. Dix-Hallpike 变位性眼震试验的步骤有:

（1）患者坐于检查床上,检查者位于患者侧方,双手持头,向一侧扭转 45°,让患者迅速向后躺下,同时头部向后仰 15°~30°。

（2）观察患者的眼震方向至眼震停止后,恢复患者至端坐位。

（3）休息 5 分钟后检查另一侧。

12. Epley 手法复位的具体步骤有:

（1）患者坐于治疗床上,在治疗者帮助下迅速完成 Dix-Hallpike 试验的患侧体位,等待患者的眼震和眩晕消失。

（2）将头逐渐转正,继续向健侧转 45°,保持头位 30 秒以上。

（3）将患者头部连同身体向健侧翻转 90°,使身体侧卧于治疗床,而此时头部偏离仰卧位达 135°,维持此位置 30 秒以上。

（4）坐起头前倾 20°~30°。

完成上述 4 个步骤为 1 个治疗循环。

13. 常见外周性眩晕疾病（除梅尼埃病）的临床特点:参考第十一节耳源性眩晕疾病的“本节难点”。

14. 突发性耳聋的治疗原则有:

（1）首选肾上腺糖皮质激素:泼尼松 $1mg/(kg \cdot d)$ 顿服（常用最大剂量为 $60mg$）,疗程为 10~14 天。对于糖尿病患者或者全身用药无效者,可以采用鼓室内注射。

（2）改善血液流变学状态、扩血管以及纤溶治疗:静脉滴注低分子右旋糖酐、复方丹参、川芎嗪等,口服尼莫地平、氟桂利嗪、倍他司汀等。使用纤溶剂治疗时,需动态监测患者凝血功能状态。

（3）抗病毒治疗。

（4）高压氧:可改善内耳血管的氧摄入。

（5）其他:银杏叶制剂、维生素类,以及改善内耳能量代谢的药物等。

15. 我国将耳聋分为五级:

（1）轻度耳聋：听低声谈话有困难，语频平均听阈 <40dB HL。

（2）中度耳聋：听一般谈话有困难，语频听阈在 41～55dB HL。

（3）中重度耳聋：要大声说话才能听清，语频听阈 56～70dB HL。

（4）重度耳聋：需要耳旁大声说话才能听到，听阈为 71～90dB HL。

（5）极重度耳聋：耳旁大声呼唤都听不清，听阈 >90dB HL。

16. 感音神经性聋的常见原因有：

（1）先天性聋：指出生时或出生后不久就已存在的听力障碍。可分为遗传性聋及非遗传性聋两大类。

（2）老年性聋：老年性聋是人体老化过程在听觉器官中的表现。可能与老化过程中所遭受到的各种有害因素（包括疾病、精神创伤等）影响有关。

（3）传染病源性聋：又称感染性聋，系指由各种急、慢性传染病产生或并发的感音神经性聋。

（4）全身系统性疾病引起的耳聋：如高血压与动脉硬化、糖尿病、慢性肾炎、尿毒症、甲状腺功能低下、克汀病、白血病等疾病。

（5）耳毒性聋：又称药物中毒性聋，指误用某些药物或长期接触某些化学制品所致的耳聋。而孕妇应用后可经胎盘进入胎儿体内损害听觉系统。

（6）创伤性聋：指头颅闭合性创伤、颞骨骨折等导致迷路震荡、内耳出血、内耳毛细胞和螺旋神经节细胞受损出现的耳聋。此外，潜水、爆震与长期噪声刺激也可引起内耳损伤，出现感音神经性聋。

（7）特发性突发性聋　指突发快速的或 72 小时内原因不明的主观感受到的单耳或双耳感音神经性听力损失。

（8）自身免疫性聋：为多发于青壮年的双侧同时或先后出现的、非对称性、波动性进行性感音神经性聋。

（9）其他：如梅尼埃病、耳蜗性耳硬化、小脑脑桥角占位性疾病，多发性硬化症等。

17. 中耳癌的临床表现及治疗方案：参考相关章节的内容。

18. 确定听神经瘤手术径路的依据：手术径路包括经迷路进路、乙状窦后进路和颅中窝进路 3 种方式。各有其优缺点，主要区别于保存面功能和部分患者的术前听力。相应术式的选择需要综合考虑患者的肿瘤位置、大小、听力情况以及手术医生的状况等。①颅中窝进路：适用于局限于内耳道内的听神经瘤，且要求保留残存听力者；②迷路进路：对于听力损失较重，面神经功能正常，起源于内耳道突向小脑脑桥角的肿瘤，可最大限度地保存面神经功能；③乙状窦后或枕下进路：适用于较大的位于小脑脑桥角处的肿瘤，特点是术野宽敞，同时可磨除内耳道后壁，切除内耳道内的肿瘤。

（任金龙　崔　勇　王银霞　陈莹华）

267

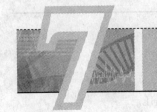

第七章

气管与食管疾病

第一节 气管、支气管异物

学 习 要 点

1. 掌握气管、支气管异物的病因、好发年龄、临床表现、诊断及治疗原则。
2. 熟悉气管、支气管异物常见的种类和病理特征。
3. 了解气管、支气管异物的手术取出方法。

重点与难点解析

一、病因

儿童进食或口含异物、成人口含异物工作时,误将口内异物吸入呼吸道。全麻、昏迷、熟睡、醉酒、喉麻痹者,将食物、呕吐物等吸入呼吸道。

二、好发年龄

多发生于 5 岁以下幼儿。

三、异物种类

异物包括内源性和外源性两类,前者如血液、脓液、呕吐物等,后者指任何经口误吸入或经气管壁穿通进入的外来物体,可根据异物的种类和性质分为:植物性与动物性、金属性与化学合成品等几类,临床上以植物性异物多见。

四、临床表现

(一)气管异物

进入气管时引起剧烈呛咳、憋气、面色青紫。吸入气管后症状暂时缓解。较轻且光滑的异物可随呼吸气流活动,导致阵发性咳嗽;冲向声门下时可产生拍击声,并在颈部可闻及。较大异物阻塞部分气管可闻及哮鸣音。更大异物或异物嵌于声门下,可导致极度呼吸困难、"三凹征"、窒息死亡。

(二)支气管异物

早期症状与气管异物相同。进入支气管后,呼吸困难和咳嗽减轻,甚至消失。植物性异物可引起支气管炎症,依异物阻塞程度的不同可出现肺气肿及肺不张。长时间滞留可引起肺炎、肺脓肿、气胸、纵隔气肿、皮下气肿、心力衰竭等并发症。

五、诊断

(一)病史

异物史和典型症状是诊断的重要依据。

(二)体格检查

要注意呼吸困难、心力衰竭的情况。检查时要注意有无气管拍击音、肺呼吸音是否减弱、消失或异常呼吸音。

(三)X线检查

胸透或X线摄片,不透光异物可直接发现,并可确定其位置、大小和形状。透光异物可通过间接征象推断异物是否存在及其位置,如纵隔摆动、纵隔移位、肺气肿、肺不张、肺部感染等。

(四)支气管镜检查

不能明确诊断者应行此项检查。

六、治疗

呼吸道异物可危及生命,要及时诊断,尽早手术。心力衰竭、全身情况差者,应在密切监护、给予适当处理后,及时手术。术中要做好急救准备。紧急情况下,不具备手术条件者,可先行气管切开术,呼吸困难缓解后,再手术取异物。异物取出后,仍需对肺部及全身情况密切观察并适当处理。

取出的方法:①经直接喉镜取出术:适用于活动性气管异物。②经支气管镜取出术:可经直达喉镜置入支气管镜,发现异物后,用适当异物钳夹住后取出。对较大异物不能经声门取出者,可行气管切开,自切开处取出。③支气管深部细小异物,可经纤维支气管镜取出,极个别较大且嵌顿牢固者,需行开胸取出。

第二节 食 管 异 物

学 习 要 点

1. 掌握食管异物的病因、临床表现、检查和诊断方法、治疗原则。
2. 熟悉食管异物常见的种类、停留部位和并发症。
3. 了解食管异物的手术取出方法。

重点与难点解析

一、病因

进食匆忙、口内含物不慎误吞;老年人、吞咽障碍者,进食或睡眠时误咽;精神失常者、轻生者,故意吞服;食管狭窄、食管癌致食物阻留。

二、临床表现

食管异物以老人及儿童多见。异物种类多样,以鱼刺、肉骨、枣核、硬币、铁钉、义齿较为多见。异物停留于食管入口最多见,其次为第二狭窄处。临床表现与异物的性质、大小、形状、停留部位和时间,是否继发感染有关。

(一)吞咽困难和疼痛

异物嵌顿于环后隙及食管入口处,吞咽困难和疼痛明显,异物较大、形状不规则、尖锐者尤其明显。胸段食管异物,吞咽困难和疼痛可稍轻。

(二)呼吸道症状

较大异物或继发感染后水肿、脓肿者,压迫气管可出现呼吸困难、咳嗽,甚或窒息。

(三)并发症表现

食管炎、食管周围炎、食管周围脓肿、食管穿孔、颈深部感染和脓肿、纵隔感染及纵隔脓肿、皮下气肿、纵隔气肿、大血管破溃和致死性大出血、食管气管瘘和肺部感染等。

三、诊断

详细了解误吞异物情况,如时间、异物性质、形状和大小等。间接喉镜可见梨状窝积液。X 线检查,对不透光异物可了解异物所在位置及形状、大小,对透光异物可行食管钡剂检查,怀疑食管穿孔者需行食管碘油造影。食管镜检可明确诊断。

四、治疗

及时行食管镜异物取出术。术前选择适当的麻醉方式、食管镜及异物钳。全身情况差者,应先纠正后再手术。取异物时,要辨清异物与食管壁的关系,刺入管壁的异物要先使其退出管壁,应将异物长轴尽可能转至与食管纵轴平行后再缓慢取出。嵌顿紧密者,不可贸然强行取出,必要时应行颈侧或开胸手术取出。异物取出后应禁食 1~2 天。出现并发症者应请胸科医师协助处理。

第三节 食管腐蚀伤

学 习 要 点

了解食管腐蚀伤的病因、分度、分期、诊断和治疗原则。

重点与难点解析

一、病因

误吞或有意吞服强酸和强碱等腐蚀剂。

二、分度

Ⅰ度,病变限于黏膜层,愈合后不遗留瘢痕;Ⅱ度,病变深达肌层,愈后可形成瘢痕和食管狭窄;Ⅲ度,食管壁全层受损,可累及食管周围组织,可发生食管穿孔等。

三、分期

(一)急性期

1~2周,口、咽、胸骨后或背部疼痛,吞咽加重,可有流涎、现声嘶、呼吸困难,重者可有全身中毒症状。

(二)缓解期

1~2周后,全身症状缓解,疼痛及吞咽困难渐消失,可逐步恢复。

(三)狭窄期

累及肌层者,3~4周后结缔组织增生、瘢痕形成,致食管狭窄,出现吞咽困难。

四、诊断

根据病史和症状,诊断较易。应详细了解腐蚀剂的性质、浓度、吞服量和时间,仔细检查口腔、咽喉部情况。急性期后可行 X 线食管钡剂或碘油造影检查及食管镜检查。

五、治疗

(一)急性期

1. 受伤后尽早使用中和剂。

2. 抗生素防止感染;糖皮质激素减少创伤反应和抑制纤维肉芽组织形成,防止瘢痕狭窄,但重度烧伤者慎用。

3. 呼吸困难者行气管切开。

4. 抗休克治疗,保持水、电解质平衡,必要时可置胃管,以维持营养。

(二)缓解期

注意观察病情,应早期预防或治疗食管狭窄。

(三)瘢痕期

食管狭窄者可行食管扩张术、胃造口吞线扩张术、支架扩张术、狭窄段切除食管端端吻合术、结肠代食管术、游离空肠移植代食管术、食管胃吻合术等。

习　题

一、选择题

A1 型题

1. 5 岁以下幼儿最常见的气管支气管异物种类多为

    A. 金属性:如小钉、别针等　　　　　　B. 植物性:如花生、瓜子、豆类等

    C. 动物性:如鱼刺、骨片等　　　　　　D. 化学制品:如塑料笔帽、橡皮等

E. 以上都不是

2. 下列哪项不是气管异物的常见症状

  A. 发热   B. 呼吸困难   C. 咯血

  D. 咳嗽   E. 喘鸣

3. 不属于呼吸道异物的 X 线征象是

  A. 肺气肿   B. 肺不张   C. 肺门淋巴结肿大

  D. 纵隔摆动   E. 肺炎

4. 不属于植物性气管支气管异物 X 线征象的是

  A. 肺气肿   B. 肺不张   C. 肺炎

  D. 纵隔摆动   E. 可见异物阴影

5. 气管异物临床表现不应有的是

  A. 剧烈呛咳、憋气   B. 拍击音   C. 窒息

  D. 哮鸣音   E. 双肺呼吸音不一致

6. 支气管异物不完全阻塞,胸部 X 线透视结果哪项是错误的

  A. 呼气时心脏及纵隔被推向健侧   B. 吸气时心脏及纵隔又移向患侧

  C. 横膈下降,活动度受限   D. 患侧肺部透亮度增加

  E. 患侧肺组织密度增高

7. 成人食管异物最易停留的部位是

  A. 距中切牙 16cm   B. 距中切牙 23cm   C. 距中切牙 27cm

  D. 距中切牙 36cm   E. 以上都不是

8. 食管异物最易停留在

  A. 食管入口   B. 食管第 2 狭窄   C. 食管第 3 狭窄

  D. 食管第 4 狭窄   E. 食管憩室

9. 不属于食管异物并发症的是

  A. 颈部皮下气肿   B. 纵隔气肿   C. 气胸

  D. 咽侧脓肿   E. 纵隔脓肿

10. 成人食管异物最常见的原因是

  A. 喉反射不全   B. 饮食过急或进食时精神不集中

  C. 牙齿缺如囫囵吞下   D. 进食时哭闹、说笑

  E. 误服

A2 型题

11. 患者,男性,46 岁,误食鸡骨后吞咽疼痛 2 小时入院,间接喉镜检查未见异物,应行下列哪项检查

  A. 纤维喉镜检查   B. 食管钡剂造影   C. 硬质食管镜检查

  D. 纤维胃镜检查   E. 以上均可

二、问答题

1. 气管、支气管异物的胸部 X 线检查可有哪些表现?

2. 为什么支气管异物可引起肺不张和肺气肿?

3. 食管异物的主要临床表现有哪些?

参 考 答 案

一、选择题

1. B　　2. C　　3. C　　4. E　　5. E　　6. E　　7. A　　8. A　　9. D　　10. B

11. B

二、问答题

1. 气管、支气管异物胸部 X 线检查的表现:不透光异物可直接发现,并可确定异物的位置、大小和形状。透光异物可通过间接征象推断异物是否存在及其位置,如纵隔摆动、纵隔移位、肺气肿、肺不张、肺部感染等。

2. 支气管异物可引起肺不张和肺气肿的原因:异物在支气管内形成不完全堵塞时,空气可以进入肺内,但排出受阻,导致远端肺叶可出现肺气肿。异物在支气管内形成完全堵塞时,空气无法引入肺内,远端肺叶内的空气逐渐被吸收后,可出现肺不张以及对侧肺部出现代偿性肺气肿。

3. 食管异物的主要临床表现:临床表现与异物的性质、大小、形状、停留部位和时间,是否继发感染有关。①吞咽困难和疼痛:嵌顿于环后隙及食管入口处,吞咽困难和疼痛明显;异物较大、形状不规则、尖锐者,疼痛尤其明显;胸段食管异物,吞咽困难和疼痛可稍轻。②呼吸道症状:较大异物,或继发感染后水肿、脓肿者,向前压迫气管后壁可出现呼吸困难、咳嗽,甚或窒息。③并发症表现:如食管炎、食管周围炎及食管周围脓肿,食管穿孔、颈深部感染和脓肿、纵隔感染及纵隔脓肿、皮下气肿、纵隔气肿,大血管破溃、致死性大出血,食管气管瘘和肺部感染等。

（张丹梅　任金龙）

第八章

颈 部 疾 病

学 习 要 点

1. 掌握颈部肿块的诊断思路及处理原则。
2. 了解颈淋巴结清扫术的分类。

重点与难点解析

(一)概述

颈部肿块是临床常见疾病,具有多源性的特点,"七"字理论及"8"字理论可为诊断提供一定的思路。颈部肿块性质与部位的关系,见表2-8-1。

表2-8-1　颈部肿块性质与部位的关系

肿块性质	颈部中线区域	颈侧区域	颈后区域
先天性	甲状舌管囊肿、表皮样囊肿	鳃裂囊肿	淋巴管瘤
炎症	淋巴结炎症	淋巴结炎症、涎腺炎症	淋巴结炎症
良性肿瘤	甲状腺结节	神经鞘瘤、神经纤维瘤、动脉体瘤、血管瘤	神经鞘瘤、神经纤维瘤
恶性肿瘤	淋巴瘤	淋巴瘤、转移癌(头颈部来源)	淋巴瘤、转移癌(鼻咽、肺、乳腺及腹腔脏器恶性肿瘤)

(二)颈淋巴结清扫术的分类

颈淋巴结清扫术可分为:

1. 根治性(经典性)颈清扫术(radical neck dissection) 为全颈清扫术。

2. 改良性(或功能性)颈清扫术(modified neck dissection or functional neck dissection)为全颈清扫术,但保留了胸锁乳突肌、颈内静脉及副神经。

3. 择区性颈清扫术(selective neck dissection) 为非全颈清扫术。

择区性颈清扫术可简单划分为5种,适用于不同的头颈部恶性肿瘤颈部转移灶治疗,分别为肩胛舌骨肌上清扫术、侧后颈清扫术、侧颈清扫术、颈前区清扫术、前侧颈清扫术。

4. 扩大颈清扫术(extended neck dissection) 切除颈部非淋巴组织结构及非颈部的淋巴组织结构。

习 题

一、填空题

1. 颈淋巴结清扫术分为：_____、_____、_____、_____。

2. 颈部先天性肿块包括：_____、_____、_____、_____。

二、问答题

简述颈部淋巴结的分区。

参 考 答 案

一、填空题

1. 根治性(经典性)颈清扫术　　改良性(或功能性)颈清扫术　　择区性颈清扫术 扩大颈清扫术

2. 甲状舌骨囊肿　　表皮样囊肿　　鳃裂囊肿　　淋巴管瘤

二、问答题

颈部淋巴结的分区：

第一区(或第一组)(level Ⅰ)，包括颏下区及颌下区淋巴结。

第二区(level Ⅱ)，为颈内静脉淋巴结上区，即二腹肌下，相当于颅底至舌骨水平，前界为胸骨舌骨肌侧缘，后界为胸锁乳突肌后缘。

第三区(level Ⅲ)，为颈内静脉淋巴结中区，从舌骨水平至肩胛舌骨肌与颈内静脉交叉处，前后界与Ⅱ区同。

第四区(level Ⅳ)，为颈内静脉淋巴结下区。从肩胛舌骨肌到锁骨上。前后界与Ⅱ区同。

第五区(level Ⅴ)，包括枕后三角区淋巴结或称副神经淋巴链及锁骨上淋巴结。后界为斜方肌前缘，前界为胸锁乳突肌后缘，下界为锁骨。

第六区(level Ⅵ)，为内脏周围淋巴结(Juxta visceral)，或称前区(Anterior compartment)。包括环甲膜淋巴结、气管周围(喉返神经)淋巴结、甲状腺周围淋巴结。有人把咽后淋巴结也归属这一区。这一区两侧界为颈总动脉和颈内静脉，上界为舌骨，下界为胸骨上窝。

(李会政)

第三篇 口腔科学

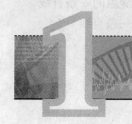

第一章

口腔颌面部的应用解剖与生理

学习要点

1. 掌握上、下颌骨的解剖要点及临床意义；口腔内的重要标志点如腮腺导管口、翼下颌韧带等位置；牙齿的组成；乳牙和恒牙的萌出时间和顺序。

2. 熟悉颌面部分区；牙的分类及牙位记录法；颌面部动脉血管的分支及走行。

3. 了解颌面部肌肉的走行和生理功能；牙髓腔解剖和牙周组织。

重点与难点解析

颌面部的解剖教学比较抽象，各个组织之间的关系不容易理解，在课堂教授过程中，各器官之间的关联并不是很明显，但是实际上各组织器官之间有不可分割的复杂关系。在本章的学习中，应该借助于大量的教学图片及教学图谱来加深理解。

学习难点是舌体各乳头分布及功能、神经支配均较复杂，容易混淆。在学习中可参照口诀"体舌面、根迷咽、三叉神经司一般"（舌体感觉及味觉由面神经鼓索参与舌神经共同支配，舌根由舌咽和迷走神经支配、一般感觉为三叉神经支配）来方便记忆。另外舌的味觉口诀为"舌根苦、舌尖甜、舌背两侧尝酸咸"。

牙齿的萌出特点及萌出时间容易混乱，不易记忆，尤其是恒牙替换乳牙时其萌出并不是按牙位的顺序依次萌出，需要特殊记忆；另外牙位的记录需注意左右标记方法与生活中左右方向相反，应予以注意。

习 题

一、选择题

A1 型题

1. 下述关于颌面部软组织特点的叙述中哪项是错误的

    A. 皮肤薄而柔软,但不易伸展移动   B. 富于皮脂腺、毛囊和汗腺

    C. 血管密集,血供丰富   D. 有皮肤皱纹,走向有一定规律

    E. 皮下组织中有表情肌

2. 所谓"中线"是

    A. 通过上切牙中间缝隙的一条直线   B. 通过下切牙中间缝隙的一条直线

    C. 将颅面部左右等分的一条假想线   D. 通过上唇系带的一条直线

    E. 通过下唇系带的一条直线

3. 腮腺导管开口于

    A. 平对上颌第一前磨牙牙冠的颊黏膜上

    B. 平对上颌第二前磨牙牙冠的颊黏膜上

    C. 平对上颌第一磨牙牙冠的颊黏膜上

    D. 平对上颌第二磨牙牙冠的颊黏膜上

    E. 平对上颌第三磨牙牙冠的颊黏膜上

4. 舌下腺和下颌下腺导管位于哪个分区

    A. 颏下区   B. 面侧深区   C. 下颌下区

    D. 腮腺咬肌区   E. 舌下区

5. 不含味蕾的舌乳头是

    A. 丝状乳头   B. 菌状乳头   C. 轮廓乳头

    D. 叶状乳头   E. 以上均含味蕾

6. 舌下神经是舌的

    A. 感觉神经   B. 运动神经   C. 舌前 1/3 的味觉神经

    D. 舌后 1/3 的味觉神经   E. 舌中 1/3 的味觉神经

7. 口腔颌面颈部动脉来源于

    A. 颈内动脉   B. 颈外动脉   C. 锁骨下动脉   D. A + B   E. A + B + C

8. 汇合成面总静脉的静脉分支是

    A. 面前静脉和面后静脉的前支   B. 面前静脉和面后静脉的后支

    C. 面前静脉和耳后静脉   D. 面前静脉和颞浅静脉

    E. 颞浅静脉和颌内静脉

9. 口腔唾液腺中最大的是

    A. 腮腺   B. 舌下腺   C. 下颌下腺   D. 腭腺   E. 颊腺

10. 下列哪个结构不属于下颌下三角的内容

    A. 下颌下腺   B. 面动脉   C. 面静脉   D. 舌下腺   E. 舌神经

11. 下牙槽神经阻滞麻醉的重要标志是

    A. 下唇系带   B. 颊系带   C. 磨牙后区   D. 腮腺导管口   E. 颊脂垫尖

12. 下述关于口腔前庭沟的叙述中哪项是错误的

    A. 又称唇颊龈沟   B. 为口腔前庭的上、下界

    C. 为唇、颊黏膜移行于牙槽黏膜的沟槽   D. 前庭沟黏膜下组织致密

    E. 是口腔局麻常用的穿刺及手术切口的部位

13. 下述关于固有口腔境界的描述哪一项是错误的

    A. 前界为唇   B. 两侧为颊   C. 下界为舌下区

　　D. 上界为腭　　　　　　　E. 后界为咽门

14. 下述关于切牙乳头的叙述中哪项是错误的

　　A. 也称腭乳头

　　B. 位于腭中缝前端,左右上中切牙间之腭侧

　　C. 其深面为切牙孔,腭前神经、血管经此孔穿出

　　D. 组织致密,神经丰富

　　E. 阻滞麻醉时应从其侧缘刺入黏膜

15. 下述关于翼下颌皱襞的叙述中哪项是错误的

　　A. 延伸于上颌结节后内方与磨牙后垫后方之间

　　B. 为黏膜皱襞

　　C. 其深面为颊脂垫所衬

　　D. 是下牙槽神经阻滞麻醉的重要标志

　　E. 是翼下颌间隙和咽旁间隙口内切口的有关标志

16. 颊垫尖是下牙槽神经阻滞麻醉的重要标志。在张大口时,此尖相当于

　　A. 乙状切迹平面　　　　　B. 下颌孔平面　　　　　C. 喙突平面

　　D. 髁突颈部平面　　　　　E. 下颌神经分出颊神经的平面

17. 指出下列牙齿萌出的生理特点哪一个是正确的

　　A. 在一定时间内,按一定顺序先后萌出　　B. 同颌同名牙左侧萌出早于右侧

　　C. 上颌早于下颌　　　　　　　　　　　　D. 男女同龄人萌出情况相同

　　E. 以上均正确

二、名词解释

1. 腮腺床

2. 颊垫尖

3. 根管系统

三、填空题

1. 上颌骨四个突起分别为_____、_____、_____及_____。

2. 咀嚼肌包括_____和_____。其中具有提上颌骨向上作用的肌肉有_____、_____及_____。

3. 牙体是由 3 种硬组织即_____、_____、_____和唯一一种软组织_____组成。

4. 牙周组织包括_____、_____、_____和_____。

四、问答题

1. 口腔颌面部的范围是什么?

2. 简述颌面部血液供应的特点。

3. 简述牙齿萌出的特点。

参 考 答 案

一、选择题

1. A　　2. C　　3. D　　4. E　　5. A　　6. B　　7. E　　8. A　　9. A　　10. D

11. E   12. D   13. A   14. C   15. C   16. B   17. A

二、名词解释

1. 腮腺床:腮腺表面无重要结构,中间有面神经横穿,深面与茎突诸肌及深部血管神经相邻,包括颈内动、静脉,舌咽神经、迷走神经、副神经及舌下神经。它们共同形成"腮腺床",紧贴腮腺深面,并借茎突与位于其浅面的颈外动脉分开。

2. 颊垫尖:张大口时,上、下颌后牙𬌗面间黏膜上有一三角形隆起,称颊垫尖,其深方为疏松结缔组织包裹的脂肪组织。是下牙槽神经阻滞麻醉的重要标志。

3. 根管系统:是髓腔除髓室以外的部分,包括根管、管间吻合、根管侧支、根尖分歧、根尖分叉及副根管,它们共同组成根管系统。

三、填空题

1. 额突   颧突   腭突   牙槽突

2. 闭口肌群   开口肌群   咬肌   颞肌   翼内肌

3. 牙釉质   牙本质   牙骨质   牙髓

4. 牙龈   牙周膜   牙槽骨   牙骨质

四、问答题

1. 口腔颌面部的范围在临床上泛指解剖学中的面部及固有颈部,上起眶上缘、颧弓上缘至乳突连线,下至胸骨颈静脉切迹、胸锁关节、锁骨上缘至第7颈椎棘突连线,口腔内的后界为口咽部。包括有颌面部的骨、皮肤、肌肉、唾液腺、口腔、颞下颌关节、血管、淋巴组织和神经等。

2. 颌面部血液供应主要来自颈外动脉,其发起于颈总动脉,共有8个分支,依次为咽升动脉、甲状腺上动脉、舌动脉、颌外动脉(面动脉)、颌内动脉、枕动脉、耳后动脉和颞浅动脉。这些分支间和两侧动脉间相互吻合,构成密集的动脉网,使颌面部的血液供应非常丰富。这一解剖特点具有双重临床意义,一方面损伤和手术时易出血,另一方面口腔颌面部组织具有很强的抗感染能力与再生愈合能力。

3. 牙齿萌出的特点:

(1)牙齿萌出有一定的次序,萌出先后与牙胚发育的先后一致。

(2)牙齿萌出有比较恒定的时间性,但范围较宽。

(3)左右同名牙同时出龈。

(4)下颌牙萌出略早于上颌的同名牙。

(李安泽　王家霞)

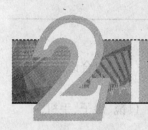

第二章

口腔颌面部检查

学 习 要 点

1. 掌握口腔及颌面部常规检查方法,如牙体与牙周检查、颈部及唾液腺检查。
2. 熟悉口腔检查中常用器械及使用方法。
3. 了解口腔科常用的辅助检查方法,如普通 X 线检查、B 超检查、CT 检查等。

重点与难点解析

学习难点是口腔检查器械的正确使用方法;牙髓活力测试中冷、热诊的操作方法;颌面部检查时需要注意的项目如:肿物的位置、大小、数目、活动度、硬度、压痛程度、红肿及波动感等。

习 题

一、选择题

A1 型题

1. 检查上颌牙齿时,上颌牙粭平面与地面呈
   A. 30°　　　　B. 45°　　　　C. 60°　　　　D. 15°　　　　E. 平行

2. 检查患者的右侧牙齿时,检查者一般位于患者的
   A. 右前方　　　B. 右后方　　　C. 正后方　　　D. 左侧　　　E. 正前方

3. 口镜的功能除外
   A. 反光　　　B. 成像　　　C. 牵拉口角　　　D. 压舌　　　E. 探测窝洞深度

4. 牙齿Ⅱ度松动的松动幅度为
   A. 小于1mm　　B. 1～2mm　　C. 2～3mm　　D. 3～4mm　　E. 大于4mm

5. 正常情况下,牙髓对多高的温度刺激不产生反应
   A. 10～20℃　　B. 0～20℃　　C. 20～50℃　　D. 10～50℃　　E. 高于50℃

6. 在温度活力冷试验中常用的冷刺激不包括
   A. 冷水　　　B. 氯乙烷　　　C. 牙胶棒　　　D. 无水乙醇　　　E. 冰棒

7. 在对患牙进行冷热温度活力测验时,如果患牙没有任何反应,说明患牙的状态为
   A. 急性牙髓炎　　　　　B. 慢性牙髓炎　　　　　C. 可逆性牙髓炎
   D. 牙髓活力正常　　　　E. 牙髓坏死

8. 检查颌下腺和舌下腺最常用的检查方法为

　　A. 视诊　　　　B. 探诊　　　　C. 叩诊　　　　D. 单合诊法　　　　E. 双合诊法

9. 一次性无菌口腔包内的器械包括

　　A. 口镜、镊子、探针　　　　B. 口镜、镊子、牙周探针　　　　C. 口镜、镊子、手机

　　D. 镊子、探针、手机　　　　E. 口镜、手机、牙周探针

10. 患牙发生龋坏,要判断龋坏的范围,最简单快捷的办法为

　　A. 拍摄牙片　　　　　　B. 拍摄曲面断层片　　　　　　C. 拍摄 CT

　　D. 磁共振成像检查　　　　E. 超声波检查

二、名词解释

病理活组织检查

三、填空题

1. 检查上颌时,患者上颌牙𬌗平面与地面约呈_____度角,高度比检查者肘部_____;检查下颌牙时,下牙𬌗平面与地面_____,高度约与检查者肘部_____。

2. 口腔常用的一次性无菌口腔包包括_____、_____、_____。

3. 口腔科常用的辅助检查方法包括_____、_____、_____、_____、_____等。

四、问答题

1. 简述牙齿松动度检查方法及分级。

2. 耳后区发现一肿物,请指定临床检查方案。

参 考 答 案

一、选择题

1. B　　2. A　　3. E　　4. B　　5. C　　6. C　　7. E　　8. E　　9. A　　10. A

二、名词解释

病理活组织检查:在病变部位或可疑病变部位采取少量组织进行冷冻或常规病理检查,简称活检。在多数情况下,活检结果可以作为最可靠的诊断依据。

三、填空题

1. 45　　略高　　平行　　平齐

2. 口镜　　口腔科镊子　　口腔科探针

3. 普通 X 线检查　　CT　　MRI　　超声波检查　　病理活组织检查

四、问答题

1. 牙齿松动度检查多用口腔科镊子操作,前牙用镊子夹持牙冠的切端;后牙将镊子尖合拢置于牙齿𬌗面中央,按摇镊子观察牙齿松动情况,可分为:

Ⅰ度松动:牙齿颊(唇)舌向松动幅度 <1.0mm。

Ⅱ度松动:颊(唇)舌向松动幅度 1.0 ~ 2.0mm,伴近远中方向活动。

Ⅲ度松动:松动幅度 >2.0mm,不仅伴有各方向松动,且可上下垂直活动。

2. 首先询问肿物发生的时间、生长速度、疼痛与否、既往史等,然后检查肿物的位置、表皮状况、大小、压痛、活动度、波动感、腮腺导管口分泌情况等,最后辅助 CT、B 超或 MRI 检查来确定肿物的性质。

(李安泽　王家霞)

第三章

牙体牙周组织疾病

第一节 龋 病

学 习 要 点

1. 掌握龋病的定义,龋病的好发牙位及好发部位,龋病的临床表现特点及诊断方法。
2. 熟悉致龋的四联因素,龋病的危害性。
3. 了解龋病的治疗。

重点与难点解析

内容要点:龋病的好发牙位及好发部位,龋病的病变类型,龋病的临床表现特点。
本章难点、注意点:龋病的临床表现特点,诊断方法。

第二节 牙 髓 炎

学 习 要 点

1. 掌握牙髓炎的临床分类,各类牙髓炎的临床表现、诊断。
2. 熟悉牙髓炎的病因及治疗。
3. 了解牙髓炎的鉴别诊断

重点与难点解析

内容要点:牙髓炎的临床分类,各类牙髓炎的临床表现、诊断。
本章难点、注意点:牙髓炎的临床表现,牙髓炎的应急治疗。

第三节 根 尖 周 炎

学 习 要 点

1. 掌握根尖周炎的定义,根尖周炎的临床分类、临床表现及诊断。

2. 熟悉根尖周炎的原因,根尖周炎的急性期治疗。

3. 了解根尖周的解剖生理特点,慢性根尖周炎治疗。

重点与难点解析

内容要点:根尖周炎的临床分类、临床表现及诊断。

本章难点、注意点:根尖周炎的临床分类、临床表现及诊断,急性根尖周炎的治疗方法。

第四节 牙周组织疾病

学 习 要 点

1. 掌握牙龈炎及牙周炎定义,牙龈炎的分类、临床表现和治疗原则,牙周炎的临床表现。

2. 熟悉牙龈炎和牙周炎的局部因素和全身因素。

3. 了解牙周炎治疗。

重点与难点解析

内容要点:牙龈炎的分类、临床表现和治疗原则,牙周炎的临床表现。

本章难点、注意点:牙龈炎的分类、临床表现和治疗原则,牙周炎的临床表现,牙龈炎和牙周炎的局部因素和全身因素。

习 题

一、选择题

A1 型题

1. 影响龋病发生的因素有

    A. 细菌   B. 易感牙面   C. 食物

    D. 一定的时间   E. 以上因素都有

2. 下列各项中哪项不是深龋的临床表现

    A. 冷热刺激痛   B. 食酸甜食物敏感   C. 自发痛

    D. 食物嵌塞痛   E. 牙髓活力测定正常

3. 急性牙髓炎的应急处理最好的方法是

    A. 开髓引流   B. 药物止痛   C. 针灸止痛   D. 指压止痛   E. 局麻止痛

4. 牙髓感染的主要途径是

    A. 外伤冠折   B. 楔状缺损   C. 龋

    D. 深牙周袋   E. 发育异常的结构

5. 能指出疼痛部位的牙髓病症有以下几种,除外

    A. 牙本质敏感症   B. 急性根尖炎   C. 急性牙周脓肿

D. 急性牙髓炎 　　　　　E. 急性龈乳头炎

6. 引起根尖周病的原因主要是感染,感染源主要是

　　A. 牙周膜炎 　　　　　B. 牙周袋内容物 　　　　　C. 牙髓腔内容物

　　D. 血源性 　　　　　E. 腺源性

7. 根尖周炎疼痛最剧烈的阶段是

　　A. 根尖脓肿 　　　　　B. 骨膜下脓肿 　　　　　C. 黏膜下脓肿

　　D. 瘘管形成期 　　　　　E. 急性浆液期

8. 慢性根尖周炎常有以下哪一种病史

　　A. 自发性疼痛史 　　　　　B. 牙齿冷热敏感史 　　　　　C. 牙齿松动移位史

　　D. 患牙反复疼痛、肿胀史 　　　E. 全身不适,淋巴结肿痛史

9. 牙周炎与牙龈炎的根本区别是

　　A. 探针龈沟深度≥3mm 　　　B. 牙龈炎症 　　　　　C. 有附着丧失

　　D. X线片示根周膜增宽 　　　E. 出现牙龈退缩

10. 慢性牙龈炎最常见的主诉症状是

　　A. 疼痛 　　　B. 出血 　　　C. 发痒 　　　D. 发胀 　　　E. 干燥

二、名词解释

1. 牙菌斑

2. 龋病

3. 根尖周炎

三、填空题

1. 致龋的四大因素有_____、_____、_____、_____。

2. 急性牙髓炎牙痛的四大特征是_____、_____、_____、_____,应急处理的关键是_____。

四、问答题

1. 简述急性牙髓炎时为何有剧烈疼痛及临床表现。

2. 简述慢性根尖周炎的诊断要点。

3. 简述牙周炎的临床表现。

参 考 答 案

一、选择题

1. E 　　2. C 　　3. A 　　4. C 　　5. D 　　6. C 　　7. B 　　8. D 　　9. C 　　10. B

二、名词解释

1. 牙菌斑是变形链球菌与乳酸杆菌等靠唾液糖蛋白牢固地贴附在牙面和修复体表面上,形成的一种稠密、不定形、非钙化的细菌性沉积物。

2. 龋病是在以细菌为主的多种因素作用下,牙体硬组织发生无机物脱矿、有机物分解,产生色、形、质三方面改变的慢性进行性破坏的一种疾病。

3. 根尖周炎是指牙齿根尖部牙骨质及其周围的牙周膜和牙槽骨的炎症,多由于牙髓病的感染通过根管扩散而来。

三、填空题

1. 细菌　　食物　　宿主　　时间
2. 自发性阵发性剧痛　　夜间疼痛加剧　　温度刺激可使疼痛加剧　　疼痛不能自行定位　　开髓引流

四、问答题

1. 急性牙髓炎时有剧烈疼痛的原因：牙髓组织被坚固的牙本质包裹在髓腔中，当发生急性炎症病变时，炎症性渗出物无处引流，内压逐渐增大，不仅易致牙髓组织坏死，且压迫牙髓神经引起疼痛。

急性牙髓炎临床表现　发病急，以剧烈疼痛为主要症状。

（1）疼痛性质有如下特点：①自发性阵发性剧痛；②夜间疼痛加剧；③温度刺激可使疼痛加剧；④疼痛不能自行定位。

（2）患牙可查及接近髓腔的深龋或其他牙齿硬组织疾患，或见牙冠有充填体存在，或有深牙周袋。

（3）探诊常可以引起剧烈疼痛，有时可探及微小穿髓孔。

（4）温度测验时，患牙的反应极其敏感。

2. 慢性根尖周炎的诊断要点：

（1）患牙X线片上根尖区骨质破坏的影像是确诊的关键依据。

（2）患牙牙髓活力测验结果并结合患者年龄应作为重要的参考。

（3）病史及患牙牙冠情况也可作为辅助诊断指标。

3. 牙周炎的临床表现：

（1）牙龈肿胀出血。

（2）牙周袋形成。

（3）牙周溢脓。

（4）牙齿松动。

（5）牙龈退缩。

（熊均平　杨　雨）

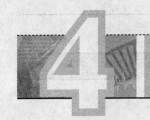

第四章

口腔常见黏膜病

学 习 要 点

1. 掌握复发性阿弗他溃疡的临床分型及治疗原则。

2. 熟悉口腔常见黏膜病的种类,如单纯性疱疹、口腔念珠菌病、手足口病、白斑、口腔扁平苔藓的诊断及治疗原则。

3. 了解常见口腔黏膜病的病损特征。

重点与难点解析

口腔黏膜病从性别、年龄、部位、病变、诊断、治疗各方面均有其特点。

1. **性别特点** 存在性别的差异,即复发性阿弗他溃疡、口腔扁平苔藓的发病率是女性多于男性;白斑病的发病率是男性多于女性,但癌变率是女性多于男性。

2. **年龄特点** 每一种疾病具有其好发年龄,复发性阿弗他溃疡好发于青年人,但随着年龄的增长有自愈倾向。

3. **部位特点** 不同部位的口腔黏膜对疾病的感受性不同。

(1)病变部位具有其特点:疱疹样阿弗他溃疡不累及咀嚼黏膜;疱疹性口炎累及包括咀嚼黏膜在内的所有口腔黏膜。

(2)病变预后与其部位有关:口腔黏膜有危险区域,此区域的损害极易恶变(口底-舌腹的U形区、颊黏膜内侧三角形口角区、软腭复合体)。

4. **病变特点** 口腔黏膜病的病变是一个动态发展的过程,此过程中具有以下3个特点。

(1)更迭与重叠性:损害在病变的不同阶段、同一病变有不同类型、不同病变有相同病变。如复发性阿弗他溃疡——溃疡;疱疹性口炎——后期溃疡(表3-4-1)。

表3-4-1 疱疹样阿弗他溃疡与疱疹性口炎的鉴别要点

鉴别要点	疱疹样阿弗他溃疡	疱疹性口炎
发病年龄	多为青壮年	急性者多为婴幼儿
发病诱因	情绪波动、创伤	感冒、发热
发病部位	不发生于硬腭、附着龈	口内任何部位黏膜
溃疡	稍大(2mm左右)	小(1mm左右)

续表

鉴别要点	疱疹样阿弗他溃疡	疱疹性口炎
分布	散在分布	成簇状分布
水疱	无	可有
皮肤	无	可有
复发史	复发,有规律可复发	一般无规律

（2）部位的差异性:同一疾病在不同部位有不同的临床表现。

（3）病变的共存性:不同黏膜的病变可与皮肤病变同时存在。

5. 诊断特点

（1）临床病变横向比较（表3-4-2）

表3-4-2 重型口疮、癌性溃疡、结核性溃疡的鉴别要点

鉴别要点	重型口疮	癌性溃疡	结核性溃疡
溃疡深度	深在	深在或浅	深在
溃疡周围	炎症浸润	浸润广且硬	正常或轻度浸润
自限性	有	无	无
发病部位	非角化区	任何部位	任何部位
全身情况	较好	弱或恶病质	有结核体征
病理	慢性炎症	癌变	朗格汉斯细胞
复发史	有、位置不固定	无、位置固定	无、位置固定
好发年龄	中、青年较多	老年人多	中、青年多
溃疡形态	弹坑状	菜花状	鼠噬状

（2）病理检查:组织切片、免疫组化、分子病理学。

（3）治疗性诊断:按照某一种最可能的疾病进行临床治疗,如果有效,则诊断为这种疾病。

6. 治疗特点 口腔黏膜病需要病因治疗和对症治疗。

（1）同病异治:根据同一种疾病发生的不同原因进行治疗。复发性阿弗他溃疡免疫反应过低者用免疫增强剂,免疫反应过强者用免疫抑制剂。

（2）异病同治:口腔黏膜病不同的疾病可有相同的发病机制,故可用相同的药物治疗,如糜烂型口腔扁平苔藓、过敏性口炎均用免疫抑制剂治疗。

习 题

一、选择题

A1 型题

1. 口腔念珠病病变区涂片直接镜检可见

    A. 菌丝和孢子   B. 梭状杆菌和螺旋体   C. 病毒水疱和包涵体

D. 大量细菌及白细胞　　　　E. 分枝杆菌

A2 型题

2. 患儿,女性,4 岁,舌缘及下唇内侧黏膜出现溃疡 2 天,手掌、足底皮肤同时出现玫瑰色斑丘疹,并有小水疱形成,未破溃。无明显前驱症状。可考虑诊断为

A. 原发性疱疹性口炎　　　B. 疱疹性咽峡炎　　　　C. 水痘

D. 手足口病　　　　　　　E. 唇疱疹

3. 患者,女性,37 岁,舌背白色病变 5 个月,检查发现其舌背左侧约 0.5cm×0.8cm 白色角化病变,边界欠清楚,表面欠光滑、略呈淡紫色,患者发病前有精神创伤史,下肢皮肤有多角型紫色红丘疹,表面有 Wickham 纹,分析该患者的诊断可能是

A. 白斑　　　　　　　　　B. 扁平苔藓　　　　　　C. 白色角化症

D. 梅毒斑　　　　　　　　E. 盘状红斑狼疮

4. 疱疹性龈口炎的病因是

A. 细菌　　　　B. 病毒　　　　C. 真菌　　　　D. 衣原体　　　　E. 立克次体

A3 型题

(5~7 题共用题干)

患者,女性,23 岁,口腔多处溃疡十余年,复发 1 周,疼痛影响进食。口腔检查:双颊、舌及口底黏膜可见粟米样溃疡十余个,散在分布,周围黏膜充血明显,患者以往多次类似发作史。

5. 该疾病可以诊断为

A. 疱疹性咽峡炎　　　　　B. 疱疹性龈口炎　　　　C. 白塞病

D. 带状疱疹　　　　　　　E. 疱疹样口疮

6. 以下哪些可能是该疾病的病因

A. 免疫因素　　　　　　　B. 遗传因素　　　　　　C. 环境因素

D. 感染因素　　　　　　　E. 以上病因均有可能

7. 对于该疾病的诊断,一般不需要

A. 询问病史　　　　　　　B. 检查临床体征　　　　C. 询问复发性规律

D. 询问相关系统疾病　　　E. 活检

(8~10 题共用题干)

患儿,女性,3 岁。口腔溃疡 3 天,溃疡前 2 天有低热史。口腔检查可见牙龈广泛充血,腭部、口底、唇内侧黏膜充血、成簇外形不规则浅表溃疡。无皮肤病损。

8. 该病可能的诊断是

A. 手足口病　　　　　　　B. 鹅口疮　　　　　　　C. 疱疹性口炎

D. 结核性溃疡　　　　　　E. 疱疹样口疮

9. 该病的病原体是

A. 结核杆菌　　　　　　　B. 单纯疱疹病毒　　　　C. 白念珠菌

D. 柯萨奇病毒　　　　　　E. 金黄色葡萄球菌

10. 治疗该病的首选药物是

A. 泼尼松　　　　　　　　B. 阿昔洛韦　　　　　　C. 复合维生素 B

D. 青霉素　　　　　　　　E. 阿司匹林

二、名词解释

1. 复发性阿弗他溃疡

2. 手足口病

三、填空题

1. 单纯性疱疹是由 _____ 所致的皮肤黏膜病,是一种常见的口腔黏膜急性传染性 _____ 病变。

2. 口腔白斑病是发生在口腔黏膜上以 _____ 为主的损害,不具有其他任何可定义的慢性损害特征,属于口腔黏膜 _____ 病变。

四、问答题

1. 复发性阿弗他溃疡临床表现可分为几型?

2. 复发性阿弗他溃疡的治疗有哪些?

参 考 答 案

一、选择题

1. A   2. D   3. B   4. B   5. E   6. E   7. E   8. C   9. B   10. B

二、名词解释

1. 复发性阿弗他溃疡是一种最常见的反复发作性口腔黏膜溃疡性损害,患病率居口腔黏膜病之首。多见于青壮年,临床特点是自然发病、周期性、自限性、有遗传倾向。

2. 手足口病是一种婴幼儿和儿童常见的传染病,又名发疹性水疱口腔炎,是一种由肠道病毒引起,以手、足皮肤疱疹和口腔黏膜疱疹或破溃后形成溃疡伴发热为特征。

三、填空题

1. 单纯疱疹病毒   发疱性

2. 白色病损   癌前期

四、问答题

1. 复发性阿弗他溃疡的临床表现可分为 3 型。

(1)轻型阿弗他溃疡:多见于青壮年,女性稍多于男性。溃疡好发于非角化区。溃疡发作时呈"红、黄、凹、痛"特征,遇刺激疼痛加剧,影响患者说话与进食。轻型阿弗他溃疡数目不多,每次为 3~5 个,散在分布。溃疡 7~14 天后可自愈,不留瘢痕,但经过一段间歇期后又可在口腔另一部位复发。

(2)重型阿弗他溃疡:溃疡大而深,边缘不整而隆起,呈"弹坑状"病变,直径 >1cm,可深达黏膜下层腺体至肌层,基底微硬,表面有灰黄色假膜或灰白色坏死组织。溃疡持续时间可长达数个月,通常是 1~2 处溃疡。溃疡疼痛剧烈,愈后留有明显瘢痕。

(3)疱疹样阿弗他溃疡:溃疡小而多,散在分布于黏膜任何部位,似满天星,直径 <2mm。邻近溃疡可融合成片,黏膜充血发红,疼痛较重。唾液分泌增加,可伴头痛、低热、全身不适、局部淋巴结肿大等症状。发作后不留瘢痕。

2. 复发性阿弗他溃疡的治疗原则:全身治疗和局部治疗相结合、中医治疗和西医治疗相结合、生理治疗和心理治疗相结合。以祛除各种诱发因素、缩短病程、减少痛苦、减少复发、对症治疗为主。

(1)局部治疗:目的是消炎、镇痛,防止继发感染并促进愈合。常用药物和方法如下。

1）抗炎类药物：口腔溃疡膜、含片、含漱剂、超声雾化剂等。

2）镇痛类药物：用1%普鲁卡因或2%利多卡因液经稀释于饭前漱口,起镇痛作用。0.5%盐酸罗克达宁液或1%丁卡因溶液用棉签蘸取涂抹溃疡面,暂时镇痛。

3）腐蚀性药物：大溃疡且孤立的可用10%硝酸银或50%三氯醋酸烧灼溃疡面。

4）局部封闭：用25mg/ml醋酸泼尼松混悬液在溃疡基底黏膜下封闭,可缓解疼痛。

5）理疗。

（2）全身治疗

1）肾上腺糖皮质激素类药物,如泼尼松片,地塞米松片等。

2）细胞毒类药物,如环磷酰胺、甲氨蝶呤等。

3）沙利度胺片有免疫抑制作用,应用于重型阿弗他溃疡有较好疗效。但有严重不良反应。

4）免疫增强剂：主动免疫制剂及被动免疫制剂。

（3）中医治疗：根据辨证施治或选用昆明山海棠片、六味地黄丸、补中益气丸等。

（石　璐）

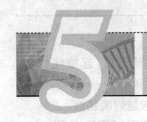

第五章

口腔颌面部感染

学习要点

1. 掌握口腔颌面部感染的定义、临床表现、诊断及治疗原则；口腔颌面部感染的特点；冠周炎可能扩散途径及并发症；冠周炎的治疗方法；口腔颌面部间隙感染(重点掌握下颌下、咬肌间隙、翼下颌间隙、口底蜂窝织炎间隙)的感染来源、扩散途径及治疗要点。脓肿切开引流的目的与指征；急性化脓性腮腺炎的临床表现、诊断和鉴别诊断，下颌下腺炎的诊断和治疗原则。

2. 熟悉口腔颌面部炎症的病因、病原菌及途径；冠周炎的临床表现；颌面部常见间隙的解剖范围；牙源性感染与腺源性感染、化脓性细菌感染与坏死性细菌感染的异同点。

3. 了解口腔颌面部解剖生理的特点与炎症的关系；冠周炎的病因；慢性复发性腮腺炎的临床表现及鉴别诊断；急慢性淋巴结炎及结核性淋巴结炎的临床表现、诊断及鉴别诊断。

重点与难点解析

1. 智齿冠周炎扩散途径及并发症　冠周炎的炎性渗出常沿颌骨外斜线向前下引流，在下颌第二或第一磨牙颊侧形成脓肿，易被误认为是该牙的根尖脓肿，应注意鉴别。感染向周围蔓延波及颌周间隙，向颊间隙蔓延，在颊部形成脓肿或破溃成为经久不愈的颊瘘；感染沿下颌支外侧向后扩散，可引起咀嚼肌间隙感染或下颌骨边缘性骨髓炎；沿下颌支内侧向后扩散引起翼下颌间隙、咽旁间隙感染，向下则引起舌下间隙、颌下间隙或口底多间隙感染。

2. 口腔颌面部间隙感染的治疗原则　根据感染的病因不同，在炎症的不同时期，注意全身治疗和局部治疗相结合。

(1)全身治疗：一般支持疗法与抗生素治疗，常用青霉素和链霉素联合治疗。

(2)局部治疗：炎症早期可外敷药物、针灸、封闭和理疗，有消炎、消肿、解毒、止痛的作用。炎症局限形成脓肿，应及时切开引流，目的是：①使脓液、坏死感染物迅速排出，减少毒素吸收；②减轻局部肿胀、疼痛及张力，缓解对呼吸道和咽部的压迫，避免发生窒息；③可防止感染向邻近间隙蔓延，防止向颅内、纵隔和血液扩散，避免严重并发症；④可防止发生边缘性骨髓炎。

切开引流的指征是：①发病时间一般是牙源性感染 3～4 天，腺源性感染 5～7 天，经抗生素治疗后，仍高热不退、白细胞总数及中性粒细胞计数明显增高者；②局部肿胀、跳痛、压痛明显者；③局部有凹陷性水肿，有波动感或穿刺抽出脓液者；④腐败坏死性感染，应早期广泛切开引流;⑤脓肿已穿破,但引流不畅。

3. 化脓性淋巴结炎与结核性淋巴结炎的诊断及鉴别诊断　结核性淋巴结炎常见于儿童与青年。轻者仅有多个大小不等的肿大淋巴结,呈无痛性缓慢增大,圆形或椭圆形,表面光滑而无全身症状;重者可伴有体质虚弱、营养不良或贫血、低热、盗汗、疲倦等;有时可查及肺、肾、骨等器官的结核病变或病史。可发展成冷脓肿,或破溃流出豆渣或米汤样脓液,经久不愈而形成窦或瘘。

根据病史、临床表现可以确诊。化脓性淋巴结炎与结核性淋巴结炎形成脓肿后,可借抽吸出的分泌物进行鉴别诊断。化脓性淋巴结炎的脓液多呈淡黄色黏稠状,而结核性淋巴结炎的抽吸物稀薄污浊,灰暗色似米汤,夹杂有干酪样坏死物。

(石　屹　王得利)

习　题

一、选择题

A1 型题

1. 关于牙源性感染的概念,错误的是
   - A. 病原菌可通过牙周组织进入体内
   - B. 病原菌可通过病灶牙根尖进入体内
   - C. 感染可向颌面间隙扩散
   - D. 牙源性感染儿童更多见
   - E. 多为混合性感染

2. 关于口腔颌面部感染的叙述,错误的是
   - A. 牙源性感染是最多见的感染来源
   - B. "危险三角区"的感染处理不当可导致严重颅内并发症
   - C. 口腔颌面部组织抗感染的能力较其他部位低
   - D. 腺源性感染在儿童多见
   - E. 上呼吸道的感染,可引起区域性的淋巴结炎

3. 关于医源性感染,下列正确的说法是
   - A. 在医院内发生的传染病
   - B. 医生得的传染病
   - C. 医务人员进行有创操作后造成的继发感染
   - D. 由于医务人员用药不当造成的二次感染
   - E. 医源性感染的发生不易控制

4. 深部脓肿的临床表现中错误的是
   - A. 局部红肿并不明显
   - B. 压痛明显
   - C. 可扪及波动感
   - D. 有全身症状
   - E. 穿刺有脓

5. 咬肌间隙感染最常见的病因为
   - A. 下牙槽神经阻滞麻醉引起
   - B. 智齿冠周炎
   - C. 其他间隙感染扩散所致
   - D. 身体其他部位感染经血液循环扩散所致
   - E. 淋巴结炎未控制扩散所致

6. 眶下间隙脓肿合理的治疗方法为

    A. 从口外切开引流　　　　　B. 从口内切开引流　　　　C. 拔除病源牙

    D. 病源牙根管开放引流　　　E. 中药外敷

7. 海绵窦化脓性血栓性静脉炎常并发于

    A. 颞间隙感染　　　　　　　B. 上唇痈　　　　　　　　　C. 智齿冠周炎

    D. 颊间隙感染　　　　　　　E. 颏下间隙感染

8. 临床上边缘性颌骨骨髓炎,常继发于

    A. 颊间隙感染　　　　　　　B. 下颌下间隙感染　　　　　C. 咬肌间隙感染

    D. 颞间隙感染　　　　　　　E. 翼腭间隙感染

A2 型题

9. 患者,男性,30 岁,因智齿冠周炎,造成颞间隙、颞下间隙、翼下颌间隙脓肿,切开引流的最佳方法为

    A. 于上颌结节外侧前庭沟切开　　　　　B. 于翼下颌韧带稍内侧切开

    C. 于下颌角下方切开　　　　　　　　　D. 于升支后缘切开

    E. 于颞部及下颌角下方切开并行贯通引流

10. 患者,男性,48 岁,3 天前出现左上前牙持续剧烈跳痛,昨日疼痛缓解,但自下睑至上唇、鼻旁颧部肿胀明显,皮肤充血,皮温升高,此时应诊断为

    A. 急性上颌窦炎　　　　　　B. 眶下间隙感染　　　　　　C. 上颌中央性骨髓炎

    D. 上唇痈　　　　　　　　　E. 眶下淋巴结炎

11. 患者,女性,26 岁,右颈部淋巴结结核,脓肿形成与周围无粘连,此时局部治疗方法中错误的是

    A. 局部药物封闭　　　　　　B. 切开引流　　　　　　　　C. 手术切除

    D. 穿刺抽脓　　　　　　　　E. 脓腔药物注射

12. 患者,男性,46 岁,口底多间隙感染,肿胀明显,可及捻发音及波动感,主诉呼吸困难,下列处理正确的是

    A. 加大抗生素剂量　　　　　B. 局部冷敷　　　　　　　　C. 穿刺抽脓

    D. 广泛切开引流　　　　　　E. 气管切开

13. 患者,女性,35 岁。右下颌后牙出现肿痛 1 周。口腔检查:右下 6 邻面深龋,探诊(－),叩诊(＋＋),松动Ⅰ度。右侧下颌下三角区明显肿胀,下颌骨下缘轮廓消失,皮肤紧张,压痛,按压有凹陷性水肿。口底后区肿胀,舌运动疼痛,吞咽不适。引起上述症状的原因是

    A. 牙源性舌下间隙感染

    B. 牙源性下颌下间隙感染

    C. 牙源性咽旁间隙感染

    D. 下颌下间隙与舌下间隙联合感染

    E. 下颌下间隙、舌下间隙及咽旁间隙联合感染

14. 患者,男性,46 岁,左下齿槽神经传导阻滞麻醉后 3 天出现发热,左咽侧深部疼痛,张口受限,左下颌升支后缘压痛,此患者可能发生了

    A. 翼下颌间隙感染　　　　　B. 咬肌间隙感染　　　　　　C. 颞下间隙感染

    D. 颞间隙感染　　　　　　　E. 翼内肌痉挛

15. 患者,男性,20岁。左下后牙肿痛7天。张口困难,咀嚼食物及吞咽时疼痛2天。口腔检查:左下第三磨牙萌出不全,前倾阻生,远中牙龈瓣红肿。翼下颌皱襞处黏膜水肿,下颌支后缘内侧有轻度肿胀,深压痛。张口受限(二横指)。可能的诊断是

    A. 下颌第三磨牙急性冠周炎引起的颊间隙感染

    B. 下颌第三磨牙急性冠周炎引起的翼下颌间隙感染

    C. 下颌第三磨牙急性冠周炎引起的舌下间隙感染

    D. 下颌第三磨牙急性冠周炎引起的咽旁间隙感染

    E. 下颌第三磨牙急性冠周炎引起的下颌下间隙感染

二、名词解释

1. 下颌第三磨牙冠周炎

2. 路德维希咽峡炎

三、填空题

1. 口腔颌面部感染的主要来源有_____、_____、_____、_____和_____。_____途径是口腔颌面部感染的主要来源。

2. 冠周炎常指智齿_____或_____时,_____的软组织发生的炎症。

四、问答题

1. 简述口腔颌面部感染的主要途径。

2. 简述眶下间隙感染的临床特点及诊治原则。

参 考 答 案

一、选择题

1. D   2. C   3. C   4. C   5. B   6. B   7. B   8. C   9. E   10. B

11. B   12. D   13. D   14. A   15. B

二、名词解释

1. 下颌第三磨牙冠周炎是指下颌第三磨牙萌出不全或阻生时,牙冠周围软组织发生的炎症。常见于18~30岁的青年,故又称智齿冠周炎,是口腔科的常见病和多发病。

2. 路德维希咽峡炎:厌氧菌或腐败坏死性细菌为主引起的腐败坏死性口底蜂窝织炎,临床上全身及局部反应均甚严重。

三、填空题

1. 牙源性   腺源性   血源性   创伤性   医源性   牙源性

2. 萌出不全   阻生   牙冠周围

四、问答题

1. 口腔颌面部感染的主要途径:

(1)牙源性感染:病原菌通过病变牙或牙周组织进入体内发生的感染,是口腔颌面部感染的主要来源。

(2)腺源性感染:面颈部淋巴结穿过淋巴结被膜向周围扩散,引起筋膜间隙的蜂窝织炎。

(3)创伤性感染:继发于创伤后发生的感染。

(4)血源性感染:机体其他部位的化脓性病灶通过血液循环引起的口腔颌面部化脓性病变。

（5）医源性感染：医务人员行局部麻醉、手术、穿刺等操作时未严格遵守无菌技术造成的继发性感染。

2. 眶下间隙感染的临床特点及诊治原则：

眶下间隙感染多来自上颌尖牙，第一前磨牙和上颌切牙的根尖化脓性炎症和牙槽脓肿；也可因上颌骨骨髓炎的脓液穿破骨膜，或上唇底部与鼻侧的化脓性炎症扩散至眶下间隙引起。临床特点：眶下区肿胀范围常波及内眦、眼睑、颧部皮肤。肿胀区皮肤发红、张力增大，眼睑水肿、睑裂变窄、鼻唇沟消失。脓肿形成后，眶下区可触及波动感，口腔前庭龈颊沟处常有明显肿胀、压痛、极易扪得波动；少数可由此自行穿破，有脓液溢出。感染期由于肿胀及炎症激惹眶下神经，可引起不同程度的疼痛。

根据口腔颌面部感染治疗的原则，应采用局部处理配合全身治疗。眶下间隙蜂窝织炎阶段，可从局部外敷中药及针对感染病灶牙的处理着手；一旦脓肿形成，应及时作切开引流术。待炎症控制后应立即处理病灶牙。此外，应及时评估患者的全身情况，进行全身支持治疗。

（石　屹　王得利）

第六章

口腔局部麻醉与牙拔除术

学 习 要 点

1. 掌握口腔局部麻醉常用的方法;牙拔除术的适应证、禁忌证;牙拔除术后处理及术后的注意事项。

2. 熟悉口腔局麻及牙拔除术的并发症;拔牙基本操作及一般牙的拔除方法。

3. 了解上、下颌牙齿的感觉神经分布;拔牙前的准备,特殊牙的拔除方法。

重点与难点解析

一、口腔局部麻醉

1. 局麻定义　局部麻醉简称局麻,是指用局部麻醉药暂时阻滞机体一定区域内神经末梢和纤维的感觉传导,从而使该区疼痛消失的方法。

2. 局麻药物　局麻药的种类很多,按其化学结构可分为酯类和酰胺类。目前,常用局麻药有酰胺类的利多卡因、布比卡因、阿替卡因;酯类的局麻药有普鲁卡因和丁卡因。

3. 局麻方法　口腔颌面外科临床常用的局麻方法如下。

(1)表面麻醉:是将麻醉剂涂布或喷射于手术区表面,药物吸收后麻醉末梢神经,使浅层组织的痛觉消失。

(2)浸润麻醉:是将局麻药液注入组织内,以作用于神经末梢,使之失去传导痛觉的能力而产生麻醉效果。

(3)阻滞麻醉:是将局麻药液注射到神经干或其主要分支附近,以阻滞神经末梢传入的刺激,使被阻滞的神经分布区域产生麻醉效果。阻滞麻醉常用于上颌后牙和下颌牙拔除。

1)上牙槽后神经阻滞麻醉:一般以上颌第二磨牙远中颊根部口腔前庭沟为进针点。患者坐位头后仰,使张口时上颌牙的合平面约与地平面成45°,注射器与上牙长轴成40°,向上后内方刺入,针尖沿着上颌结节弧形表面滑动,深约2cm。回抽无血,即可注入麻醉药1.5～2ml,3～5分钟显效。注意针尖刺入不宜过深,以免刺破翼状静脉丛而引起血肿。麻醉范围:除第一磨牙近中颊根外的同侧磨牙、牙周膜和相应的颊侧牙龈、黏骨膜。

2)眶下神经麻醉:①口外注射法:左手对眶下孔定位,右手持注射器自同侧鼻翼旁约1cm处刺入皮肤;使注射针与皮肤呈45°,向上、后、外进针约1.5cm,可直接刺入眶下孔,注射麻药1～1.5ml。注意进针时不宜过深,以防损及眼球。②口内注射法:针尖与上颌中线成45°,由上颌侧切牙前庭沟上方刺入向后、上、外直达眶下孔,注入麻药。3～5分钟显效。麻醉范围:同侧下睑、鼻、眶下区、上唇、上颌前牙、前磨牙,以及这些牙的唇侧或颊侧的牙槽骨、骨膜、牙龈和黏膜等组织。

3)腭前神经麻醉:进针点为上颌第三磨牙腭侧龈缘至腭中缝连线的中外1/3交点处。患者头后仰,大张口,注射针从对侧口角方向在腭大孔的表面标志稍前处刺入腭黏膜,往上后方推进至腭大孔,注入麻药0.3～0.5ml,注射点不可偏后,麻药不可过量,以免麻醉腭中、腭后神经,引起恶心、呕吐。麻醉范围:同侧磨牙、前磨牙腭侧的黏骨膜、牙龈及牙槽骨等组织。

4)下牙槽神经阻滞麻醉:进针点在翼下颌皱襞外侧、颊脂垫尖部。患者大张口,下颌牙合平面与地面平行,注射器置于对侧口角、两前磨牙之间,高于下颌合平面1cm,由进针点刺入,水平推进,进针深约2.5cm,回抽无血后注入麻药1～1.5ml。麻醉范围:同侧下颌骨、下颌牙、牙周膜、前磨牙至中切牙唇颊侧牙龈、黏骨膜及下唇。

4. 局麻并发症　局麻的并发症包括全身和局部并发症。全身并发症有晕厥、过敏反应、中毒等,局部并发症有注射区疼痛、血肿、感染等。

二、牙拔除术

牙拔除术是口腔颌面外科最基本的手术,是治疗某些牙病和由其引起的局部或全身一些疾病的手段,也是应用最广泛的手术。

1. 适应证　牙拔除术的适应证是相对的,临床上应首先考虑牙的保存,以最大限度地保持功能及美观。

(1)牙体病:牙体广泛龋坏无法修复、牙根情况不宜作覆盖义齿或桩冠;无法保留的隐裂牙、牙根纵裂牙,或牙槽骨严重吸收者。

(2)根尖病:根尖病变已不能用根管治疗、根尖切除或牙再植术等方法保留者。

(3)牙周病:松动达Ⅲ度,牙周骨组织已大部被破坏或反复感染治疗无效者。

(4)外伤牙:牙根折断,骨折线上明显影响骨折愈合的牙。

(5)阻生牙、埋伏牙:反复引起冠周炎,或引起邻牙牙根吸收或破坏者。

(6)多生牙、错位牙:形状异常,影响美观和咀嚼功能,或阻碍恒牙萌出者。

(7)病灶牙:经常引起颌面部炎症的病源牙,某些疾病(风湿病、肾炎等)的高度可疑病灶牙。

(8)滞留乳牙:影响恒牙正常萌出或根尖外露造成创伤性溃疡者。

(9)治疗需要:因正畸和义齿修复必须拔除的牙,恶性肿瘤放疗区的牙。

2. 禁忌证　禁忌证也是相对的。

(1)心血管系统疾病:重症高血压、心力衰竭、心肌梗死、心绞痛发作频繁者不宜拔牙。

(2)血液系统疾病:严重贫血、出血性疾病、白血病、恶性淋巴瘤等,拔牙后可能出现出血不止及引起败血症等严重并发症,通常应避免拔牙。

(3)严重的慢性病:肾衰竭、糖尿病、重症甲状腺功能亢进、肝功能损害严重、活动性肺结核或长期应用抗凝药物、肾上腺皮质激素治疗等患者不宜拔牙。

(4)牙源性急性炎症期:腐败坏死性龈炎、急性传染性口炎,应暂缓拔牙。

(5)月经期与妊娠期:妇女月经期如为复杂牙,以推迟为宜。妊娠期一般应在孕后4～6

个月进行,否则易引起流产或早产。

3. 拔牙器械

(1)牙钳:牙钳是牙拔除术所使用的最基本器械,也是造成创伤最小的拔牙器械,因此牙钳应作为牙拔除术的首选器械。牙钳由钳柄、关节和钳喙构成。牙钳的使用一般多为右手握钳,钳柄置于手掌,示指、中指把握一侧钳柄,另一侧钳柄紧贴掌心,拇指按于关节上,无名指与小指深入两钳柄之间,以便分开钳柄。牙钳的安放一般应与患牙长轴平行。

(2)牙挺:对牢固的或无法直接夹持的患牙,牙挺常为首选使用的器械。牙挺由刃、柄、杆三部分构成。按形状分直挺、弯挺、三角挺;按挺刃的宽窄和功能分牙挺、根挺、根尖挺。牙挺的握持有以掌握持和以指握持两种方法。掌握法所产生的力量较大;指握法的感觉更为敏锐。

(3)其他器械:刮匙、牙龈分离器、骨凿、骨膜分离器、剪刀、缝针、缝线等。

4. 拔牙的基本步骤

(1)分离牙龈:用牙龈分离器紧贴牙面,沿牙颈部推动直达牙槽嵴顶,使牙龈彻底分离,以避免拔牙时撕裂牙龈致拔牙后出血。

(2)挺松患牙:对坚固不动的牙,或死髓牙,或冠部有大的充填物或较大破坏时,应先用牙挺将牙挺松至一定程度,然后换用牙钳。

(3)安放牙钳:选择正确的牙钳,张开钳喙,核对牙位后紧贴牙面,沿牙冠内外侧推插至龈下,紧握钳柄夹牢患牙。

(4)拔除牙齿:牙钳夹紧后,拔牙力的应用主要有摇动、扭转(上前牙)和牵引。摇动幅度从小到大,同时感知阻力小的方向,顺势将牙拔出。

(5)拔牙创处理:①查看牙是否完整,牙根数目是否符合,如果确认断根者,应行牙根拔除术;②检查牙龈有无撕裂,如有撕裂,应立即缝合防止出血;③用刮匙探查牙槽窝,如有异物及炎症肉芽组织应刮除,并进行牙槽窝复位;④压迫止血半小时;⑤创伤大的复杂拔牙可酌情应用抗生素。

(6)拔牙后注意事项:拔牙后 24 小时内不可刷牙或漱口;拔牙当日应进软食,食物不宜过热,避免患侧咀嚼;勿用舌舔创口,不可反复吮吸。

5. 各类普通牙拔除术

(1)上颌切牙:拔除时先向唇侧摇动,然后施以旋转力,向前下方顺势牵引拔出。

(2)上颌尖牙:拔牙时应先使用摇动力量以扩大牙槽窝,然后再加用旋转力量并向唇侧向下将其拔除。

(3)上颌前磨牙:拔牙时应向颊腭侧控制用力慢慢摇动,并沿牙长轴向颊侧方向拔出,不可使用旋转力。

(4)上颌第一、二磨牙:拔除时先将牙挺松,再作颊腭向摇动,向颊侧牵引拔出。

(5)上颌第三磨牙:可用牙挺向远中方向挺出。应防止用力过猛发生断根。

(6)下颌切牙及尖牙:拔牙时主要向唇侧摇动,松动后顺势拔出。注意防止用力过猛,伤及上前牙。

(7)下颌前磨牙:拔除时颊舌向摇动,亦可试加旋转力。向颊侧向合面牵引拔出。

(8)下颌磨牙:宜先挺松患牙,再用牙钳反复作颊、舌向摇动,向阻力小的方向牵引拔出。

6. 阻生牙拔除术

(1)挺出法:适用于垂直、颊向、舌向、近中及远中倾斜阻生。利用牙挺撬动力,在邻牙无阻力的情况下将牙挺出。

（2）劈开拔除法：主要用于解除根部骨阻力。适用于近中、水平阻生，邻牙或牙槽骨有阻力者。牙已松动或发育沟不明显者不宜使用该法。

（3）涡轮钻法：使用严格消毒的特制机头和加长钻针，主要利用其无振动、创伤小的优点进行去骨和切割牙体，因可缩短手术时间，减少术后并发症，目前已基本取代劈开法，但要注意操作时勿损伤牙周黏膜，且切割不要过深，以免损伤下牙槽神经管及造成皮下气肿。

习　题

一、选择题

A1 型题

1. 妊娠期妇女可拔牙的时间段为
   - A. 妊娠期第 1、2、3 个月期间
   - B. 妊娠期第 4、5、6 个月期间
   - C. 妊娠期第 7、8、9 个月期间
   - D. 整个妊娠期均可拔牙
   - E. 整个妊娠期均不能拔牙

2. 腭大孔麻醉最易引起的相应并发症是
   - A. 暂时性面瘫
   - B. 血肿
   - C. 晕厥
   - D. 恶心、干呕
   - E. 暂时性牙关紧闭

3. 拔除下颌第一磨牙应麻醉的神经是
   - A. 下牙槽神经
   - B. 下牙槽神经、颊长神经
   - C. 下牙槽神经、舌神经
   - D. 下牙槽神经、舌神经、颏神经
   - E. 下牙槽神经、舌神经、颊长神经

4. 拔除下列哪颗牙时需特别注意牙根与上颌窦的关系
   - A. 上颌第一前磨牙
   - B. 上颌第二前磨牙
   - C. 上颌第一磨牙
   - D. 上颌第二磨牙
   - E. 上颌第三磨牙

A2 型题

5. 患者右下后牙拔除，术中因牙龈分离不全引起撕裂，术后压迫止血，术后 2 小时出现牙龈出血，处理方法是
   - A. 再咬棉球压迫止血
   - B. 口服止血药
   - C. 局部敷止血药
   - D. 局麻下搔刮牙槽窝
   - E. 局麻下缝合撕裂牙龈

6. 35 岁男性，因上颌第三磨牙拔除，立即出现患侧面部肿胀，下列哪项处理是错误的
   - A. 立即局部冰敷
   - B. 立即热敷理疗
   - C. 立即绷带加压
   - D. 口服止血药
   - E. 口服抗生素

A3 型题

（7~8 题共用题干）

25 岁男性，左上第三磨牙近中倾斜阻生，施行拔除术后 3 日，拔牙窝出现持续性疼痛并向耳颞部放射，检查见拔牙窝内空虚，有异味。

7. 根据患者的临床表现，此时最可能的诊断为
   - A. 急性根尖周炎
   - B. 干槽症
   - C. 牙槽突骨折
   - D. 术后正常疼痛
   - E. 血肿

8. 对此患者相应的治疗为

    A. 根管治疗   B. 保持口腔卫生

    C. 口服抗生素即可   D. 生理盐水冲洗即可

    E. 对拔牙窝彻底清创后,以碘仿纱条填塞,隔离外界刺激

A4 型题

(9~10 题共用题干)

患者,男性,60 岁。右下后牙残冠行局麻下拔除术。在局麻药注射中突然出现头晕、胸闷、面色苍白、全身冷汗、恶心、呼吸困难。

9. 根据患者的临床表现,考虑的诊断是

    A. 感染   B. 过敏反应   C. 晕厥

    D. 注射区疼痛   E. 暂时性面瘫

10. 应采取的措施是

    A. 立即停止注射   B. 放平椅位,置患者于头低位

    C. 松解衣领,保持呼吸道通畅   D. 氧气吸入,静脉注射高渗葡萄糖

    E. 以上均是

二、名词解释

1. 阻滞麻醉

2. 浸润麻醉

三、填空题

1. 局麻药的种类很多,按其化学结构可分为＿＿＿＿类和＿＿＿＿类。

2. 下颌支内侧隆凸阻滞麻醉由后向前可依次麻醉＿＿＿＿、＿＿＿＿、＿＿＿＿三条神经。

3. 牙钳由＿＿＿＿、＿＿＿＿和＿＿＿＿构成;牙挺由＿＿＿＿、＿＿＿＿和＿＿＿＿三部分构成。

4. 牙挺按形状分为＿＿＿＿、＿＿＿＿和＿＿＿＿;按挺刃的宽窄和功能分为＿＿＿＿、＿＿＿＿和＿＿＿＿。

四、问答题

1. 拔牙后的注意事项有哪些?

2. 简述下牙槽神经阻滞麻醉的方法和麻醉范围。

参 考 答 案

一、选择题

1. B   2. D   3. E   4. C   5. E   6. B   7. B   8. E   9. C   10. E

二、名词解释

1. 阻滞麻醉:是将局麻药液注射到神经干或其主要分支附近,以阻滞神经末梢传入的刺激,使被阻滞的神经分布区域产生麻醉效果。

2. 浸润麻醉:是将局麻药液注入组织内,以作用于神经末梢,使之失去传导痛觉的能力而产生麻醉效果。

三、填空题

1. 酯　　酰胺
2. 下牙槽神经　　舌神经　　颊神经
3. 钳柄　关节　钳喙　刃　柄　杆
4. 直挺　弯挺　三角挺　牙挺　根挺　根尖挺

四、问答题

1. 拔牙后的注意事项包括：

(1)拔牙后勿用舌舔创口,更不宜反复吸吮。

(2)拔牙后当日不要漱口和刷牙,次日可刷牙但勿伤及创口,以预防出血。

(3)拔牙后2小时后可进软食,食物不宜过热,避免用拔牙侧咀嚼。

(4)拔牙当天可能有少量渗血,属正常现象,如有鲜血不断流出应及时复诊。

(5)拔牙后1~2天创口有轻度疼痛,可服用止痛药。如疼痛日趋加重应及时复诊。

2. 下牙槽神经阻滞麻醉的方法和麻醉范围为：

(1)方法:进针点在翼下颌皱襞外侧、颊脂垫尖部。患者大张口,下颌牙殆平面与地面平行,注射器置于对侧口角、两前磨牙之间由进针点刺入,注射器保持与下牙平面平行。缓慢进针直达下颌升支内侧骨面,深约2.5cm,回抽无血后注入麻药1~1.5ml,可以麻醉下牙槽神经。

(2)麻醉范围:同侧下颌骨、下颌牙、牙周膜、前磨牙至中切牙唇(颊)侧牙龈、黏骨膜及下唇。

（郭秀娟　刘伟伟）

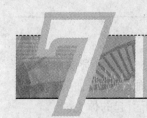

第七章

口腔颌面部损伤

学 习 要 点

1. 掌握口腔颌面部损伤的特点;口腔颌面部软组织损伤清创处理原则;牙及牙槽骨损伤的诊断和处理;颌骨骨折的临床表现、诊断和处理原则。

2. 熟悉口腔颌面部损伤的急救处理原则(窒息及出血的紧急处理措施);颧骨与颧弓骨折的临床表现与处理原则。

3. 了解软组织损伤的分类与临床表现;口腔颌面部战伤的临床特点及治疗;颌面部损伤的护理要点。

重点与难点解析

一、口腔颌面部损伤的特点

1. 口腔颌面部血供丰富,受伤后出血易形成血肿,还可因水肿、血肿压迫而影响呼吸道通畅,甚至引起窒息。另一方面,组织再生修复能力及抗感染能力强,创口易于愈合。

2. 口腔颌面部有口腔、鼻腔、上颌窦等,腔窦内有大量病原菌存在,与伤口相通时容易发生感染。

3. 口腔颌面部与颅脑相通,损伤时易并发颅脑损伤。口腔颌面部损伤常可伴有唾液腺、面神经、三叉神经损伤,导致涎瘘、面瘫、三叉神经分布区麻木等。

4. 患者发生颌骨骨折移位时,引起咬合关系错乱,影响张口与进食。

5. 面部畸形和功能障碍 在鼻、唇、眶、颊等部位开放性损伤时,处理不当常可发生不同程度的组织器官变形、移位。

二、口腔颌面部损伤的急救

对口腔颌面部损伤患者进行抢救时,可能伴随窒息、出血、休克、颅脑损伤及胸腹伤等一些危及生命的并发症,此时应首先救治这些疾患,在全身情况稳定的基础上再治疗口腔颌面部损伤。

1. 窒息的急救 包括阻塞性窒息和吸入性窒息,急救的关键是及早发现和及时处理。

(1)阻塞性窒息的急救:针对病因施救,如立即取出异物;复位移位的组织、器官;经口或鼻插入通气导管,建立呼吸通道,以解除窒息。

(2)吸入性窒息的急救:应果断进行环甲膜切开术或气管切开术,迅速吸出气管内异物,恢复呼吸道通畅。

2. 出血的急救　应根据出血部位、出血性质(动脉喷血、静脉出血、毛细血管渗血)以及现场条件,立即采取相应的止血方法。如指压止血、包扎止血、结扎止血、药物止血等措施。

在抢救过程中,还必须注意有无颅脑损伤以及因失血、创伤疼痛所引起的休克。

3. 包扎　正确完好的包扎有压迫止血、止痛,暂时固定、防止骨折片进一步移位,缩小伤口、保护创面,减少污染等作用。常用包扎方法有十字绷带交叉包扎法和四尾带包扎法。

三、口腔颌面部软组织损伤

口腔颌面部软组织损伤可单独发生,或与颌面骨骨折同时发生,通常根据体表组织有无开放性创口,分为闭合性损伤和开放性损伤两大类。

1. 闭合性损伤　体表组织(皮肤、黏膜)的完整性未被破坏,多为钝器打击或碰撞摩擦所致,包括擦伤和挫伤。治疗原则是止血、镇痛,防止感染和恢复功能。

2. 开放性损伤　有皮肤或黏膜伤口并与深层组织相通的损伤。根据致伤因素和伤口特点,可分为刺伤、切割伤、挫裂伤、剁碎伤、咬伤等。

口腔颌面部开放性损伤常可伤及舌、鼻、腮腺、面神经等组织器官,伤情较为复杂,在患者机体状态允许的情况下应尽早施行清创缝合术,并根据不同类型、不同部位的损伤特点进行处理。

清创缝合术的步骤有:①彻底冲洗伤口,尽可能清除伤口内细菌、泥沙、组织碎片或其他异物。②清理伤口,术中尽量保留可存活的组织,对破碎的创缘略加修整,大部游离组织亦尽量保留,争取原位缝合。③缝合时用小针细线,分层缝合,要求对位精确平整,对齐解剖标志,以免造成畸形和功能障碍。组织水肿严重、拉拢缝合张力过大的伤口可用减张缝合。应根据各部位的解剖特点,注重体现尽量恢复患者面部形态和器官功能的原则。

四、口腔颌面部硬组织损伤

1. 牙和牙槽突损伤　牙损伤可分为牙挫伤、牙脱位及牙折3类,单纯牙损伤常见于跌打和碰撞等原因,多见于上前牙,常伴有牙槽骨的损伤。

牙槽突骨折常是外力直接作用于牙槽突所致。可单独发生或与颌面部其他损伤同时发生。临床检查当摇动损伤区的牙时,可见邻近数牙及骨折片随之移动,骨折片移位可引起咬合错乱。在局麻下将牙槽突及牙复位到正常解剖位置,然后利用骨折邻近的正常牙列,采用牙弓夹板、金属丝结扎和正畸托槽方丝弓等方法固定骨折。

2. 颌骨骨折　颌骨骨折在临床表现及处理原则上既有一般骨折的共性,又有其特殊性,最大的不同就是上、下颌牙齿形成的咬合关系。下颌骨骨折发生率高于上颌骨。

(1)上颌骨骨折:上颌骨骨质疏松、血供丰富、愈合能力强,如不及时处理,易发生错位愈合。临床上最常见的是横断性骨折。按骨折的好发部位及骨折线的高低位置,可将其分为3型:Le Fort Ⅰ型骨折(低位骨折或水平骨折)、Le Fort Ⅱ型骨折(中位骨折或锥形骨折)、Le Fort Ⅲ型骨折(高位骨折或颅面分离骨折)。

通常的临床表现有:骨折块移位、咬合关系错乱、眼部及眶周形成特有的眼镜症状,或有眼球移位而出现复视、颅脑损伤等。

(2)下颌骨骨折:好发部位在正中联合部、颏孔区、下颌角和髁状突颈部。骨折可为单发、多发及粉碎性骨折。

主要临床表现有骨折段移位与咬合错乱、骨折段异常活动和疼痛、功能障碍、下唇麻木等。

通过详细询问病史,了解致伤原因,认真进行检查,结合临床症状,诊断并不困难。颌骨X线片及CT检查有助于诊断。

口腔颌面部硬组织损伤的治疗方法可分为全身治疗和局部治疗。局部治疗主要是尽早进行复位和固定,以恢复咬合关系与咀嚼功能为原则。同时注意防治感染、镇痛、合理营养、增强全身抵抗力等,为骨创愈合创造条件。

根据骨折的不同情况,可选用手法复位、牵引复位和切开复位。在正确复位的前提下,可靠的固定是骨创正常愈合的保障。固定方法通常有:单颌固定,颌间固定(小环结扎法、钢丝颌间结扎法和带钩牙弓夹板颌间固定法),坚强内固定(微型钛板固定)和颅颌固定。

五、颧骨与颧弓骨折

颧骨、颧弓位于面部突出部位,与颅面多个骨相连,受到外力作用时常在这些连接处发生骨折,尤以颧弓骨折更为多见。

常见的临床表现有:局部塌陷,张口受限,复视,神经症状,眶区瘀斑等。

治疗方法主要是复位和固定。常用的方法有:口内切开复位法,颞部发际切开复位法,面部小切口进路和头皮冠状切口复位固定法等。

术后注意事项:①颧弓骨折的复位标准是患者不再有张口受限和恢复患者颧面部正常外形;②对于非稳定性固定,术后应注意保护受伤部位不要受压,尤其夜间睡眠时应注意避免受伤部位再次受到撞击。

六、口腔颌面部战伤

战伤种类很多,其中以火器伤为主,其次是烧伤、化学毒剂伤、核武器伤和冻伤等。以火器伤为例,其临床特点有:组织缺损大、伤情较重、贯通伤较多、组织内异物存留多、污染重。

治疗时首先应注意保持呼吸道通畅、止血和抗休克等,并尽早进行清创手术。

对吸入性肺炎、继发性出血、火器伤性骨髓炎、功能障碍(张口受限,颌骨骨折错位愈合,假关节形成,涎瘘等)等并发症,应分别采取积极措施,及时进行相应处理。

七、口腔颌面部损伤的护理

对于口腔颌面部损伤的患者,在进行各种治疗的同时,细致合理的护理是促进伤口愈合、减少并发症的重要环节,必须加以高度重视。

护理内容包括:心理护理,体位、伤情护理,口腔护理、饮食护理等。

习　题

一、选择题

A1 型题

1. 口腔颌面部挫伤形成较大血肿时,应进行以下哪项处理

　　A. 尽早进行热敷,促进血肿吸收或消散

　　B. 尽早进行理疗,促进血肿吸收或消散

　　C. 早期切开,建立引流,应用抗菌药物控制感染

    D. 无菌条件下,用粗针头将血液抽出,然后加压包扎,应用抗菌药物

    E. 直接加压包扎,然后应用抗菌药物控制感染

2. 不作初期缝合的创口是

    A. 无菌创口   B. 污染创口   C. 感染创口

    D. 翻瓣去骨法拔牙后   E. 有组织缺损的无菌创口

3. 口腔颌面部损伤患者,如已发生明确感染,应

    A. 用大量过氧化氢溶液和盐水冲洗,再进行缝合

    B. 清除所有感染组织后缝合

    C. 局部湿敷,待感染控制后再作处理

    D. 暴露创面,应用大剂量抗生素控制感染

    E. 严格清创后,缝合大部分组织,遗留引流口,并放置引流条

4. 舌损伤清创缝合中不应有的措施是

    A. 尽量保持舌的纵长度   B. 清除已大部分游离的舌体组织

    C. 采用较粗的丝线   D. 进针点应离创缘稍远

    E. 进针宜深并做褥式加间断缝合方法

5. 牙折常发生于下述哪种牙位

    A. 上前牙   B. 下前牙   C. 尖牙   D. 前磨牙   E. 磨牙

6. 牙槽突骨折,其主要临床特征是

    A. 牙龈撕裂   B. 牙龈出血肿胀   C. 牙齿脱落

    D. 牙冠折断   E. 摇动一个牙时,邻近数个牙随之移动

7. 在下颌骨骨折中,影响骨折移位的主要因素是

    A. 骨折线走行的方向   B. 咀嚼肌的牵引作用   C. 牙弓上有无牙

    D. 暴力作用   E. 骨折的部位

8. 与下颌骨骨折移位无关的因素是

    A. 骨折部位   B. 外力大小和方向   C. 骨折线方向和倾斜度

    D. 出血、肿胀   E. 咀嚼肌牵引的力量

9. 上颌骨骨折后,骨折片移位,主要取决于

    A. 骨折的类型和损伤力量的大小   B. 咀嚼肌的牵引作用

    C. 骨折片上的牙是否存在   D. 骨折的部位

    E. 患者的年龄和性别

10. 上颌骨骨折诊断时最有决定意义的症状是

    A. 几个牙齿折断或错位   B. 鼻孔大出血

    C. 面部肿胀   D. 上颌骨出现动度和咬合关系错乱

    E. 脑震荡

11. 颌骨骨折最重要的临床体征是

    A. 咬合关系错乱   B. 张口受限   C. 骨折段活动异常

    D. 局部肿痛   E. 骨摩擦音

12. 颌面部损伤患者出现脑脊液耳漏时,对下述哪类颅脑损伤具有诊断意义

    A. 脑震荡   B. 脑挫裂伤   C. 硬膜外血肿

    D. 颅前窝骨折   E. 颅中窝骨折

13. 颧骨颧弓骨折在伤后早期漏诊的最常见原因是
    A. 颧骨颧弓骨折往往不引起功能障碍
    B. 创伤局部肿胀常掩盖颧骨颧弓骨折造成的颧面部塌陷
    C. 颧骨颧弓骨折一般不发生疼痛和麻木
    D. 颧骨颧弓位置在面部不明显
    E. 颧骨颧弓骨折的诊断难度很大

14. 颧骨颧弓骨折后骨折块移位方向主要取决于
    A. 骨折块上所附着咀嚼肌的牵引　　　B. 致伤外力的方向和大小
    C. 骨折线的方向和倾斜度　　　　　　D. 骨折的部位
    E. 重力的影响

15. 颧弓骨折最重要的临床体征是
    A. 眶周瘀斑　　B. 局部塌陷　　C. 咬合错乱　　D. 张口受限　　E. 局部肿痛

A2 型题

16. 一额颞部较广泛软组织开放性损伤的患者,在现场有急救包情况下,采用的止血方法是
    A. 指压止血　　　　　　B. 包扎止血　　　　　　C. 填塞止血
    D. 局部结扎止血　　　　E. 颈外动脉结扎止血

17. 患者,女性,18 岁,因车祸颌面外伤 6 小时急诊,患者右面部肿胀,压痛,右眶周瘀血,眶下区皮肤麻木,张口度 1 指,咬合关系正常,应考虑诊断为
    A. 右侧下颌骨体部骨折　　　　　　B. 右侧下颌骨髁突颈部骨折
    C. 右侧上颌骨骨折　　　　　　　　D. 右侧颧骨颧弓骨折
    E. 右侧上、下颌骨联合骨折

18. 一患者双侧髁状突颈部骨折,关于其临床表现的描述,哪项是不正确的
    A. 下颌不能前伸运动
    B. 下颌升支向后上移位,前牙开𬌗
    C. 关节区严重的肿痛和功能障碍
    D. 侧方运动不受限
    E. 牙关紧闭

19. 患者不慎跌倒致上前牙损伤,主诉左上中切牙疼痛和松动,牙冠外露部分较短,位置低于咬合平面,但牙冠形态完整,松动Ⅰ度,牙龈稍有撕裂,但其他牙齿未见异常,其临床诊断是
    A. 牙挫伤　　B. 牙脱位　　C. 冠折　　D. 根折　　E. 冠根折

20. 患者男性,23 岁,面中部外伤 3 小时前来急诊,应首先除外有无颅脑损伤。该患者的判断有无伴发颅脑损伤的主要临床特征是
    A. 有无头颅创口　　B. 生命体征有无明显改变　　C. 伤后昏迷史
    D. 瞳孔的变化　　　　E. 脑脊液漏

21. 一位颌骨多发粉碎性骨折患者,因伴有颅脑损伤而发生昏迷,继而出现吸入性窒息,有效的抢救措施应该是
    A. 用手指或用吸痰管清除口内血痰块或分泌物
    B. 牵舌至口外

C. 将下颌骨推向前上

D. 作气管切开术,并加强吸痰措施

E. 颅颌绷带悬吊移位的上颌骨

22. 一位患者因口底血肿舌后移造成窒息,急救最合理的处理应该是

  A. 牵舌至口外   B. 安置口咽通气道   C. 血肿切开引流

  D. 托下颌角使下颌骨前移   E. 给予止血药物

23. 一患者因舌受外伤致比较严重的出血,急诊止血的方法应选择

  A. 注射止血药物   B. 纱布填塞   C. 颈外动脉结扎

  D. 指压患侧总动脉   E. 缝合止血

24. 一额颞部外伤出血的患者,为了暂时止血,行压迫止血的合理部位是

  A. 耳屏前区域   B. 颈动脉三角区

  C. 颈外动脉走行区   D. 下颌下缘与咀嚼肌附着前缘交界处

  E. 下颌角区

25. 一患者从 2m 高处跌下 2 天,颏部着地,神志清,无头痛、呕吐史,两侧耳前区压痛明显肿胀,开口轻度受限。前牙开𬌗,应考虑诊断为

  A. 眶骨骨折   B. 颧弓骨折

  C. 双侧下颌骨髁突部骨折   D. 下颌体部骨折

  E. 下颌骨颏部骨折

A3 型题

(26～29 题共用题干)

一颊部穿通伤患者,前来就医。

26. 对此类创伤的处理原则是

  A. 抗感染   B. 止血   C. 减少畸形,恢复面形

  D. 关闭创口,消除创面   E. 以上几点都对

27. 若无组织缺损或缺损较少,应采取的措施是

  A. 将口腔黏膜、肌肉和皮肤分层缝合

  B. 严密缝合肌层和皮肤,黏膜侧留有引流物并二期愈合

  C. 口腔黏膜与皮肤相对缝合,消除创面

  D. 放置引流于创面中加压包扎

  E. 皮瓣修复缺损关闭创口

28. 若口腔黏膜无缺损,而皮肤缺损较多,应采取的措施是

  A. 设法对位缝合口腔黏膜

  B. 严密缝合口腔黏膜,以皮瓣或植皮关闭皮肤侧创面

  C. 口腔黏膜与皮肤相对缝合,消除创面

  D. 放置引流物于创面中加压包扎

  E. 皮瓣修复缺损关闭创口

29. 若缺损为全层洞穿性,应采取的措施是

  A. 设法对位缝合口腔黏膜

  B. 严密缝合口腔黏膜,以皮瓣或植皮关闭皮肤侧创面

  C. 口腔黏膜与皮肤相对缝合,消除创面

D. 放置引流物于创面中加压包扎

E. 皮瓣修复缺损关闭创口

（30~32 题共用题干）

一患者不慎被玻璃划伤面部软组织,查见左耳前区皮肤长约 5cm 纵形创口,创缘整齐,有活跃的出血。

30. 确切的诊断应是面部软组织的

A. 挫伤   B. 挫裂伤   C. 切割伤   D. 撕裂伤   E. 刺伤

31. 本患者应进一步检查以除外其他重要结构损伤中的哪一项

A. 腮腺腺体损伤   B. 腮腺导管损伤

C. 面前静脉及颌外的静脉损伤   D. 面神经分支损伤

E. 颌面骨骨折

32. 应采取的处理措施是

A. 清洁创面、止血、无菌敷料覆盖   B. 局部冷敷,加压包扎

C. 尽早行清创缝合术   D. 创面以油纱布覆盖

E. 暴露创口,全身应用抗生素

（33~35 题共用题干）

一患者因颏部受突然外力打击,致下颌中线偏于右侧,右侧后牙早接触,左侧开合。

33. 应考虑的诊断是

A. 颞肌咬肌痉挛   B. 单侧颞下颌关节脱位   C. 髁突增生

D. 右侧髁状颈骨折   E. 关节盘穿孔

34. 应进一步采用的诊疗步骤,最佳的是

A. 进一步检查有关咀嚼肌压痛   B. X 线平片检查

C. 颞下颌关节造影   D. CT 检查

E. 手法试验性复位

35. 根据你的诊断推测,该患者的治疗措施应该是

A. 颌间牵引和固定   B. 咀嚼肌封闭治疗

C. 手法复位加颌绷带固定   D. 正颌外科手术矫治畸形

E. 行关节外科手术,修复关节盘

二、名词解释

1. 阻塞性窒息

2. 上颌骨 Le Fort Ⅱ型骨折

3. 颌间固定

三、填空题

1. 口腔颌面部有唾液腺、面神经和三叉神经分布,若腮腺受损,易并发_____;若面神经受损,可发生_____;若三叉神经受损,可发生_____。

2. 口腔颌面部损伤时发生窒息一般可分为_____和_____两类。

3. 吸入性窒息主要见于_____患者,是血液、唾液、呕吐物或其他异物被吸入气管、_____或肺泡内而引起窒息。

4. 口腔颌面部损伤常用的止血方法有_____、_____和_____。

5. 颌外动脉的压迫位置为_____,颞浅动脉的压迫位置是_____。

6. 口腔颌面部损伤急救时,包扎的作用为_____、_____和_____。

7. 清创术三个基本步骤是_____、_____、_____。

8. 根据损伤程度,牙脱位可分为_____和_____。牙脱位的治疗以_____为原则。

9. 下颌骨骨折的好发部位是_____、_____、_____和_____。

10. 下颌骨骨折后,影响骨折片移位的因素有_____、_____、_____、_____。

11. 髁状突颈部骨折时折断的髁状突常由于受_____牵引而向_____移位。

12. 双侧髁状突发生骨折时,前牙咬合关系为_____,后牙咬合关系为_____。

13. 上颌骨横断骨折多随_____的方向而发生移位,一般常出现向_____移位。

14. 口腔颌面部骨折的复位方法可分为_____、_____和_____。

15. 颧骨上颌突部骨折可能损伤_____导致眶下区麻木感,颧骨颧弓骨折损伤了_____就会发生眼睑闭合不全。

四、问答题

1. 简述口腔颌面部损伤的主要特点。

2. 试述口腔颌面部损伤常用的止血方法。

3. 简述口腔颌面部损伤引起窒息的原因及急救时常用的处理方法。

4. 简述颌面部软组织清创术的手术步骤和注意事项。

5. 简述牙槽突骨折的临床表现和治疗方法。

6. 下颌骨颏孔区发生骨折时,骨折段移位的方向如何?

7. 试述下颌骨双侧髁状突颈部骨折的临床表现。

8. 试述上颌骨骨折的临床表现。

9. 简述颌骨骨折的治疗原则。

参 考 答 案

一、选择题

1. D   2. C   3. C   4. B   5. A   6. E   7. B   8. D   9. A   10. D
11. A   12. E   13. B   14. B   15. B   16. B   17. D   18. E   19. B   20. C
21. D   22. A   23. E   24. A   25. C   26. D   27. C   28. B   29. C   30. C
31. E   32. C   33. D   34. B   35. A

二、名词解释

1. 阻塞性窒息:指异物阻塞(血凝块、游离组织块、呕吐物、碎骨片、脱落牙等)、组织移位(下颌骨骨折后舌后坠、上颌骨块后下方移位)、肿胀压迫(口底、舌根、咽腔周围组织水肿或血肿)等原因造成的窒息。

2. 上颌骨 Le Fort Ⅱ型骨折:又称低位骨折或水平骨折,骨折线从梨状孔水平、牙槽突上方向两侧水平延伸至上颌翼突缝。

3. 颌间固定:利用患者健康的颌骨来牵引和固定折断的颌骨,使骨创在正常咬合关系的位置上愈合。

三、填空题

1. 涎瘘　　面瘫　　在其分布区域出现麻木感

2. 阻塞性　　吸入性

3. 昏迷　　支气管

4. 指压止血　　包扎止血　　结扎止血

5. 下颌骨下缘　　耳屏前

6. 压迫止血　　暂时性固定　　保护并缩小创面

7. 冲洗创口　　清理创口　　缝合

8. 部分脱位　　完全脱位　　保存牙

9. 正中联合部　　颏孔区　　下颌角区　　髁状突颈部

10. 骨折的部位　　外力的大小和方向　　骨折线的方向和倾斜度　　骨折段是否有牙　　附着肌肉的牵拉

11. 翼外肌　　前、内

12. 开𬌗　　早接触

13. 外力　　外、下方向

14. 手法复位　　牵引复位　　手术切开复位

15. 眶下神经　　面神经颧支

四、问答题

1. (1)口腔颌面部血供丰富:伤后出血多、易形成血肿,组织水肿反应快而重,可因水肿、血肿压迫而影响呼吸道通畅,甚至引起窒息。另一方面也因血供丰富,组织再生修复能力及抗感染能力强,创口易于愈合。因此,清创术中尽量保留组织,争取初期缝合。

(2)腔窦多易发生感染:口腔颌面部含有口腔、鼻腔、上颌窦等腔窦,内有大量细菌存在,如与伤口相通,则易发生感染。

(3)毗邻重要器官易损伤:口腔颌面部与颅脑相通,损伤时易并发颅脑损伤,如脑震荡、脑挫伤、颅内血肿和颅底骨折等。口腔颌面部损伤常伴有唾液腺、面神经、三叉神经损伤,导致涎瘘、面瘫、三叉神经分布区麻木等。

(4)伴有咬合系统紊乱:口腔颌面部损伤发生颌骨骨折移位时,引起咬合关系错乱,影响张口与进食。

(5)面部畸形:口腔颌面部特殊组织器官集中,在鼻、唇、眶、颊等部位开放性损伤时,如处理不当常可发生不同程度的组织器官移位、变形,给患者造成严重的心理创伤。因此,防止伤后畸形,保证面部外形和功能的修复十分重要。

2. (1)指压止血:在紧急情况下,将出血部位主要动脉的近心端用示指或拇指压迫在骨面上,达到暂时止血的目的。如在下颌骨下缘、咬肌前缘处压迫颌外动脉,以止颜面部出血;在耳屏前压迫颞浅动脉,达到颞、额和头顶部止血的目的;当头部、颜面部严重出血时,可在下颌角下方,胸锁乳突肌前缘压迫颈总动脉于第6颈椎横突上,但此举有时可导致心律失常甚至心搏骤停。因此,除非情况紧急一般不宜采用,且压迫时间每次不超过3~5分钟。

(2)包扎止血:对深部有坚硬骨骼的软组织出血,采用绷带加压包扎方法能有效止血,一般用于毛细血管、小静脉及小动脉的出血。先用多层消毒纱布覆盖伤口,再用绷带加压包扎。包扎时应注意防止骨折移位或压迫呼吸道。

(3)结扎止血:对开放性伤口最常用而可靠的止血方法,可直接钳夹结扎伤口内活动出血的血管。颌面部严重出血,如局部不能妥善止血时,需结扎患侧颈外动脉。

(4)药物止血:适用于组织渗血、小静脉和小动脉出血。局部可用止血粉、止血纱布、明胶海绵等敷于创面压迫止血。酚磺乙胺、氨基己酸、氨甲苯酸等全身使用的止血药可作为辅助用药。

3. 窒息可分为阻塞性窒息和吸入性窒息两类。

(1)阻塞性窒息:异物阻塞(血凝块、游离组织块、呕吐物、碎骨片、脱落牙等)、组织移位(下颌骨骨折后舌后坠、上颌骨块后下方移位)、肿胀压迫(口底、舌根、咽腔周围组织水肿或血肿)均可造成阻塞性窒息。

阻塞性窒息的急救:如因异物阻塞,立即取出异物;如舌后坠应迅速将舌牵出解除窒息,并在舌体中线用粗丝线贯穿缝合固定于口腔外,持续牵拉舌体;如因上颌骨骨折块下垂移位,应在清理口腔内异物后就地取材,用筷子、木棒等横放于前磨牙处使上颌骨上提,并将两端悬吊固定在头部绷带上。因水肿压迫呼吸道的患者,可经口或鼻插入通气导管,以解除窒息。

(2)吸入性窒息:主要见于昏迷患者,直接将血液、唾液、呕吐物或其他异物吸入气管、支气管或肺泡内而引起窒息。

吸入性窒息的急救:应果断进行环甲膜切开术或气管切开术,迅速吸出气管内异物,恢复呼吸道通畅。

4. (1)彻底清洗伤口:无菌纱布保护创口,用肥皂水、生理盐水洗净伤口周围的皮肤,再用1%~3%过氧化氢溶液和生理盐水反复冲洗、擦拭伤口,尽可能清除伤口内细菌、泥沙、组织碎片或其他异物。

(2)清理伤口:用2%碘酊消毒皮肤、铺巾。术中尽量保留可存活的组织,对破碎的创缘略加修整,大部游离组织亦尽量保留,争取原位缝合。

(3)缝合:缝合时用小针细线,要求对位精确平整,对眼、耳、唇、眉处更要仔细对齐解剖标志,以免造成畸形和功能障碍。缝合要求针距3.0~4.0mm,创口边缘距2.0~3.0mm。组织水肿严重、拉拢缝合张力过大的伤口可用减张缝合。对颊部大面积全层组织缺损,不应勉强拉拢缝合,可将皮肤与黏膜直接缝合,消灭创面,所遗留的缺损待后期进行整复治疗。舌体损伤时,应保持舌的长度,切忌将舌尖向后折转缝合,以免造成舌体缩短,产生语言障碍。总之,应根据各部位的解剖特点,注重体现尽量恢复患者面部形态和器官功能的原则。

5. (1)临床表现:牙槽突骨折常是外力直接作用于牙槽突所致。多见于上颌前部。可单独发生,也可与颌面部其他损伤同时发生。临床上常伴有唇和牙龈的撕裂、肿胀、牙松动、牙折或牙脱落。当摇动损伤区的牙时,可见邻近数牙及骨折片随之移动。骨折片可移位而引起咬合错乱。

(2)治疗:在局麻下将牙槽突及牙复位到正常解剖位置,然后利用骨折邻近的正常牙列,采用牙弓夹板、金属丝结扎和正畸托槽方丝弓等方法固定骨折。注意牙弓夹板和正畸托槽的放置均应跨过骨折线至少3个牙位,才能固定可靠。牙槽突骨折常伴牙脱位及牙髓坏死,应由牙髓病专科医师共同处理。

6. 后骨折段因升颌肌群的牵引,向上、内移位,前骨折段主要受降颌肌群牵拉,向下、后方移位并偏向患侧。

7. 双侧髁状突颈部骨折出现后牙早接触、前牙开𬌗。

8. (1)骨折块移位:上颌骨无强大咀嚼肌附着,骨折块多随外力的方向或因重力下垂而发生移位,一般向后下方移位。高位骨折形成颅面分离,常导致面中部拉长和凹陷。

(2)咬合关系错乱:上颌骨骨折段的移位必然引起咬合关系错乱。上颌骨与翼突同时骨折时,由于翼内肌向下牵拉,常使后牙早接触,前牙呈开殆状。

(3)眼及眶周变化:上颌骨骨折时,眶内及眶周常伴有组织内出血、水肿,形成特有的眼镜症状,表现为眶周瘀斑,睑及球结膜下出血,呈蓝色眼圈,或有眼球移位而出现复视。

(4)颅脑损伤:上颌骨骨折时常伴发颅脑损伤或颅底骨折,出现脑脊液漏。如中位骨折波及筛窦达颅前窝时,出现脑脊液鼻漏;高位骨折时,可发生脑脊液耳漏。

9. 尽早进行复位和固定,恢复咬合关系与咀嚼功能。同时注意防治感染、镇痛、合理营养、增强全身抵抗力等,为骨创愈合创造条件。在有并发症发生时,要在全身情况稳定后再进行局部处理,切勿轻重倒置,延误主要病情。

(范珍明)

第八章

口腔颌面部肿瘤

学 习 要 点

1. 掌握皮脂腺囊肿、黏液腺囊肿、舌下腺囊肿的临床特点和治疗原则;牙源性颌骨囊肿的临床表现、诊断、治疗原则;成釉细胞瘤、血管瘤、脉管畸形、多形性腺瘤的临床表现和治疗原则;舌癌及牙龈癌的临床表现。

2. 熟悉甲状舌管囊肿、鳃裂囊肿、牙龈瘤的临床表现和治疗原则。

3. 了解颊黏膜癌、口底癌的临床表现;恶性肿瘤的治疗原则。

重点与难点解析

1. 口腔颌面部囊肿较多见,约占口腔颌面部肿瘤(包括囊肿及瘤样病变)的20%,临床上按发病部位将其分为软组织囊肿与颌骨囊肿两大类。口腔颌面部软组织囊肿,临床上常见的有皮脂腺囊肿、黏液腺囊肿和舌下腺囊肿,应掌握它们的临床表现和治疗原则。颌骨囊肿以牙源性颌骨囊肿为多见,对牙源性颌骨囊肿的分类、临床表现、诊断及鉴别诊断、治疗原则要掌握。

2. 良性肿瘤及瘤样病变,如成釉细胞瘤、血管瘤、脉管畸形、多形性腺瘤、牙龈瘤等,都是口腔颌面部常见的疾病,而且成釉细胞瘤和多形性腺瘤易复发、易恶变,属于"临界瘤",应掌握好它们的临床表现和治疗原则。

3. 口腔颌面部恶性肿瘤好发于舌、颊、牙龈、口底、腭、上颌窦等部位,尤以舌癌最常见。口腔癌早期常向区域淋巴结转移,晚期可发生远处转移。口腔颌面部恶性肿瘤的治疗是以手术为主的综合治疗。

4. 应重点掌握牙源性角化囊肿的诊断和处理原则;成釉细胞瘤、脉管畸形,多形性腺瘤的诊断、治疗原则和恶性肿瘤的治疗原则。

习 题

一、选择题

A1 型题

1. 属于牙源性囊肿的是

    A. 球上颌囊肿　　　　　　　B. 始基囊肿　　　　　　　　C. 鼻唇囊肿

    D. 上颌正中囊肿   E. 鳃裂囊肿

2. 口腔颌面部因炎症而引起的囊肿主要是

    A. 根端囊肿   B. 黏液腺囊肿   C. 舌下腺囊肿

    D. 始基囊肿   E. 皮脂腺囊肿

3. 始基囊肿好发于

    A. 上颌前牙区   B. 下颌磨牙及升支部   C. 上颌尖牙区

    D. 上颌磨牙区   E. 上下颌前磨牙区

4. 某患者一侧下颌骨磨牙区、下颌角及升支部渐进性膨大,按之有乒乓球感。X 线片示透明囊性阴影,呈多房性,房室大小极不一致,阴影边缘呈切迹状。最可能的诊断是

    A. 牙源性角化囊肿   B. 成釉细胞瘤   C. 牙源性黏液瘤

    D. 牙源性钙化囊肿   E. 牙源性纤维瘤

A3 型题

(5~6 题共用题干)

    患者女性,60 岁。舌左侧缘中部溃烂 5 个月,约 2.3cm×1.5cm×0.5cm 大小,活检报告为"鳞癌", $\overline{6}$ 残根,边缘锐利。

5. 舌癌的好发部位是

    A. 舌尖   B. 舌缘   C. 舌根

    D. 舌背   E. 以上都不是

6. 关于舌癌下列哪种说法是错误的

    A. 舌癌是最常见的口腔癌   B. 男性多于女性

    C. 近年来女性增多及年龄更年轻化   D. 常为外生型

    E. 晚期可蔓延至口底或下颌角

(7~8 题共用题干)

    患者男性,62 岁,右上牙龈菜花样肿物发现 2 个月,约 2.0cm×1.3cm×0.7cm 大小,活检报告"高分化鳞癌"。X 线片示局部牙槽突骨质未见破坏,颌面颈部未触及肿大淋巴结。

7. 有关恶性肿瘤的诊断方法中,正确性最高的是

    A. 症状与体征   B. 有关化验检查   C. CT、MRI 检查

    D. 病理切片   E. 肿瘤穿刺细胞学检查

8. 该患者最佳治疗方案为

    A. 病变区上颌骨区域性切除 + 根治性颈淋巴清扫

    B. 病变区上颌骨区域性切除 + 功能性颈淋巴清扫

    C. 病变区上颌骨区域性切除,定期复查,密切注意颈部淋巴结情况

    D. 病变侧上颌骨次全切除 + 功能性颈淋巴清扫

    E. 病变侧上颌骨次全切除 + 根治性颈淋巴清扫

二、名词解释

1. 牙源性颌骨囊肿

2. 牙龈瘤

三、填空题

1. 牙源性颌骨囊肿分为_____、_____、_____和_____。

2. 舌下腺囊肿表现形式分为_____、_____和_____。

3. 临床上常见的鳃裂囊肿多来源于_____。

4. 多形性腺瘤由_____和_____组成。

5. 脉管畸形可分为_____、_____、_____、_____和_____。

四、问答题

1. 简述甲状舌管囊肿的临床特点。

2. 简述成釉细胞瘤与牙源性颌骨囊肿的临床鉴别诊断和诊断要点。

参 考 答 案

一、选择题

1. B　　2. A　　3. B　　4. B　　5. B　　6. D　　7. D　　8. C

二、名词解释

1. 牙源性颌骨囊肿：颌骨囊肿可根据组织来源和发病部位而分类。由成牙组织或牙的上皮或上皮剩余演变而来的，称为牙源性颌骨囊肿。

2. 牙龈瘤：系来源于牙周膜及颌骨牙槽突结缔组织的一种瘤样病变，多为机械刺激及慢性炎症刺激形成的反应性增生物，非真性肿瘤，但具有肿瘤的外形及生物学行为。

三、填空题

1. 根端囊肿　　始基囊肿　　含牙囊肿　　角化囊肿

2. 单纯型　　口外型　　哑铃型

3. 第二鳃裂

4. 肿瘤性上皮　　黏液样或软骨样间质

5. 静脉畸形　　微静脉畸形　　动静脉畸形　　淋巴管畸形　　混合型脉管畸形

四、问答题

1. (1)多见于1~10岁的儿童,也可见于成年人,囊肿生长缓慢。

(2)好发于颈正中线,呈圆形、质软、光滑、周界清,以舌骨上下最常见。

(3)位于舌骨以下的囊肿,可扪及与舌骨粘连的索条。

(4)囊肿可随吞咽运动而上下移动。

(5)穿刺可抽出透明或混浊的黄色稀薄或黏稠性液体。

2. (1)造釉细胞瘤:肿瘤为实性,可有囊性变,穿刺出褐色液体;X线表现为多房性,边缘呈切迹状,受累牙根呈截断样或锯齿状吸收。

(2)颌骨囊肿:肿瘤为囊性,穿刺出草黄色液体,可带胆固醇,角化囊肿可为皮脂样物;X线表现单房多见,也可为多房,边缘为密度增高的骨反应线,邻牙压迫移位,沿下颌骨中轴呈轴向生长。

(叶文忠)

第九章

口腔预防保健

学 习 要 点

1. 掌握龋病的预防和控制措施。
2. 熟悉刷牙的正确方法和窝沟封闭的理念。
3. 了解牙周疾病的预防与控制。

重点与难点解析

口腔预防医学是"通过有组织的社会努力,预防口腔疾病,维护口腔健康及提高生命质量的科学与艺术"。它是口腔医学的一门分支学科和重要组成部分,与口腔医学的各个领域都有着密切的内在联系。

口腔预防医学是以人群为主要研究对象,以研究群体的口腔疾病患病情况、群体预防措施和个人预防保健方法为基本要素,通过研究,发现并掌握预防口腔疾病发生与发展的规律,促进整个社会口腔健康水平的提高。

本章主要对龋病的预防与控制、牙周疾病的预防与控制、口腔保健实践中的感染与控制进行论述。

龋病是在以细菌为主的多种因素作用下牙硬组织发生慢性进行性破坏的一种疾病。因此,龋病的预防必须采取综合性的措施,才能取得较为理想的效果。龋病的预防方法包括菌斑控制、改善不合理膳食、增强宿主的抗龋能力三方面。

窝沟封闭又称点隙裂沟封闭,是指不去除牙体组织,𬌗面、颊面或舌面的点隙裂沟涂布一层粘接性树脂,保护牙釉质不受细菌及代谢产物侵蚀,达到预防龋病发生的一种有效防龋方法。

窝沟封闭的适应证:窝沟深及颊、舌面的点隙;对侧同名牙有龋坏或已充填,应对该完整的牙齿进行封闭;存在于点隙、裂沟的早期龋损,脱落后的重新封闭。窝沟封闭还可适用于龋高度易感的成年人。对残疾患者以及有全身疾病的患者,窝沟封闭也是一种有效的口腔预防性保健措施。

牙周病是感染性疾病,早期大多无明显症状,当疾病继续发展,出现肿痛时,牙支持组织可能已破坏至难以恢复的程度,使患者的咀嚼系统遭到破坏,咀嚼功能丧失。在定期作口腔保健的基础上,进行日常自我菌斑控制是预防牙周病发生和控制其发展的最有效方法。

一级预防:一级预防是指在牙周组织受到损害之前防止致病因素的侵袭,或致病因素已侵袭到牙周组织,但在尚未引起牙周病损之前立即将其去除。旨在减少人群中牙周病新病例的发生。主要是对大众进行口腔健康教育和指导,最终达到清除菌斑和其他有害刺激的目的,帮助人们建立良好的口腔卫生习惯,掌握正确的刷牙方法,同时提高宿主的抗病能力。

二级预防:二级预防旨在早期发现、早期诊断、早期治疗,减轻已发生的牙周病的严重程度,控制其发展。对局限于牙龈的病变,及时采取专业性洁治,去除菌斑和牙石,控制其进一步发展。采用X线检查法定期追踪观察牙槽骨情况,根据情况采取适当的治疗,如洁治,根面平整或手术治疗等。去除促进牙周病发展的刺激因素,如去除不良修复体,治疗食物嵌塞,充填邻面龋损等。二级预防的效果是在一级预防基础上取得的,其长期效果与患者是否能长期坚持各种预防措施有关。

三级预防:三级预防属治疗范畴,旨在用各种药物和牙周手术方法,最大限度地治愈牙周组织病损,防止功能障碍,恢复失牙,重建功能,并通过随访、精神疗法和口腔健康的维护,维持其疗效,预防复发。

习　题

一、选择题

A1 型题

1. 口腔医生被感染的主要危险来自

   A. 直接接触感染的血及分泌物或感染性病损

   B. 经污染器械伤害传播

   C. 经术者手部伤口传播

   D. 经空气飞溅传播

   E. 术者手部接触污染器械传播

2. 窝沟封闭成功的关键是

   A. 清洁牙面要彻底　　　　B. 酸蚀时间要足　　　　C. 酸蚀剂量要适当

   D. 酸蚀剂要冲洗干净　　　E. 封闭前保持牙面干燥,不被唾液污染

A2 型题

3. 患儿,男性,7 岁,第一恒磨牙窝沟着色且能卡住探针,疑有龋坏,该儿童应选用什么样的预防治疗措施

   A. 窝沟封闭　　　　　　　B. 现场试验　　　　　　C. 局部用氟

   D. 口腔健康教育　　　　　E. 充填治疗

4. 一名小学 5 年级男孩,口腔健康状况良好,牙列整齐无龋,口腔保健人员对他进行了

   A. 定期口腔健康调查　　　B. 窝沟封闭　　　　　　C. 口腔健康教育

   D. 口腔卫生指导　　　　　E. 牙周洁治

A3 型题

(5~6 题共用题干)

在小学开展口腔预防保健项目时

5. 为了解全校学生的口腔健康状态,首先要进行

   A. 老师的问卷调查　　　　B. 口腔健康调查　　　　C. 设计口腔预防项目

   D. 开展口腔健康教育　　　E. 家长的问卷调查

6. 针对咬合面龋多的特点,应采取的口腔预防措施是

    A. 氟水含漱　　　　　　　B. 含氟凝胶　　　　　　　C. 氟泡沫

    D. 窝沟封闭　　　　　　　E. 氟离子导入

(7～8 题共用题干)

在社区口腔健康咨询中

7. 针对"氟化物有害健康"的错误认识,应大力提倡

    A. 氟化物无益健康　　　　　　　　B. 氟化物无益口腔健康

    C. 氟化物有利身体有害牙　　　　　D. 氟化物有损健康有利牙

    E. 除氟害兴氟利

8. 针对"人老了就要掉牙"的错误认识,应讲清道理,科学说明

    A. 的确人老就要掉牙　　　　　　　B. 人老了牙也要老

    C. 人老了掉牙应及时义齿修复　　　D. 健康牙齿可以伴人终生

    E. 丧失牙齿可以再种植

二、名词解释

1. 龋病

2. 窝沟封闭

三、填空题

1. 龋病的预防方法包括_____、_____、_____三方面。

2. 窝沟封闭剂按固化方式不同分为_____和_____。

3. 口腔临床感染的传播途径主要是_____、_____、_____。

四、问答题

1. 简述窝沟封闭的适应证。

2. 试述牙周病的三级预防。

参 考 答 案

一、选择题

1. B　　2. E　　3. A　　4. D　　5. B　　6. D　　7. B　　8. E

二、名词解释

1. 龋病:龋病是在以细菌为主的多种因素作用下牙硬组织发生慢性进行性破坏的一种疾病。

2. 窝沟封闭:窝沟封闭又称点隙裂沟封闭,是指不去除牙体组织,殆面、颊面或舌面的点隙裂沟涂布一层粘接性树脂,保护牙釉质不受细菌及代谢产物侵蚀,达到预防龋病发生的一种有效防龋方法。

三、填空题

1. 菌斑控制　　改善不合理膳食　　增强宿主的抗龋能力

2. 光固化封闭剂　　自凝固化封闭剂

3. 经污染器械伤害传播　　经术者手部伤口传播　　空气飞溅传播

四、问答题

1. (1)窝沟深,特别是可以插入或卡住探针。

（2）患者其他牙,特别是对侧同名牙患龋或有患龋倾向。

一般在牙齿萌出4年以内。乳磨牙在3~4岁,第一恒磨牙在6~7岁,第二恒磨牙在11~13岁为最适宜封闭的年龄。

2. 一级预防:指在牙周组织受到损害之前防止致病因素的侵袭,或致病因素已经侵袭到牙周组织,但尚未引起牙周病损之前立即将其去除。如大众口腔健康教育和指导,帮助人们建立良好的口腔卫生习惯,定期进行口腔卫生保健等,主要针对牙周病病因预防。

二级预防:早发现、早诊断、早治疗,减轻已发生的牙周病的严重程度,控制其发展,如洁治、刮治、根面平整、牙周手术等。

三级预防:义齿修复缺失牙,重建功能,并通过随访、精神疗法和口腔健康的维护,维持其疗效,预防复发。同时,还应治疗相关的全身疾病如糖尿病等,增强牙周组织的抵抗力。

（耿海霞　马海峰）